Thomas Schmitt
Das soziale Gehirn

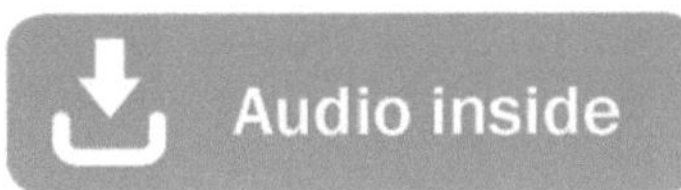

Mit dem untenstehenden Download-Code erhalten Sie die Audio-Datei zu diesem Buch.

So laden Sie die Audio-Datei herunter:

1. Öffnen Sie die Website: http://www.beltz.de/ebookinside
2. Geben Sie den untenstehenden Download-Code ein und füllen Sie das Formular aus.
3. Mit dem Klick auf den Button am Ende des Formulars erhalten Sie Ihren persönlichen Download-Link.
   [Für den Einsatz des E-Books in einer Institution fragen Sie bitte nach einem individuellen Angebot unseres Vertriebs: buchservice@beltz.de. Nennen Sie uns dazu die Zahl der Nutzer, für die das E-Book zur Verfügung gestellt werden soll.]
4. Der Code ist nur einmal gültig. Bitte speichern Sie die Datei auf Ihrem Computer.
5. Beachten Sie bitte, dass es sich bei Ihrem Download um eine Einzelnutzerlizenz handelt. Das E-Book ist für Ihren persönlichen Gebrauch bestimmt.

Download-Code

FHDR2GM3MM

Thomas Schmitt
Das soziale Gehirn

Edition Sozial

Thomas Schmitt

Das soziale Gehirn

Eine Einführung in die Neurobiologie für psychosoziale Berufe

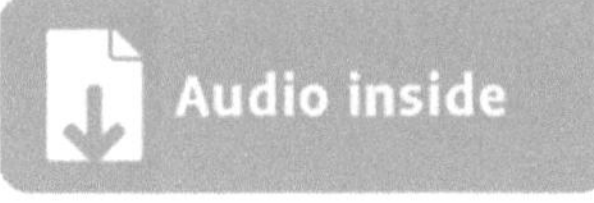

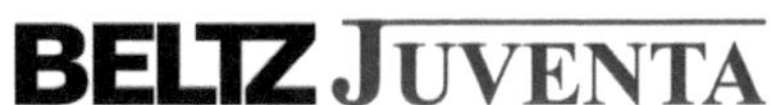

Der Autor

Thomas Schmitt, studierter Mediziner, ist seit 2001 in eigener Praxis als Facharzt für Psychiatrie und Psychotherapie aktiv. Über viele Jahre Dozententätigkeit u. a. an der Lehranstalt für Logopädie in Köln auf dem Gebiet Neuropsychologie/Psychiatrie und als Vertretungsprofessor an der FH Darmstadt. Zusatzqualifikationen in Psychodrama, tiefenpsychologisch fundierter Psychotherapie, Verhaltenstherapie sowie systemischer Familientherapie.

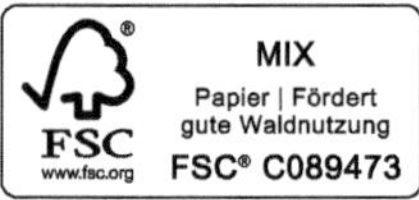

Dieses Buch ist erhältlich als:
ISBN 978-3-7799-3171-3 Print
ISBN 978-3-7799-5818-5 E-Book (PDF)

2., erweiterte und überarbeitete Auflage 2022
Die erste Auflage erschien 2008 im Psychiatrie Verlag, Köln.

Herstellung und Satz: Ulrike Poppel
Druck und Bindung: Beltz Grafische Betriebe, Bad Langensalza
Printed in Germany

Weitere Informationen zu unseren Autor_innen und Titeln finden Sie unter: www.beltz.de

Vorwort zur 1. Auflage

Nach sechs Jahren Studium der Medizin und diversen Praktika in Kliniken – angefüllt mit vielfachen Kenntnissen von der Chemie über die Mikrobiologie bis hin zu ausgeklügelten Techniken der Handchirurgie – stand ich eines Tages auf der geschlossenen Station einer psychiatrischen Klinik. Mit schlurfenden Schritten kam eine Gestalt auf mich zu, schenkte mir aber keine Beachtung. Sie schien in sich gekehrt, ohne Teilnahme am Leben rundherum. Mich trafen aber auch neugierige Blicke aus traurigen Augen und zerfurchten Gesichtern. Die meisten Menschen wirkten zurückgehalten, verschreckt, ängstlich und manchmal gequält. Nur einer, ein junger Mann, kam mit breitem Grinsen auf mich zu: »Hey, Doc, bist du der Neue?«

Ich hatte nicht die geringste Ahnung, wie ich hier mein Wissen aus dem Studium zur Anwendung bringen sollte.

Heute glaube ich, dass viele Menschen im ersten Kontakt mit der Psychiatrie eine ähnliche Verunsicherung erleben wie ich seinerzeit, und zwar unabhängig davon, ob als Patient oder in einem helfenden Beruf.

In den folgenden Wochen versuchte ich zu verstehen, beobachtete, sprach mit den Menschen und mixte meine so gesammelten Erfahrungen mit dem Wissen um Funktionsstörungen von Schilddrüse und anderen Organen sowie mit dem, was in den Büchern zu den hier häufig verwendeten Begriffen wie »Schizophrenie«, »endogene Depression«, »Neurose« und »Borderline-Störung« zu finden war.

Die größte Gruppe der an diesem Ort behandelten Menschen litt unter sogenannten endogenen Psychosen. Im Laufe der Zeit verstand ich, dass der Begriff »Psychose« eine übergeordnete und recht unspezifische Bezeichnung für das Phänomen »schwere seelische Störung« darstellt und die Unterscheidung in exogen und endogen bedeutete, dass man für die eine Gruppe (exogene Psychosen) klar umrissene Ursachen benennen kann (etwa Drogenkonsum oder Gehirnentzündungen), während bei der anderen Gruppe (endogene Psychosen) keine Ursachen benannt werden konnten. Häufig fiel der Begriff »Stoffwechselstörung«, aber selbst der war umstritten, da er für ein bestimmtes Konzept stand, das nicht alle Kolleginnen und Kollegen teilten.

Die Behandlung der Patientinnen und Patienten bestand nach den manchmal notwendigen Akutbehandlungen mit intravenösen Medikamenten und

Fixierungen aus der Versorgung mit Essen und Trinken, aus der Sicherstellung zwischenmenschlicher Kontakte durch das Pflegepersonal, aus regelmäßigen ärztlichen Visiten mit dem Schwerpunkt der Erörterung der geeigneten Medikation sowie aus der Überprüfung der aktuellen Belastbarkeit. Hin und wieder gab es Einzel- oder auch Familiengespräche für bestimmte Patienten, die von Ärzten oder Psychologen oder beiden gemeinsam geführt wurden. Die Stabileren unter den Patienten konnten an Kunst- und Ergotherapien teilnehmen, auch an Musik-, Bewegungs- und Tanztherapie. Regelmäßig tauchte zudem ein Sozialarbeiter in den Teambesprechungen auf und berichtete vom Stand seiner Arbeit und konkret von der sozialen Situation einzelner Patienten. Und er sprach über das, was dringend und was weniger dringend zu tun sei, mit oder ohne seine Hilfe.
Dies war vor knapp zwanzig Jahren.
Das Behandlungskonzept war klar umrissen, die eigentlichen Ursachen der von uns behandelten Krankheiten blieben im Verborgenen. »Endogen gleich kryptogen gleich weiß man nicht«, fand ich dazu in einem der Fachbücher, die ich in jener Zeit las.
Nach einem Wechsel in ein anderes Krankenhaus wurde offensichtlicher, was sich schon in der ersten Klinik abzeichnete. Die Kolleginnen und Kollegen teilten sich in zwei Lager: Die einen waren (meistens, aber nicht immer) Psychologen und sahen die Ursache der seelischen Störungen in seelischen Prozessen, unglücklichen Biografien, Beziehungskonflikten sowie sozialen Belastungssituationen, während die andere Gruppe (hauptsächlich Ärzte) von Dopamin, Serotonin, Noradrenalin sowie sonstigen Stoffwechselprodukten und deren Beeinflussungsmöglichkeiten sprachen, im Fokus hatten sie stets den gestörten Hirnstoffwechsel.
Manchmal äußerten sich die Gruppen sehr abschätzig über die jeweils andere oder machten Witze.
Ich war irritiert.
Nun erholten sich einige Patientinnen und Patienten augenscheinlich ganz gut im Milieu der Station, manchmal auch ganz ohne Medikamente. Andere hingegen konnten sich erst nach Anwendung von Tabletten oder Spritzen beruhigen und einen Zugang zu anderen Menschen finden.
In dieser Zeit fesselte ein Befund meine Aufmerksamkeit: Eine Frau Anfang vierzig wurde in einem manischen Zustand in die Klinik eingeliefert. Sie redete wirr und war in vielerlei Hinsicht enthemmt, äußerte aber auch starke Ängste vor Bedrohung und Verfolgung, wobei die von ihr geschilderten Szenarien häufig wechselten. Bald wurde sie unter der Diagnose »endogene ma-

niforme Psychose, Verdacht auf Schizophrenie« behandelt. Ihre Biografie erschien bis zum Zeitpunkt ihrer Erkrankung recht unauffällig. Sie stammte aus einer wohlhabenden Familie, hatte ein Studium abgeschlossen und danach zwei Kinder zur Welt gebracht, die beide noch zur Schule gingen. In den letzten Jahren war es jedoch häufiger zu Konflikten mit ihrem Ehemann gekommen, sodass eine räumliche Trennung vollzogen wurde und vermutlich die Scheidung anstand. Für die eine Gruppe meiner Kolleginnen und Kollegen war klar, dass die familiäre Konfliktkonstellation als Ursache der Erkrankung anzusehen sei. Für die andere Gruppe litt sie unter einer Stoffwechselstörung, die ohne Behandlung dazu führte, dass die Ehe scheiterte.
In einem Nebensatz erwähnte die Patientin in einem unserer vielen Gespräche, dass sie als junge Frau einen schweren Autounfall gehabt habe. Sie habe damals eine ganze Weile komatös im Krankenhaus verbracht, sich dann aber wieder gut erholt.
Nach dieser Information veranlassten wir eine Computertomographie (ein bildgebendes Verfahren) des Gehirns und fanden eine Art »Loch« (»flüssigkeitsgefüllter Substanzdefekt«) im vorderen Teil des Gehirns, das wahrscheinlich eine bis dahin unentdeckt gebliebene Folge des Unfalls war.
Erstmals war ich auf einen hirnorganischen Befund gestoßen, der womöglich im Zusammenhang mit einer seelischen Störung stand. Er war sicher nicht der einzige Grund für den Zustand der Patientin, schließlich hatte sie viele Jahre mit diesem »Loch« im Gehirn gut gelebt. Allerdings mussten wir davon ausgehen, dass diese Schädigung die Stabilität insgesamt reduzierte und somit zwischenmenschliche Konflikte eher zu tiefgreifenden Störungen führen konnten. Eigentlich also war es sogar denkbar, dass alle Kollegen recht hatten, sowohl die Verfechter psychosozialer Theorien über seelische Ursachen psychischer Störungen als auch die biologische Fraktion.
Alle therapeutischen Haltungen, denen ich vor rund zwanzig Jahren begegnet bin, haben aus heutiger Sicht ihre tiefe Berechtigung, auch aus der Perspektive der modernen Hirnforschung. Die beiden Gruppen von Kolleginnen und Kollegen gibt es immer noch, auch wenn es dank der Hirnforschung heute klar ist, dass eine Spaltung in seelische Prozesse einerseits und Stoffwechselvorgänge andererseits nicht haltbar ist. Wie später im vorliegenden Buch zu sehen sein wird, sind jedoch einmal gefestigte Denkmuster (und damit Meinungen) im Gehirn eben doch relativ stabil und Änderungen bedürfen einer zeitintensiven und wiederholten Auseinandersetzung, wobei im günstigen Fall neues (hoffentlich: besseres) Denken entsteht.

Jedenfalls wissen wir heute mehr über das Gehirn als je zuvor, und das Wissen wächst schneller, als wir es aufnehmen, verarbeiten und in Anwendung bringen können.
Dieses Buch will dazu beitragen, das neurologische und neurobiologische Wissen stärker in einer psychosozialen und psychotherapeutischen Arbeit nutzbar zu machen. Längst integrieren auch die Psychotherapeuten die Ergebnisse der Hirnforschung in ihre Überlegungen und Forschungsbemühungen. Da insbesondere die psychosoziale Arbeit nach meiner Erfahrung eine enorme Bedeutung für die Behandlung psychisch beeinträchtigter Menschen hat, habe ich versucht, aus dem explodierenden Wissen rund ums Gehirn mir wichtig erscheinende Bereiche herauszulösen und darzustellen. Ziel ist die Entdeckung alternativer bzw. ergänzender Perspektiven auf seelische Störungen und auf die psychosoziale und psychotherapeutische Arbeit in diesem Wirkungsfeld.

Gedankt sei an dieser Stelle besonders Karin Koch vom Psychiatrie Verlag, die mich ermutigt hat, den Stift in die Hand zu nehmen und das Projekt mit wohlwollendem Optimismus und vielen guten Ideen von Anfang an begleitete. Besonderer Dank gilt Iga Bielejec, die mit den zeichnerischen Umsetzungen für das Verständnis des Textes viel beitrug. Für die Hilfe in Durchsicht und Korrektur danke ich Frau Professor Dr. Marianne Bossard, Frau Dr. Elisabeth Rohrbach, Frau Dr. Claudia Wendland, Herrn Dr. Gerrit Hohendorf, meiner Mitarbeiterin Christiane Kaja und meiner Tochter Marie Jeanne und meinem Patenkind Teresa Hoffmann. Und dann danke ich natürlich meinen Patientinnen und Patienten, die mir so viele Einblicke in unterschiedliche Welten ermöglichten.

Thomas Schmitt

Vorwort zur 2. Auflage

2008 erschien im Psychiatrie Verlag das »Soziale Gehirn« in einer Zeit, in der es fast täglich eine öffentliche Auseinandersetzung zu den faszinierenden aber auch zum Teil irritierenden Thesen der Hirnforschung gab.
Der Gedanke, dass jedes Verhalten und Erleben von Menschen (und Tieren) letztlich auf Prozesse im Gehirn zurückgeführt werden und dass ein erweitertes Verständnis der zugrundeliegenden Mechanismen uns beim Verstehen und Heilen seelischer Störungen helfen kann, erschien couragiert und verheißungsvoll.
Die Omnipräsenz neurobiologischer Erklärungsmodelle und ihr vorgetragener Anspruch als Leitwissenschaft riefen auch die Kritiker auf den Plan. Unter dem Stichwort »neurobiologischer Reduktionismus« wurde mit Recht kritisiert, dass sich durch bunte Fotos vom arbeitenden Gehirn nicht der Mensch erklären lässt. Auch wurde klar, dass elektrophysiologische Untersuchungsergebnisse komplexe Konzepte wie »freier Wille« nicht ausreichend erklären konnten.
Etwa zwölf Jahre später wird die Diskussion um das Gehirn und neue Befunde aus dem Feld der Hirnforschung sehr viel ruhiger geführt. Nur selten finden Studienergebnisse noch den Weg in die Tagespresse und es scheint, als sei das öffentliche Interesse zurückgegangen. Um Aufmerksamkeit zu erzeugen, braucht das Gehirn eben starke Reize. Die werden aus den Neurowissenschaften heraus derzeit nicht geliefert.
Wir Menschen kämpfen weiter mit einer Vielzahl von Problemen – Klima, Kriege, »Flüchtlingsströme« und seit Ende 2019 die unsere Welt verändernde Covid Epidemie. Unsere Gehirne müssen wir ganz schön anstrengen, um gute Lösungen für das Überleben zu finden. Dass wir unser kompliziertestes Organ auch noch damit bemühen, über sich selbst nachzudenken, erscheint da schon fast wie Luxus.
Dennoch haben im letzten Jahrzehnt weltweit zahlreiche Neurowissenschaftler emsig weitergeforscht und eine inzwischen für eine Einzelperson unübersichtliche Anzahl von Studien produziert und veröffentlicht.
Stoffwechselprozesse des arbeitenden Gehirns, umschriebene neuronale Strukturen und neuronale Netze werden in Bildern dargestellt. Die elektrische Aktivität des Gehirns in Abhängigkeit von den Funktionen wird gemes-

sen. Veränderungen der Zellverbände (neuronaler Netze) und der einzelnen Zellen werden untersucht. Innerhalb der einzelnen Zelle werden Gene und Genprodukte analysiert. Der Entwicklung des Gehirns über die Lebensspanne und in Abhängigkeit von Genen, epigenetischen Prozessen und Umwelteinflüssen kann dabei zugeschaut werden und günstige und ungünstige Einflüsse können zunehmend identifiziert werden.

An vielen Stellen bleiben offene Fragen, die zum Teil mit Modellen zumindest eine vorläufige Antwort erhalten.

Eine besondere Bedeutung kommt meines Erachtens in den letzten zehn Jahren der Forschung rund um die Epigenetik zu, die einen wertvollen Beitrag zum Verständnis plastischer Prozesse liefert. Das Phänomen der Plastizität stellt sich als die Grundlage jeder Entwicklung neuronaler Strukturen dar, steht damit im Zentrum der Frage, wie sich das Gehirn in seiner Form und Funktionalität entwickelt. Die Fähigkeit unserer Gehirne zur Plastizität (Verformbarkeit) ist der Schlüssel für unsere Fähigkeit, uns auch in verändernden Umwelten zurechtzufinden. Jede effektive Einflussnahme auf das Verhalten und Erleben von Menschen (und auch anderen Säugetieren) beruht am Ende auf Veränderungen der Struktur und Funktionalität des Gehirns, somit auf plastischen Prozessen.

2008 gab es schon einige verheißungsvolle Arbeiten, die nahelegten, dass die alte Gen-Umwelt-Diskussion (»sind die Gene oder die Umwelterfahrungen wichtiger für das Erleben und Verhalten der Menschen?«) keine Grundlage mehr hat.

In zahlreichen Studien konnte inzwischen nachgewiesen werden, dass Umwelterfahrungen von der Keimzelle an bis zum Tod des Organismus über epigenetische Prozesse maßgeblich mitbestimmen, wie sich unsere Gehirne entwickeln und funktionieren. Lebenserfahrungen werden auf molekularer Ebene in unsere Gehirne geschrieben.

Diese Befunde sind meines Erachtens so spannend und wichtig, dass jeder Mensch, der sich insbesondere professionell mit Menschen befasst, idealerweise etwas davon erfahren sollte. Auch, um eine Idee davon zu bekommen, wie sehr wir zum Beispiel über die Gestaltung von Beziehungen Einfluss auf die Entwicklung und Funktion unserer eigenen Gehirne und die unserer Mitmenschen nehmen können.

Das Buch aus dem Jahre 2008, das erstmals im Psychiatrie Verlag erschienen ist, erscheint nun in zweiter Auflage im Verlag Beltz Juventa. Es wurde an den Stand des aktuellen Wissens angepasst, neue Themen sind hinzugekommen.

Im ersten Teil des Buches werden nach einer historischen Annäherung an das Gehirn, molekulare Grundlagen erläutert. Ein Grundverständnis von genetischen und epigenetischen Prozessen ist notwendig, um sich vorzustellen, wie sich das Gehirn entwickelt und funktioniert und welche immense Bedeutung dabei neben den Genen auch Umweltfaktoren für die Entwicklung, aber auch später für die Funktion des ausgereiften Gehirns haben.
Die Plastizität (Veränderbarkeit) des Gehirns stellt die Grundlage der Anpassungsfähigkeit des Gehirns an die jeweilige Umwelt dar. Ein Wissen um die Möglichkeiten und Grenzen der Plastizität ist für den Umgang mit dem eigenen Gehirn, aber auch im Umgang mit anderen »Gehirnen« wichtig und kann sehr hilfreich sein.
Die Entdeckung der Spiegelzellen hat das Verständnis von zwischenmenschlichen Prozessen erweitert, wir sollten darum wissen, wenn wir mit anderen Menschen enger zu tun haben.
Über die Forschung zum Thema Placebo bekommen wir eine Idee davon, wie durch Erwartung und Hoffnung auf neurobiologischer Ebene Veränderungen entstehen können, die Auswirkungen auf Verhalten und Wahrnehmung haben.
Im zweiten Teil werden wesentliche seelische Störungsbilder beschrieben. Impulse aus der Neurobiologie für das Verständnis und den Umgang damit werden vorgestellt.
Neu hinzu kommt in diesem Buch ein dritter Teil. Darin enthalten ist das Kapitel »Gehirn, Darm und Ernährung«. Wissenschaftlich betrachtet ein noch junges Feld, das in den letzten Jahren aber zunehmend an Bedeutung gewonnen hat und von dem wir in den nächsten Jahren vermutlich noch viel hören werden.
Die Begriffe Akzeptanz und Achtsamkeit haben in den letzten Jahren in den Psychowelten eine zentrale Position eingenommen. Während der Begriff Akzeptanz aus neurobiologischer Sicht am ehesten seine Begründung darin findet, dass der Veränderbarkeit gewachsener neuraler Strukturen Grenzen gesetzt sind, die es eben auch zu berücksichtigen gilt, gibt es zum Thema Meditation und Achtsamkeit wichtige und interessante Informationen aus der Hirnforschung. Das Kapitel »Gehirn, Entspannung, Meditation und Achtsamkeit« berichtet davon.
Daran anknüpfend öffnet sich das Kapitel »Gehirn und Resilienz«, dem eine übergeordnete Bedeutung zukommt. Besonders für die Frage der Prävention seelischer Störungen scheint es sinnvoll, die Neurobiologie nach Faktoren zu befragen, die das Gehirn schützen und stärken können.

Viele Menschen befinden sich in diesen Tagen auf der Flucht, fern der Heimat werden sie oft mit für sie fremden Sprachen, Kulturen, Werten und Gewohnheiten konfrontiert. Kann die Neurobiologie helfen, Probleme der Interkulturalität zu verstehen und zusätzliche Hinweise für Lösungsansätze zu geben? Das Kapitel »Gehirn, Migration und Flucht« geht dieser Frage nach. Computer und Smartphones bestimmen in zunehmendem Maße unsere Lebenswelten und gesellschaftliche Entwicklungen. Sie dienen uns an vielen Stellen als Erweiterungen unserer Gehirne (z. B. beim Speichern von Wissen) und bestimmen unsere Arbeitswelten und Freizeit mit. Welche Chancen und Gefahren ergeben sich daraus aus neurobiologischer Sicht? Zum Schluss widme ich mich dem Thema »Gehirn und digitale Welten« und berichte von kontroversen Forschungsergebnissen.

An einigen Stellen im Buch berichte ich von der plastizitätsfördernden Wirkung durch Bewegung. Auch Lernprozesse können durch Bewegung verbessert werden. Evolutionsbiologisch stammen wir von Menschen ab, die sich viel bewegen mussten, um die Nahrung für ihre größer werdenden Gehirne zu ergattern. Gehen wir weniger als 10.000 Schritte pro Tag, dann kann das unserer Gesundheit schaden. Sitzen ist das neue Rauchen und wird bezüglich der potenziell schädigenden Wirkung damit verglichen (Pontzer 2019). Das hat mich dazu bewogen, den Text für Sie auch als Audiodatei einzusprechen, die Sie sich zum Beispiel bei Spaziergängen durch die Natur anhören können. Wichtiges könnte dann nachgelesen werden. Viel Freude damit.

Audio inside

Die Audiodateien sind unter www.beltz.de auf der Produktseite des Buches zu finden. Das dazugehörige Kennwort lautet: TsGyrusCinguli (Groß- und Kleinschreibung beachten). Die Audiodateien können Sie dann herunterladen.

Danken möchte ich an dieser Stelle besonders Herrn Konrad Bronberger vom Beltz Verlag, der das Projekt angestoßen hat und seiner Kollegin Frau Svenja Dilger, die den Text lektorierte. Für die kritische Durchsicht der Texte danke ich auch herzlich Dipl. Psych. Teresa Hoffmann, meiner Tochter Marie Jeanne, Fr. Dr. med. Stübben, Dr. med. Härtling sowie Ralf Neuhaus.

Thomas Schmitt

Inhalt

I Grundlagen

Bedeutung und Ausbreitung seelischer Störungen

Seelische Störungen sind weit verbreitet. Sie belasten viele Menschen und deren Angehörige. Und sie sind immer noch stärker stigmatisiert als andere Krankheiten, sodass viele Menschen davor zurückschrecken, sich rechtzeitig Hilfe zu suchen. Und dann stellt sich immer noch die Frage: Was ist die richtige Hilfe? Manches wird unterlassen, obwohl es förderlich wäre. Anderes wird getan, obwohl es nur wenig hilft. Können die Neurowissenschaften vielleicht bei Entscheidungen über die richtigen Angebote bei diesen oft drängenden Fragen helfen?

Nach einem WHO-Bericht aus dem Jahre 2006 erlebt jeder vierte Mensch im Laufe seines Lebens eine schwere psychische Störung. Weltweit sterben mehr Menschen durch Suizid als durch Gewalttaten und kriegerische Auseinandersetzungen. Bei Jugendlichen sind Suizide die zweithäufigste Todesursache. Eine Hochrechnung der WHO-Studie »The Global Burden of Disease« geht davon aus, dass im Jahr 2030 Depressionen mit Suizidalität neben HIV und Herzinfarkt zu den häufigsten Todesursachen weltweit gehören werden. Dieselbe Studie kommt zu dem Ergebnis, dass unter den weltweit zehn häufigsten Ursachen für Behinderung fünf zu den psychischen Störungen gerechnet werden (WHO 1999; Whiteford u. a. 2013).

Tabelle 1 Die zehn häufigsten Ursachen für Behinderungen

1.	Unipolare Depression
2.	Tuberkulose
3.	Verkehrsunfälle
4.	Alkoholismus
5.	Selbstbeschädigung
6.	Manisch-depressive Krankheit
7.	Krieg
8.	Gewalt (Mord etc.)
9.	Schizophrenie
10.	Eisenmangelanämie

Der Bundesgesundheitssurvey (eine statistische Erhebung zur Gesundheit der Deutschen im Auftrag der Bundesregierung) zeigte im Jahre 1998, dass 32 Prozent der 18- bis 65-Jährigen von einer oder von mehreren psychischen Störungen betroffen waren. Alles in allem wurden nach Berechnungen des Statistischen Bundesamtes 2002 in der BRD fast 10 Prozent der Gesamtausgaben für Gesundheit für die Behandlung psychischer und Verhaltensstörungen ausgegeben. Eine deutsche Studie fand in 2014 ähnliche Zahlen wie 1998 (27,8 Prozent aller 18- bis 79-Jährigen gaben an, an einer oder mehrerer seelischer Störungen zu leiden), eine absolute Zunahme seelischer Störungen scheint es demnach nicht zu geben.

In Deutschland, wie auch in anderen europäischen Ländern, steigt die Anzahl der psychischen Erkrankungen bei den Krankschreibungen, den stationären Behandlungen und den Frühberentungen jedoch weiter an (Jacobi u. a. 2014).

Die psychiatrischen Betreuungsfälle haben sich in der BRD in den vergangenen Jahren drastisch erhöht, die Zahl der Zwangseinweisungen in Psychiatrien hat zugenommen. In der Gruppe der jüngeren Menschen (18 bis 34 Jahre) treten seelische Erkrankungen (abgesehen von Demenzen) häufiger auf. Es zeigt sich auch eine Häufung seelischer Störungen bei Menschen mit einem niedrigeren sozioökonomischen Status. Ebenfalls zeigen sich mehr seelische Erkrankungen bei Menschen, die in Großstädten mit mehr als 500.000 Einwohnern leben. Weniger als 50 Prozent der Menschen mit seelischen Beschwerden befinden sich in Behandlung (Jacobi u. a. 2014).

Wir werden älter, das heißt, die Anzahl der Demenzen wird steigen. Gab es weltweit 1990 noch 20,2 Millionen Menschen mit Demenz, so wurden in der Studie »The Global Burden of Disease« 2017 schon 43,8 Millionen angegeben. Familien werden kleiner, die Vereinzelung der Menschen nimmt zu, was Ängste und Depressionen begünstigt. Der gesellschaftliche Fundus an sozialer Unterstützung schrumpft durch diese Umbildungsprozesse. Das Tempo der Arbeit und des Lebens, durch technische Innovationen permanent gesteigert, und die Bürde der Arbeitslosigkeit sind zwei Seiten einer Medaille, die Stress bedeuten und damit einen Angriff auf die seelische Gesundheit.

Psychische Störungen sind also keine Randerscheinungen, sondern ein eher wachsendes Problem und sie werden unsere Gehirne so oder so beschäftigen. Dieser Text ist für Menschen geschrieben, die (professionellen) Umgang mit Menschen haben, die unter psychischen Störungen leiden und sich für die Ergebnisse der Hirnforschung interessieren.

Psychische Krankheit und Gehirn

Heute gehen wir selbstverständlich davon aus, dass seelische Prozesse, also auch die seelische Gesundheit oder Krankheit, mit der Funktion des Gehirns zusammenhängen. Auch die Frage nach Leben oder Tod entscheiden wir nicht mehr am Herzschlag oder Atem, sondern es werden Gehirnströme gemessen und erst, wenn das Gehirn keine Aktivität mehr zeigt, kann der Tod bescheinigt werden. Gehirnfunktion und Leben gehören für uns selbstverständlich und untrennbar zusammen.

Im Jahr 1989 widmete der amerikanische Kongress das folgende Jahrzehnt dem Gehirn und stellte jährlich mehre Milliarden Forschungsgelder zur Verfügung. Im Jahre 2000 bezeichneten deutsche Wissenschaftler auf einem Kongress die Jahre 2000 bis 2010 für Deutschland als die Dekade des menschlichen Gehirns. 2013 wurde das »Human Brain Project« von der EU für 10 Jahre mit etwa einer Milliarde Forschungsgeldern ausgestattet.

Es erscheinen fast täglich neue Veröffentlichungen, die in mehr oder weniger differenzierter Form versuchen, dieses denkwürdige Organ und seine Funktionsweise zu beschreiben und auch Laien näherzubringen. Begriffe wie Neuropädagogik, Neuropsychotherapie, Neuropsychoanalyse oder Neuromarketing, um nur einige wenige zu nennen, werden geprägt und mit Inhalten gefüllt.

Längst existiert aber auch eine Gegenbewegung, die sich gegen die omnipotenten Erklärungsansätze der Hirnforschung auflehnt und sich wieder vermehrt anderen Denk- und Glaubensansätzen wie der Philosophie oder Religion zuwendet. Das könnte verschiedene Gründe haben:

- *Das Thema ist zu kompliziert*: Selbst wenn wir inzwischen gewohnt sind, die Bilder und Texte über Gehirnfunktion und Stoffwechsel fast täglich vorgelegt zu bekommen und im visuellen System zu verarbeiten, so entzieht sich die Komplexität des Dargestellten schnell unserem Verständnishorizont. Es fehlt meistens an den notwendigen Grundinformationen, um die Befunde in das eigene Welt- und Menschenverständnis einzuordnen und ihre Bedeutung in angemessener Weise zu verstehen. Zusammenhänge aber, die wir nicht verstehen, frustrieren und langweilen uns schnell. Frust und Langeweile wiederum erzeugt Unlust, und ehe wir uns versehen, wendet sich unser Gehirn lustigeren Themen zu. »Das Gehirn ist zu kompliziert, als dass wir es verstehen können, wäre es weniger kompliziert, könnten wir es allerdings noch weniger verstehen«. Dieses in der Neuroliteratur häufig verwendete Zitat (formuliert vom EDV-Wissenschaftler E. Pugh) beschreibt treffend das Problem.

- *Grundannahmen geraten in Widerspruch*: Die genauere Betrachtung der Funktionen des Gehirns legt nahe, dass das Bewusstsein und die Seele, zumindest soweit es unser Vorstellungshorizont zulässt, unabdingbar an den Ablauf biochemischer und physikalischer Prozesse auf der Ebene von Genen, Zellorganellen (Organe der einzelnen Zellen), Nervenzellen und deren Verbindungen geknüpft sind. Mehr als 50 Prozent der Deutschen (Der Spiegel 2007) glauben an eine Unsterblichkeit der Seele, das passt zunächst nicht zur Auffassung der Hirnforschung. Sich widersprechende Auffassungen erzeugen Unlust – das Gehirn findet dafür eine Lösung: Meistens blendet es den schwächeren Teil der Wahrnehmung aus, wie wir später sehen werden.
- *Angriff auf den »freien Willen«*: Führende Vertreter moderner Hirnforschung (Roth, Singer, Edelmann, Damasio) stellen das Konzept des freien Willens infrage. Sie behaupten in etwa, dass jede Handlung und Entscheidung zwangsläufig durch die Faktoren genetischer Anlagen und aus der Summe der Lebenserfahrung (die entscheidenden Faktoren für die Entstehung eines neuronalen Netzwerkes) vorherbestimmt ist. In ihrer radikalen Form ist diese Auffassung zunächst nicht vereinbar mit unserem bisherigen Menschenbild, mit gesellschaftlichen Konventionen und mit den gültigen Gesetzen. Eine ziemliche Herausforderung für das gewundene Organ.
- *Am Ende nichts Neues*: Auch wenn wir dem Gehirn durch moderne Untersuchungsmethoden bei der Arbeit zuschauen können und nun wissen, welche Regionen aktiv werden etwa beim Beten oder Rechnen, so lassen sich Fragen nach der Unendlichkeit und Ewigkeit, die Dimensionen Raum und Zeit, aber auch viele banalere und lebensbezogenere Fragen dadurch zunächst nicht besser beantworten. Was ist »gut«, was »böse« oder »unmoralisch«? Es bleiben also massive Lücken des Wissens und Verstehens und somit scheint es auch nicht sinnvoll, das alte Wissen zu verdammen oder es komplett über Bord zu werfen.

Wenn es allerdings gelingt, die Scheu vor der Komplexität zu überwinden und zudem zu akzeptieren, dass diese Welt und wir Menschen voller Widersprüche stecken, wenn wir uns der Faszination des Konstruktes »freier

Wille« zuwenden und uns vergegenwärtigen, dass in unserer Zeit wirklich neue Entdeckungen nur noch mit Mühe zu machen sind, dann können wir einer der spannendsten Entdeckungsreisen beiwohnen, die es noch zu bewältigen gilt. Vieles wird dabei unser Verständnis erweitern und unser Denken und Handeln verändern.

Das alte Wissen sollte es sich also gefallen lassen, geprüft zu werden, auch anhand der Ergebnisse moderner Hirnforschung. An manchen Stellen werden Korrekturen unvermeidbar sein, an anderen Stellen wird es Bestätigung erfahren. An wieder anderen Stellen werden Fragen offen bleiben und wir Menschen werden weiterhin mit der Ungewissheit leben müssen oder zur Beruhigung und Sinnfindung dort, wo wir nicht wissen können, Glaubenssätze entwickeln.

Solange es Menschen gibt, haben sie auch ihr Gehirn »gedacht«, dabei kamen sie in unterschiedlichen Zeiten und Kulturen bekanntlich nicht immer zum gleichen Ergebnis. Versuchen wir eine Annäherung auf dem historischen Weg.

Das Gehirn historisch – zur Geschichte der Hirnforschung

Steinzeit – Antike – Mittelalter

Nicht immer schrieb man dem Gehirn die gleiche Bedeutung zu wie in den heutigen Tagen. Es gibt aber Vermutungen darüber, dass Steinzeitmenschen schon vor 300.000 Jahren in der Region des heutigen Deutschland ihren Toten die Köpfe abschlugen, die Schädel aufbrachen und auf diese Weise vermutlich die Gehirne ihrer Vorfahren verzehrten.
Ein solcher Kult wurde noch bis vor fünfzig Jahren unter Ethnien in Papua-Neuguinea praktiziert und ist wahrscheinlich dort mitverantwortlich für eine Ausbreitung der Kuru-Krankheit, einer virusbedingten übertragbaren Gehirnerkrankung, die zu schweren psychischen und neurologischen Schäden und schließlich zum Tod führt.
Der Hintergrund der rituellen kannibalistischen Gehirnverspeisungen liegt in der Überzeugung, dass mit diesem Akt die Seele des Verstorbenen aufgenommen werden kann.
Dem Gehirn wurde also schon in frühen Kulturen eine besondere Bedeutung zugesprochen. Diese Kulturen hatten also offensichtlich auch schon eine Art Vorstellung von der »Seele« und ihrer Verortung im Gehirn.
Nun hat unser Gehirn aber die Fähigkeit zu analysieren, was bedeutet, dass wir die Dinge »auseinandernehmen« und ihre Teile bzw. Einzelaspekte betrachten können. Manchmal bekommen wir sie anschließend gedanklich nicht mehr so recht zusammen. So ähnlich könnte man auch die Entstehung der Leib-Seele-Problematik umschreiben. Über Jahrhunderte diskutierten Philosophen, Theologen und Mediziner diese Frage.
Betrachtet man Seele und Körper getrennt, aber einander zugehörig, dann stellt sich natürlich die Frage, wo der Sitz der Seele sein könnte. Dazu finden wir in der Geschichte unterschiedliche Auffassungen.
Sokrates Schüler Platon (427–347 v. Chr.) zum Beispiel sah das Gehirn bereits als Ort mentaler Prozesse an. Sein Schüler Aristoteles hingegen verlegte den Sitz der Seele ins Herz. Auch die alten Ägypter folgten dieser Vorstellung, was zu gesonderter Mumifizierung des Herzens führte. Zwischenzeit-

lich logierte die Seele auch im Zwerchfell, wie wir im Kapitel »Phrenologie« sehen werden.
Hippokrates, ein berühmter Arzt der Antike, hält die Seele für eine Art Diener des Körpers, der dann, wenn der Körper ruht (im Schlaf), seine eigene Aktivität entwickelt (die Träume). Hippokrates war der Vier-Säfte-Lehre (Humoralpathologie) verpflichtet. Das Gehirn stellte in dieser Lehre ein Schleim produzierendes Organ dar, das mit seinen vielen Windungen der Kühlung von Körperflüssigkeit dienen sollte. Geistige Erkrankungen wurde damit erklärt, dass es im Gehirn zu einer Überproduktion von Schleim und damit zu einer Art Verstopfung käme.
Hippokrates werden allerdings auch folgende Zeilen zugeschrieben: »Die Menschen sollten wissen, dass aus dem Gehirn, und nur aus dem Gehirn, unser Vergnügen, unsere Freude, unser Lachen und unsere Schmerzen entspringen, ebenso wie unsere Sorgen, unser Kummer und unsere Ängste. Mit seiner Hilfe denken, sehen, hören wir«. Aus heutiger Sicht war das eine ziemlich moderne Auffassung.
In der Zeit des Mittelalter gab es keine nennenswerten Entwicklungen auf dem Gebiet der Hirnforschung. Es werden höchstens einzelne Fallberichte erwähnt, die von fraglichen Zusammenhängen zwischen Hirnverletzung und Verhaltensänderungen berichten (Förstl 2005). Der Geist oder die Seele sowie ihre Störungen wurden in dieser Zeit eher mit Gott oder dem Teufel in Verbindung gebracht als mit dem Körperorgan Gehirn. Entsprechend fielen, wie wir wissen, die Behandlungsmethoden aus.

Phrenologie

Erst mit dem deutschen Mediziner Franz Josef Gall (1758–1828) werden in größerem Stil neue Ideen diskutiert. Gall gilt als der Begründer der »Phrenologie«, die auch als »Schädellehre« bezeichnet wurde.
Das Wort »Phrenologie« kommt aus dem Griechischen und bedeutet streng übersetzt »Zwerchfelllehre«. Da das Zwerchfell die letzten Zuckungen zeigte, bevor der Geist des Sterbenden ausgehaucht schien (der letzte Odem), wurde unter anderem auch das Zwerchfell als jener Ort vermutet, an dem sich die Seele aufhält. Der Begriff »phren« (lat. Zwerchfell) erhielt eine Bedeutungserweiterung in Richtung »Geist« und »Seele«. Im erweiterten Sinn bedeutet Phrenologie also die »Lehre vom Geist und der Seele«.

Der im Zusammenhang mit Galls Ideen auch häufig verwendete Begriff »Schädellehre« lässt eher vermuten, mit welcher Theorie er den Zusammenhang zwischen Gehirn und Seele erklärte: Er hatte nämlich beobachtet, dass die Menschen unterschiedliche Schädelformen haben und ebenso unterschiedliche Charaktereigenschaften. Josef Gall ging offensichtlich fest davon aus, dass der menschliche Charakter und seine Begabungen oder Defizite etwas mit dem Gehirn zu tun haben. Außerdem war er überzeugt davon, dass die Form des Schädels durch das Wachstum des Gehirns bestimmt bzw. geprägt wird.
Josef Gall untersuchte fleißig die Charaktereigenschaften und Schädelformen seiner Zeitgenossen und schloss daraus, dass bestimmte Eigenschaften in gewissen Bereichen des Gehirns lokalisiert sein müssten. Immerhin erregte er mit seinen Theorien Aufsehen und hatte einige Anhänger, die seine Thesen in der Welt verbreiteten. Und wenn man sich klarmacht, dass sich die moderne Hirnforschung mit Ergebnissen überschlägt, die den Sitz des Glaubens, Rechnens oder gar Fühlens ausfindig gemacht haben wollen, dann wirken Herrn Galls Ideen gar nicht mehr so schrullig.
Das eigentlich Besondere war rückblickend betrachtet jedoch eher seine feste Überzeugung, dass Gehirn und Psyche bzw. Verhalten etwas miteinander zu tun haben. Nur einige Jahre später behauptete erstmals ein Wissenschaftler offiziell und ex cathedra (vom Lehrstuhl), psychische Störungen und Krankheiten »sind Erkrankungen des Gehirns« (zitiert nach Ackerknecht 1985). Es handelte sich um den deutschen Internisten und Psychiater Wilhelm Griesinger (1817–1869), der mit seiner klaren Formulierung die Tür öffnete für eine intensivere Erforschung dieses bisher von der Forschung eher vernachlässigten Organs.

Protagonisten der Hirnforschung

Was nun folgte, möchte ich an einigen prominenten Beispielen erzählen. Als erster wäre Phineas Gage zu nennen, der als Unfallopfer einen eher unfreiwilligen, aber sehr eindrucksvollen Beitrag zur Geschichte der Hirnforschung lieferte. Mit Paul Broca und Karl Wernicke werden zwei Wissenschaftler erwähnt, die Aufregendes zum Thema Gehirn und Sprache herausfanden. Corbinian Brodmann untersuchte die Feinstruktur des Gehirns und entwarf eine Karte des Gehirns, die bis heute beachtet wird. Nicht unerwähnt bleiben darf Sigmund Freud, auch wenn er sich später vom Organ Gehirn abwendete.

Anschließend werden an die Stelle von Forschernamen die Bezeichnungen technischer Innovationen rücken, die uns heute Einblick ins Gehirn ermöglichen: CT, PET, SPECT, NMR etc.

Phineas Gage

Fangen wir an mit der traurigen Geschichte von Phineas Gage. Er wurde wirklich berühmt und es gibt sogar eine Rockgruppe, die seinen Namen trägt. Reisen wir zurück in die Vereinigten Staaten und ins Jahr 1848, Neu-England, Vermont. Wir treffen auf einen Trupp Bahnarbeiter, die dabei sind, Bahngleise zu verlegen und sich dabei langsam auf die Stadt Cavendish zu bewegen. Um die Schienen gradläufig durch das unwegsame Gelände verlegen zu können, werden Felsen gesprengt. Phineas Gage gilt in seinem Trupp als umsichtiger und verantwortungsvoller Mann, den man mit der Durchführung und Beaufsichtigung der Sprengung beauftragt hat. Es werden Löcher in die Felsen gebohrt, dann wird Sprengstoff hineingeschoben und dieser schließlich mit Sand bedeckt. Damit nicht alle Wucht nach draußen drängt, sondern die Explosion in den Felsen hineingehen kann, wird der Sand mit einer Eisenstange festgeklopft.

Phineas Gage ist mit dieser Bohrlochpräparierung gerade beschäftigt, als er abgelenkt wird. Ohne anschließend zu merken, dass noch gar kein Sand im Bohrloch ist, stößt er mit der Stange kräftig hinein. Das Eisen erzeugt an dem Felsgestein einen Funken und es kommt zur Explosion. Die sechs Kilogramm schwere und 198 Zentimeter lange Stange, die einen Durchmesser von drei Zentimetern hat, wird zurückgestoßen und schießt sozusagen durch den Kopf von Gage hindurch, um etwa dreißig Meter weiter zu Boden zu stürzen. Dabei trat sie in die linke Wange ein, durchbohrte die Schädelbasis und einen Teil des vorderen Gehirns und verließ den Kopf durch das Schädeldach.

In dieser von A. Damasio (2005 b) sehr viel ausführlicher und interessant erzählten wahren Geschichte war es umso erstaunlicher, dass der Verletzte unmittelbar nach dem Unfall weder das Bewusstsein verlor noch seine Sprache einbüßte. In der nahen Stadt Cavendish wurde er von dem dort ansässigen Arzt Dr. Harlow versorgt. Es gelang, die schwere Verletzung ohne schwerwiegende Infektionen zur Heilung zu bringen. Auf dem linken Auge konnte Phineas Gage nicht mehr sehen, sonst schienen aber alle Funktionen intakt zu sein. Er konnte sicher gehen, seine Hände geschickt bewegen und zeigte auch beim Sprechen keine Beeinträchtigung. Jedoch: Mit der Zeit wurde eine deutliche Veränderung seiner Persönlichkeit offensichtlich.

Aus dem besonnenen, disziplinierten, charakterfesten und zuverlässigen jungen Mann, der geordnet seine Ziele verfolgte, war ein launischer, respektloser, fluchender, undisziplinierter und ungeduldiger Mensch geworden, der große Pläne schmiedete, diese jedoch dauernd änderte und es nirgendwo lange aushielt.
Ermahnungen und Vorhaltungen schienen keine Wirkung auf ihn zu haben. Er arbeitete in unterschiedlichen Stellungen, zeitweilig auch als Attraktion im Zirkus, ging für eine Weile nach Südamerika und kehrte 1860 in die USA zurück, wo er mit 38 Jahren wahrscheinlich an den Folgen eines Dauerkrampfanfalls (»Status epilepticus«) verstarb.
Aus heutiger Sicht ist Phineas Gage der erste beschriebene »Fall« einer Hirnschädigung im vorderen (frontalen) Hirnbereich, bei dem es zu keinen Bewegungsstörungen, Fühlstörungen oder zu einer wesentlichen Beeinträchtigung von Intellekt und Sprache kam, der jedoch nach dem Trauma eine massive Veränderung grundlegender Charaktermerkmale zeigte. Zu Gages Zeiten sahen allerdings nur wenige Personen einen Zusammenhang zwischen Gehirnverletzung und Persönlichkeitsveränderung. Unter denen jedoch befand sich Dr. Harlow, der Gage primär versorgt hatte und sich auch nach dessen Tod noch mit dem Fall beschäftigte. Dr. Harlow hatte Kontakt zu Anhängern der Phrenologie und damit immerhin auch ein theoretisches Konzept für seine Überlegungen zur Verfügung.
Wie kommt es, so könnte man sich fragen, dass manche Menschen ähnliche Persönlichkeitsmerkmale zeigen wie Phineas Gage, auch ohne dass ihnen eine Eisenstange durch den Kopf geschossen wurde? Wir werden später darauf zurückkommen.

Broca, Wernicke und Gefährten

Ziehen wir weiter in der Geschichte, so treffen wir auf Paul Broca (1824–1880), einen französischen Arzt und Anthropologen, der bei Versammlungen der Anthropologischen Gesellschaft in Paris 1861 seine eigenen Beobachtungen vorstellte: Nach Untersuchungen mehrerer Gehirne verstorbener Patienten war ihm aufgefallen, dass jene Menschen, die zu Lebzeiten einen Verlust der Sprachfähigkeit zeigten, meistens Schädigungen auf der linken Seite des Gehirns aufwiesen, und zwar in einem umschriebenen Bereich, der bis heute als »Broca-Areal« bezeichnet wird.
Auch wenn die These der »Hemisphärenspezialisierung« (spezielle Funktionen der jeweiligen Gehirnhälften) schon früher diskutiert worden war (siehe

Springer, Deutsch 1993, S. 21), so brachte Broca als erster Wissenschaftler handfeste Beweise für diese Annahme.

Heute noch wird die Störung der Sprache, die durch einen Ausfall in dem von Broca beschriebenen Gehirnbereich entsteht, als »Broca-Aphasie« bezeichnet. Dieser Bereich liegt im vorderen Teil der linken Gehirnhälfte und bei einer Schädigung wird immer die Sprachproduktion beeinträchtigt. Brocas berühmtester Patient hieß Monsieur »Tan«, weil er außer diesem einen Wort keine anderen mehr sprechen konnte.

Abbildung 1 Broca- und Wernicke-Areale

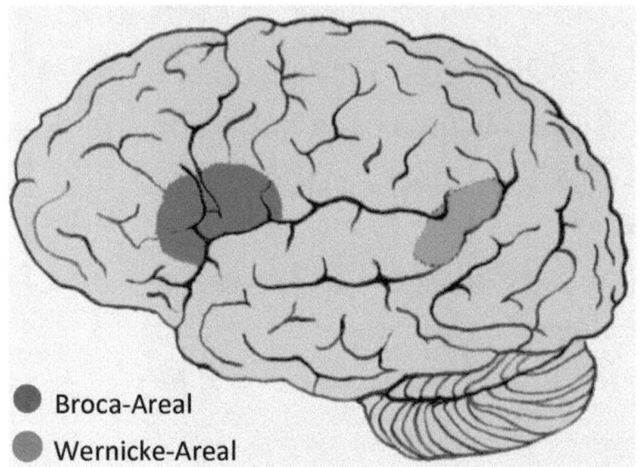

Im Jahr 1874, also nur wenige Jahre später als Broca, stellte Carl Wernicke, ein deutscher Arzt, seine Ergebnisse vor: Er konnte zeigen, dass bei einer Schädigung im hinteren Teil der linken Gehirnhälfte ebenfalls die Sprache beeinträchtigt wird. Hier kommt es allerdings zu einer Störung des Sprachverständnisses, während die Produktion von Worten weiterhin funktioniert. Menschen mit einer Störung im Wernicke-Areal können Sprache also nicht mehr verstehen, allerdings (meist sinnlose) Worte von sich geben. Carl Wernicke fand zudem heraus, dass es zwischen dem Broca-Areal und dem Wernicke-Areal eine anatomische Verbindung gab, sodass die beiden Orte miteinander verbunden waren. Bestand die Schädigung nur im Bereich der Verbindung, so konnten die Patientinnen und Patienten zwar Worte sagen und sie auch verstehen, sie konnten gehörte Worte aber nicht wiederholen und aussprechen.

Wernicke war damals unserer heutigen Vorstellung von der Vernetzung unterschiedlicher »Module« des Gehirn schon sehr nahe.

Wir befinden uns in einer Zeit, in der nach dem Stillstand des Mittelalters die Menschen begannen zu beobachten, zu vermessen, zu berechnen und naturwissenschaftliche Erklärungsmodelle zu entwickeln. Die Gehirnforscher dieser Zeit schauten nicht nur auf die grob beschädigten Strukturen des Gehirns, sondern sie zerschnitten es und legten es unter ihre Mikroskope, immer in der Hoffnung, eine Erklärung für die zahlreichen beobachteten psychischen Erkrankungen zu finden.

Einer von ihnen war Korbinian Brodmann (1868 – 1918), der 1909 eine Kartierung der Großhirnrinde vorlegte. Er hatte durch die Analyse der Zellstruktur im Hirngewebe festgestellt, dass die Art und Zusammensetzung der

Zellen an unterschiedlichen Orten des Gehirns nicht einheitlich ist und nach Kriterien der Zellanordnung und Zelltypen insgesamt 52 Areale unterschieden, die noch heute als »Brodmann-Areale« bezeichnet werden.
Karl Kleist (1879–1961), ein deutscher Psychiater, der im Ersten Weltkrieg als Militärarzt diente und damit viele Gelegenheiten hatte, sich mit Gehirnverletzungen und deren Auswirkung auf das menschliche Verhalten zu befassen, stellte auf der Basis von Brodmanns Karte und seiner eigenen Erfahrungen 1934 eine eigene Topographie des Gehirns und seiner Funktionen zusammen.

Abbildung 2 Funktionsbereiche des Gehirns (nach Brodmann-Arealen)

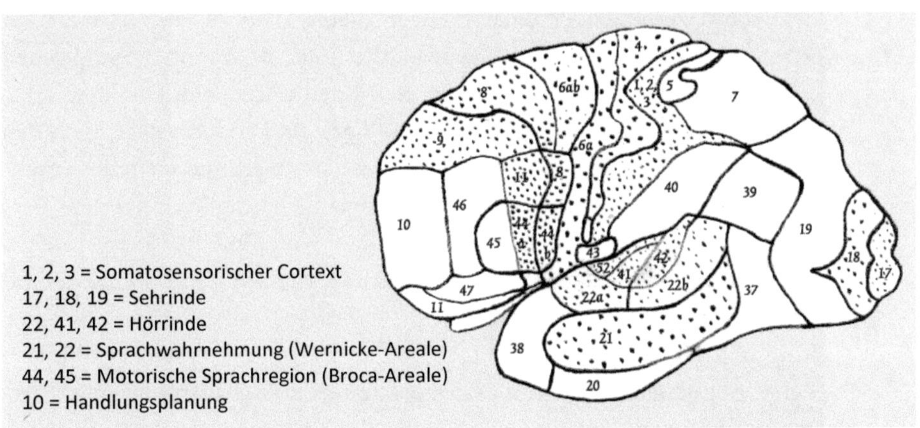

Die Idee der Phrenologen, dass bestimmte Funktionen an bestimmten Orten des Gehirns lokalisiert sind (Lokalisationslehre), taucht hier sehr konkret und inzwischen etwas genauer belegt wieder auf.
Doch was hilft das alles? »Der Geist der Medizin ist leicht zu fassen; Ihr durchstudiert die groß' und kleine Welt, Um es am Ende geh'n zu lassen, Wie's Gott gefällt«, so spricht Mephisto in Goethes Faust.
Oder anders gesagt: Am Ende des 19. und zu Beginn des 20. Jahrhunderts brachten alle möglichen Wissenschaften bahnbrechende Neuigkeiten hervor, doch so sehr man das Gehirn vermaß, zerschnitt, mikroskopierte und analysierte, es wollten sich keine wesentlichen Erkenntnisse über die Entstehung psychischer Störungen finden lassen. Lediglich beim Alkoholismus, der Syphilis (Lues) und der Krankheit des Vergessens (später nach ihrem Erstbeschreiber Alois Alzheimer benannt) fanden sich makroskopische und mikroskopische Veränderungen im Gehirn und damit in Verbindung zu

bringende Verhaltensauffälligkeiten der entsprechenden Patientinnen und Patienten.

Für die größten Gruppen der seelischen Störungen (Angst, Depression, Schizophrenie, andere Verhaltensauffälligkeiten) fand man keine Veränderungen des Gehirns. Schaut man auf die »bedeutenden Taten« der Psychiater dieser Zeit, so bestehen diese in erster Linie in einer Beschreibung und Zuordnung der beobachteten Symptome und der Einführung einer diagnostischen Gruppierung und Systematisierung, sodass bestimmten Symptomkonstellationen (Syndrome) mit typischen Krankheitsverläufen Namen gegeben wurden.

Ein Beispiel ist der Begriff der Schizophrenie (»Spaltungsirresein«), der von dem schweizerischen Psychiater Eugen Bleuler 1911 als Bezeichnung für jene Menschen vorgeschlagen wurde, die unter bestimmten Symptomen (Halluzinationen, Verfolgungswahn etc.) litten und deren Krankheit typische Verlaufsformen zeigte. Auch heute noch findet man gelegentlich den Ausdruck »Morbus Bleuler«. Eugen Bleuler hatte allerdings nicht die Krankheit und ihre Ursachen erkannt, sondern eigentlich lediglich festgestellt, dass bei einer Gruppe von Menschen bestimmte Symptome in einer typischen Konstellation auftauchen und dass die Entwicklungen dieser Menschen oft einen »typischen« Verlauf nehmen.

Kommen wir zu Sigmund Freud (1856–1939). Der junge Freud begann seine Forschungstätigkeit 1877 mit der Erforschung der Mikrostrukturen im Nervenapparat primitiver Organismen (Kaplan-Solms, Solms 2005, S. 15 f.). Über das Nervensystem von Krustentierchen und Fischen (hier besonders der Aal) wandte er sich schließlich dem menschlichen Nervensystem zu und widmete sich, wie andere Neurowissenschaftler seiner Zeit auch, der Frage, welche anatomischen Veränderungen des Gehirns bestimmten Verhaltensänderungen zugrunde liegen könnten. Sein besonderes Interesse galt dabei den Befindlichkeitsstörungen, die in Form von Ängsten, Depressionen, zum Teil kombiniert mit körperlichen Ausfallerscheinungen auftraten (Lähmungen oder Sehstörungen). Für diese Störungen wurden damals (und zum Teil noch heute) die diagnostischen Begriffe »Neurose« und insbesondere »Hysterie« verwendet.

Auf der Suche nach organischen bzw. anatomischen Veränderungen zur Erklärung dieser Störungen war man bisher erfolglos geblieben. Nach einem Forschungsaufenthalt in Paris, von dem Freud sehr beeindruckt durch die unkonventionelle Denkweise seines dortigen Lehrers Jean Marie Charcot zurückkehrte, wandte er sich schließlich ganz von den Neurowissenschaften ab und entwickelte mit der Psychoanalyse ein eigenes, vom Organ Gehirn losgelöstes Modell zum Verständnis seelischer Prozesse. Folgendes Zitat von Freud lässt vermuten, was damals in ihm vorging:

»Es ist ein unerschütterliches Resultat der Forschung, dass die seelische Tätigkeit an die Funktion des Gehirns gebunden ist, wie an kein anderes Organ. Ein Stück weiter – es ist nicht bekannt, wie weit – führt die Entdeckung von der Ungleichwertigkeit der Gehirnteile und deren Sonderbeziehungen zu bestimmten Körperteilen und geistigen Tätigkeiten. Aber alle Versuche, von da aus eine Lokalisation der seelischen Vorgänge zu erraten, alle Bemühungen, die Vorstellungen in Nervenzellen aufgespeichert zu denken und die Erregung auf Nervenfasern wandern zu lassen, sind gründlich gescheitert. [...] Es klafft hier eine Lücke, deren Ausfüllung zur Zeit nicht möglich ist, auch nicht zu den Aufgaben der Psychologie gehört. Unsere psychologische Topologie hat vorläufig nichts mit der Anatomie zu tun; sie bezieht sich auf Regionen des seelischen Apparats, wo immer sie im Körper gelegen sein mögen, und nicht auf anatomische Örtlichkeiten« (Freud 1915, S. 273 f.).

Freud beschreibt mit diesem Text sehr treffend die Enttäuschung der forschenden Neurowissenschaftler, die bei dem Versuch, seelische Prozesse oder Störungen zu erklären, ziemlich frustriert waren, und beginnt optimistisch ein Modell zu entwickeln, das sich von der Begrenztheit der Hirnforschung befreite.

Freuds Ideen (die Erschaffung eines von anatomischen Strukturen unabhängigen Modells der Psyche) fanden eine ungeheure Beachtung in der wissenschaftlichen Welt. Mitte bis Ende des 20. Jahrhunderts galt eine Ausbildung in seiner Lehre (Psychoanalyse) als ein wesentliches Kriterium, Leitungsfunktionen zum Beispiel in entsprechenden Kliniken übernehmen zu können, und dieses theoretische Konstrukt wurde damit über Generationen hinweg weitergegeben, aber auch weiterentwickelt. Durch Freud geprägte Vorstellungen von Es, Ich, Über-Ich, dem Unbewussten und der Bedeutung der Träume beeinflussen das Denken und gesellschaftliche Entwicklungsprozesse sowie Kunst und Kultur bis heute erheblich.

Im Schatten der Psychoanalyse konnte sich die Hirnforschung dennoch weiterentwickeln und neue Befunde vorweisen.

Psychochirurgie

Leukotomie

Eine schaurige Geschichte ist die der Leukotomie (Saver, Damasio 1991). »Leukos« (gr.) bedeutet »weiß« und »tomos« heißt »schneiden«. Der portugiesische Neurologe Egas Monitz entwickelte 1936 diese chirurgische Methode zur Behandlung von Schmerzen und schweren psychischen Auffälligkeiten bei Menschen mit Schizophrenie oder ähnlichen Erkrankungen. Bei diesem Verfahren wurde den Patienten rechts und links ein Loch in den vorderen Schädel gebohrt und ein längliches Messer in das Frontalhirn gestoßen. Durch Bewegungen des Messers nach oben und unten konnte man so Gehirnsubstanz und damit Nervenbahnen und Verbindungen zerschneiden bzw. zerstören. In den USA wurde der Eingriff später durch die Augenhöhle ausgeführt. Eine Art schmaler Eispickel wurde dabei oberhalb des Auges in das Gehirn »geschlagen«. Angeblich wurde diese Methode zuweilen sogar in lokaler Anästhesie durchgeführt.
Der Eingriff führte zu einer »Beruhigung« der Patienten. Drängende Ängste oder Gedanken gingen zurück, da die vermittelnden Nervenbahnen durchtrennt wurden. Der Preis war jedoch oft eine tiefgreifende Veränderung der Persönlichkeit in Form von Apathie, Teilnahmslosigkeit und Verlust von Spontaneität und Kreativität. Eindrucksvoll zeigt der 1975 erschienene und weltweit berühmte Film »Einer flog übers Kuckucksnest« die möglichen Auswirkungen einer solchen Operation am Beispiel des Psychiatrieinsassen McMurphey (gespielt von Jack Nicholson). Dieser wandelt sich innerhalb des Films durch den chirurgischen Eingriff von einem begabten, hyperaktiven und eigentlich gutherzigen Gauner zu eine Art Zombie. In den 70er Jahren des 20. Jahrhunderts wurde diese Form der Psychochirurgie wegen der offensichtlichen Nebenwirkungen zumindest in Deutschland komplett eingestellt. Weltweit wird geschätzt, dass etwa eine Million Eingriffe dieser Art vorgenommen wurden (Valenstein 1980).
Natürlich gruselt es den Betrachter solcher Geschichten, vorausgesetzt, sein Frontalhirn ist soweit intakt. Wir erhalten aber auch eine Vorstellung davon, wie verzweifelt die Patienten und ihre Behandler nach Möglichkeiten der Hilfe gesucht haben, und oft war die Alternative zu einer solch massiven Maßnahme nur die Zwangsjacke oder später medikamentöse Ruhigstellung bis an die Grenze der Bewusstlosigkeit.
Außerdem ist bis heute unklar, inwiefern nicht auch moderne Medikamente (Neuroleptika) in ähnlicher Weise – nur eben auf biochemischer Wirkebene

– eine zerstörende Wirkung auf Gehirnstrukturen haben. Denn manche Menschen reagieren auch auf diese Medikamente mit einem Verlust von Spontaneität, Kreativität und Antrieb und zeigen in ihrer Persönlichkeit entsprechende Merkmale der Veränderung.

Split-Brain

In den 1940er Jahren durchtrennte der amerikanische Neurochirurg William van Wagenen aus therapeutischen Gründen die anatomische Verbindungsstruktur der beiden Gehirnhälften, den »Balken«. Seine Patienten litten unter Epilepsie. Bei der Epilepsie kommt es im Gehirn zu einer spontanen elektrischen Entladung, die sich ausbreitet und auch von einer Seite des Gehirns auf die andere geleitet werden kann. Für den Patienten steht die Schwere der Symptomatik in Verbindung mit dem Grad der Ausbreitung dieser Erregung. Die Idee der Split-Brain-Operation war also, die Symptomatik zu lindern und die Ausbreitung der Erregung auf die andere Gehirnhälfte zu verhindern.

Der therapeutische Erfolg war nicht besonders groß, sodass die Methode nur vereinzelt zur Anwendung kam. Doch über die Untersuchung der behandelten Patientinnen und Patienten, die bei oberflächlicher Betrachtung nach dem Eingriff keine besonderen Auffälligkeiten in Verhalten und Persönlichkeit zeigten, konnten wir vieles über die sogenannte »Spezialisierung der Hemisphären« erfahren.

Einige der im Zusammenhang mit der Split-Brain-Forschung erhobenen Befunde haben sich inzwischen relativiert, doch für die Erkenntnis, dass die beiden Hälften des Gehirns nicht ganz gleich funktionieren, waren die Untersuchungen von großer Bedeutung (Springer, Deutsch 1993).

Abbildung 3 Wahrnehmung von in unterschiedliche Hirnhälften projizierten Worten und Objekten.

Durch eine komplizierte Linsenapparatur wird der rechten Hemisphäre nur das Wort »Schlüssel« angeboten, der linken nur das Wort »Ring«. Die Verbindung ist durch die Split-Brain-Operation unterbrochen. Fragt man den Patienten, welches Wort er gelesen hat, so sagt er »Ring«. Fordert man ihn hingegen auf, den gelesenen Gegenstand mit der linken Hand aus den Gegenständen vor ihm auszusuchen, dann wählt er den Schlüssel, ohne ihn jedoch benennen zu können.

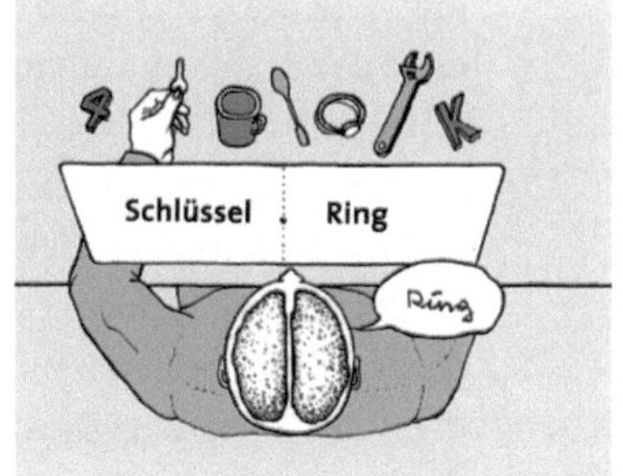

Stereotaxie und Tiefenhirnstimulation

Bei der Stereotaxie wird mittels moderner bildgebender Verfahren zunächst ein dreidimensionales Modell des entsprechenden Gehirns erstellt, aus dem hervorgeht, wo wichtige Nervenbahnen und auch Blutgefäße verlaufen und an welchen Orten eine Funktionsstörung vorliegt. Durch ein Bohrloch in der Schädeldecke werden dann Elektroden in das Gehirn vorgeschoben und so positioniert, dass an bestimmten Stellen elektrische Impulse – wie bei einem Herzschrittmacher – an das umliegende Gehirngewebe abgegeben werden können. Gebiete im Gehirn, die durch eine Erkrankung überaktiv oder inaktiv sind, können so gehemmt oder aktiviert werden. Die im Gehirn verbleibenden Elektroden sind über feine Drähte mit einem computergesteuerten Impulsgeber verbunden, den die Patienten unter der Haut tragen und der je nach Symptomatik in den entsprechenden Gebieten des Gehirns schwächere oder stärkere elektrische Impulse erzeugt.

Das Verfahren wird in der Behandlung von Bewegungsstörungen (etwa bei Morbus Parkinson = »Schüttellähmung«) schon seit den 50er Jahren des 20. Jahrhunderts angewendet. Inzwischen gibt es auch erste Erfolge bei der Behandlung von Angst- und Zwangsstörungen, die durch Medikamente und Psychotherapie nicht ausreichend beeinflussbar waren. Es handelt sich allerdings um recht aufwendige Verfahren, die zum Teil noch in der Erprobungsphase stecken und insbesondere wegen des Risikos, dass durch die Elektroden Blutgefäße verletzt werden, nicht ungefährlich sind.

Hirnforschung und Techniken der Bildgebung

Erst mit neuen technischen Möglichkeiten, die uns mehr über die Funktionsweise des Gehirns verraten, veränderte sich gegen Ende des 20. Jahrhunderts der Blick auf und ins Gehirn.

Mit der Erfindung des Elektronenmikroskops um 1933 wurde es möglich, Prozesse und Strukturen innerhalb der Zellen, also auch der Nervenzellen, zu beobachten. Besonders wichtig war dabei, dass man nun Synapsen (die Verbindungsstellen der Nervenzellen) und deren Veränderungsprozesse beobachten konnte. Darauf werde ich später ausführlicher zurückkommen, denn diese Prozesse sind für das Verständnis der Plastizität (Formbarkeit) des Gehirns grundlegend.

Seit 1972 steht der Medizin die Computertomographie (CT) zur Verfügung. Das mit Röntgenstrahlen arbeitende Verfahren (Gewebe wird durchleuchtet, wobei die unterschiedliche Beschaffenheit des Gewebes mehr oder weniger Strahlen durchlässt, die in Bilder umgewandelt werden) wurde von den Physikern Cormarck und Hounsfield entwickelt. Sie erhielten dafür 1979 den Nobelpreis für Medizin – übrigens verdankt Hounsfield die ihm großzügig von seinem damaligen Arbeitgeber EMI überlassenen Forschungsmittel angeblich den musikalischen Erfolgen der Beatles, die EMI zu enormen Einkünften verhalfen. Mit der heute noch oft verwendeten CT-Untersuchungstechnik kann man Fotos von sogenannten Gehirnschnitten (und natürlich auch anderen Organsystemen) machen, sodass Beobachtungen von Schädigungen des Gehirns und korrespondierenden Verhaltensänderungen nun auch beim lebenden Menschen möglich wurden.

Die Kernspintomographie (auch NMRT = »Nuclear Magnetic Resonanz Tomographie« oder einfach »MRT« genannt) erweiterte die Möglichkeiten der Computertomographie insbesondere für die Darstellung des Organs Gehirn und seinen Stoffwechsel enorm. Diese seit 1984 zur Verfügung stehende Technik wird mit den Namen der Wissenschaftler Lauterbur und Mansfield verbunden, die mit ihren Entdeckungen den Einsatz der Technik für die Medizin möglich machten.

Im Kernspintomographen befindet sich ein sehr starkes Magnetfeld. Dieses zieht die Atome des menschlichen Körpers an, wodurch sie eben ihre Position verändern. Schaltet man den Magneten wieder aus, so springen die Atome an ihre ursprüngliche Position zurück. Dabei senden sie Signale aus, die durch hochempfindliche Antennen gemessen werden können. Ein Computer berechnet aus den Signalen ein Schnittbild durch den Körper bzw. das Gehirn. Im Gegensatz zur Computertomographie können bei der MRT neben horizontalen Schichtebenen auch noch andere Schnittebenen dargestellt werden, ohne die Lage des Patienten zu verändern.

Die Kernspintomographiebilder von flüssigkeitshaltigem Gewebe (etwa das Gehirn) haben eine sehr viel höhere Auflösung als die Bilder der Computertomographie, die Untersuchungsmethode ist also für Fragestellungen rund um das Organ Gehirn ziemlich wichtig. Die besondere Bedeutung der Kernspintomographie für die Hirnforschung ergab sich allerdings erst aus Weiterentwicklungen der Technik: der sogenannten funktionellen Kernspintomographie (fNMR oder auch fNMRI, I = »Imaging«). Da sauerstoffbeladenes Blut andere Signale erzeugt als sauerstoffarmes Blut und in stoffwechselaktiven Gebieten des Gehirns mehr sauerstoffreiches Blut fließt, kann man mit dieser Technik Aktivitätszustände im Gehirn beobachten. Man kann zum Beispiel die Person auffordern, sich ein Bild vorzustellen, eine Rechenaufgabe zu lösen oder einfach nur die Finger zu bewegen. Auf dem Bildschirm können gleichzeitig die Orte der Aktivitätszunahme und -abnahme im Hirngewebe beobachtet werden.

Indem man die Stoffwechselaktivität von Gesunden und von an psychischen Erkrankungen leidenden Menschen miteinander verglich, fand man erstmals auch Unterschiede in der Stoffwechselaktivität der Gehirne. Dies war ein revolutionärer Schritt für die Neurowissenschaften, auch wenn damit noch lange nicht alle Fragen beantwortet werden können. Immerhin finden wir fast täglich in der Presse Bilder vom Gehirn, mit leuchtenden Farbklecksen an unterschiedlichen Stellen, die dem Neugierigen vermeintlich Erklärungen in allen erdenklichen Fragen bringen.

Neben CT und NMR (die hier am wichtigsten sind) existieren noch einige andere diagnostische Verfahren, die einen Einblick in das Gehirn bieten, etwa die Positronen-Emissions-Tomographie (PET, etwa für die Darstellung des Glucosestoffwechsels) oder das Brain-Mapping. Ein neueres Spezialverfahren der Kernspintomographie ist die Diffusions-Tensor-Bildgebung, darüber können besonders gut Nervenverbindungen dargestellt werden.

Gehirn, neuronale Netze und soziale Systeme

In der Art zu denken werden wir durch das angeregt, was uns begegnet und womit wir uns beschäftigen. So auch, wenn das Gehirn damit beschäftigt ist, über sich selbst nachzudenken.

Unsere Vorstellung über die Funktion des Gehirns entsprach in der Geschichte der Menschheit jeweils den sonst üblichen Denkmodellen. Über die Auffassung antiker Ärzte, das Gehirn diene im Kontext der Vier-Säfte-Lehre zur Abkühlung von Körperflüssigkeiten wurde schon berichtet – ob der Begriff »Hitzkopf« daher rührt? Zumindest galt der Kahlköpfige als heißblütiger Liebhaber (die Kühlung fand ja im Gehirn statt, dabei verbrannten dann die Haare).

Im Jahr 1680 hegte Leibniz die Idee von »Gott als Uhrmacher« und dem »Gehirn als Uhrwerk«. Religiöse bzw. mystische und technische Erklärungsmodelle lagen in dieser Zeit nah beieinander und die Menschen waren eben begeistert von der Technik der »Zeitmaschinen«.

Nun leben wir heute in einer Welt, deren Funktion in vielen Bereichen bereits von Computern und deren Netzwerken abhängt. Was läge näher, als sich das Gehirn als Riesencomputer oder Netzwerk aus Computern vorzustellen?

Wir jonglieren mit Begriffen wie »neuronales Netzwerk«, »modulare Schaltkreise«, »Interface«, sprechen davon, dass die »Festplatte« abgestürzt sei oder wir etwas gerade nicht auf dem »Schirm« hätten, wenn unser Gedächtnis versagt, oder stellen auch fest, dass der Computer »spinnt«, wenn er gerade nicht funktioniert. Wir sehen also nicht nur unser Gehirn als Supercomputer, sondern verleihen den Zeitgenossen aus Kunststoff und Metall eine eigene Identität.

Steven Spielberg widmet sich mit seinem Film »A. I.« (»Artificial Intelligence«), der aus der unvollendeten Vorlage des verstorbenen Regisseurs Stanley Kubrick entstand, diesem Thema. Es geht um die Frage, was passiert, wenn sich mit künstlicher Intelligenz ausgestattete Roboter unter das Volk mischen. Vielleicht geht es sogar um die Frage, ob es nicht auch gegenüber einer Maschine, die man geschaffen hat, eine moralische Verpflichtung zur Liebe gibt. In dem Film »The Matrix« (1999) dominieren intelligente Maschinen die Menschen und in »Vergiss mein nicht« (2004) versucht ein Arzt, seinen an Liebeskummer leidenden Klienten mithilfe einer Verbindung zwischen Gehirn und Computer die belastenden Erinnerungen aus dem Gedächtnis zu löschen.

Längst geht auch dies durch die Presse: Computer können aus der Datenflut, die bei der Durchleuchtung des Gehirns entsteht, bereits berechnen, welchen Gegenstand ein Mensch gerade betrachtet oder wo im Gehirn Erinnerungen abgelegt werden. Und Menschen, denen wegen neurologischer Erkrankungen an ihrem Körper Bewegungen nicht mehr möglich sind und die so von jeglicher Kommunikation abgeschnitten sind, kann geholfen werden. Mithilfe ins Gehirn eingepflanzter Elektroden und mit Computerleistung werden sie in die Lage versetzt, allein mit ihren Gedanken einen Cursor auf dem Bildschirm zu bewegen und damit die Kommunikation mit der Außenwelt wieder aufzunehmen. Bei Untersuchungen zur Lebensqualität soll sich gezeigt haben, dass gelähmte Menschen mit solchen Hilfen immer noch über eine bessere Lebensqualität verfügen als unter Depressionen leidende bewegliche Patienten (Blech 2008). Wir denken also das Gehirn als Computer, den Computer als Gehirn und beginnen längst, beides miteinander zu verbinden.

1996 trat der von IBM entwickelte Schachcomputer gegen den amtierenden

Schachweltmeister Garri Kasparow an und verlor 4 : 2. IBM rüstete auf und im Mai 1997 musste sich Kasparow geschlagen geben. In einem ehrgeizigen Projekt versuchte seit 2005 eine in der Schweiz arbeitende Forschergruppe um Henry Markram, mithilfe eines Supercomputers (»IBM Blue Gene«) Funktionen des Gehirns von Säugetieren möglichst genau zu simulieren: Dies lief unter dem Titel »Blue Brain Project«. Ziel war es, einen hohen Grad an biologischer Genauigkeit herzustellen und Prozesse zu untersuchen, die für die Entstehung von biologischer Intelligenz notwendig sind. Dieses Projekt wurde inzwischen von dem »Human Brain Projekt« abgelöst, das als europäisches Superprojekt die Ziele etwas weiter fasst. Allerdings leidet dieses Projekt stark unter Konflikten beteiligter Wissenschaftler, eine Verlängerung über 2023 hinaus ist derzeit nicht vorgesehen.

Atome bilden Moleküle, diese können wiederum in der DNA vereint werden und unterschiedliche Gene bilden. Gene steuern die Produktion von zahlreichen unterschiedlichen Eiweißen, aus denen zum Beispiel Nervenzellen entstehen können, die sich im Gehirn auf höchst unterschiedliche Weise herausbilden und in Verbindung treten. Diese Verbindungen machen dynamische chemische und elektrische Prozesse möglich. An dieser Stelle könnte das Bewusstsein und die Intelligenz seinen Ursprung haben, aber genau an dieser Stelle hört unser Wissen auch spätestens auf.
Vom einzelnen Atom bis hin zu dem komplexen Zellgeflecht Gehirn gibt es einen permanenten Zuwachs an Informationsgehalt. Aus der Gestaltpsychologie ist die Formulierung bekannt, das Ganze sei mehr als die Summe seiner Teilchen. Wenn man nun alle Möglichkeiten der Natur mithilfe eines Computers simulieren könnte, so könnte dies tatsächlich der Schlüssel zu Bewusstsein und Intelligenz sein.
Um die Perspektive dieses Buches nicht zu vernachlässigen, muss an dieser Stelle sehr eindringlich darauf hingewiesen werden, dass all diese Vorgänge durch Umgebungsfaktoren (Milieu und soziale Beziehungen) noch erheblich beeinflusst werden. Bei dem »Blue-Brain-Projekt« ging es aber zunächst darum, ein biologisch genaues Modell auf der Ebene der Zellen zu erstellen. Die Ebenen von Atomen, Molekülen, Eiweißen, Genen und auch die Umweltebene findet zunächst keine Berücksichtigung. Warum nicht? Das wäre bei den jetzt verfügbaren Rechenleistungen von Computern zu viel. Allein um von Atomen ausgehend eine Mikrosekunde der Eiweißbildung zu simulieren, bräuchten auch moderne Supercomputer Tage.
Abgesehen davon, dass die Ebenen von Atomen, Molekülen, Genen und

Umweltfaktoren bei diesem Modell nicht mit berücksichtigt werden, handelt es sich auch nur um winzige Bereiche von Nervengeflechten, die bisher dargestellt werden können. Damit wird plastisch und deutlich, dass selbst mit hochmodernen Supercomputern bisher nur ein winziger Teil der wirklichen Komplexität des Nervensystems simuliert und damit untersucht und verstanden werden kann.
Allerdings erwarten die Forscher von zunehmenden Rechengeschwindigkeiten der Computer Möglichkeiten, einerseits auch die molekulare Ebene mit einbeziehen zu können, andererseits die Simulation größerer Zellverbände, letztlich des gesamten Gehirns zu verwirklichen. Dies alles soll helfen, das Organ Gehirn mit seiner Dynamik zu erfassen, günstige und schädliche Einflüsse zu identifizieren und Ideen für die Behandlung von Krankheiten zu generieren (Markram 2006).

Funktionieren vernetzte Gruppen ähnlich wie unser Gehirn? Ein Modell

Neuronale Netze sind also miteinander in Verbindung stehende Nervenzellen. Dabei sind einzelne Gruppen von Nervenzellen stärker miteinander vernetzt (etwa in den sogenannten Kerngebieten) als andere. Als Gruppe sind diese wiederum mit anderen Gruppen vernetzt und bilden mit diesen sozusagen eine größere Gruppe (etwa Vorderhirn oder Hinterlappen). Und diese größeren Gruppen stehen wiederum in Verbindung miteinander, in der alles umfassenden Großgruppe Gehirn.
Stellen Sie sich das Ganze wie eine Art soziale Gemeinschaft vor: In kleinen Gruppen werden Entscheidungen diskutiert. Dabei gibt es bekanntlich für die meisten Fragen Befürworter und Gegner. Die haben unterschiedlich gute Argumente und auch unterschiedlich starke Vertreter einzelner Positionen. Kommt nun eine Gruppe zu einer Entscheidung, so ist dies (hoffentlich) das Ergebnis von Pro und Kontra. Auf der Ebene des Gehirns entspräche dies dem Resultat aus hemmenden und aktivierenden Einflüssen.
Bringen nun unterschiedliche Gruppen ihre unterschiedlichen Ergebnisse zusammen, so können Sie damit ggf. andere größere Gruppen in ihren Aktivitäten bestätigen (aktivieren) oder auch bremsen (hemmen). Allerdings haben die Ergebnisse, die von den anderen Gruppen präsentiert werden, auch wieder einen Einfluss auf die Diskussionen und Ergebnisse in der einzelnen Gruppe.
Wenn Kontakte zwischen den einzelnen Mitgliedern innerhalb der jeweiligen Gruppen und auch zwischen den Gruppen gepflegt werden, dann kommt es zu einer schnelleren und effizienteren Ergebnisfindung. Jedoch

können nicht gepflegte Kontakte auch dazu führen, dass Verbindungen abreißen und damit bestimmte Ergebnisse nicht mehr produziert werden können. Dies entspricht auf der Gehirnebene dem Effekt von Üben und Training oder aber Passivität: Use it or loose it.
Ein effizientes Kooperieren zwischen Gruppen (in der Übertragung wäre das eine störungsfreie Funktion des Gehirns) verträgt den Ausfall einzelner Mitglieder (Nervenzellen) oder auch kleinerer Gruppen, es sei denn, sie tragen eine besonders wichtige Funktion. Kommt es allerdings zu einem Ausfall mehrerer kleiner oder größerer Gruppen, so ist mit Störungen zu rechnen. Und wie schwierig es sozial und gesellschaftlich sein kann, dann wieder Ordnung in das System zu bekommen, wieder eine gesunde Kommunikation aufzubauen und ein weitgehend störungsfreies Funktionieren zu gewährleisten, das weiß jeder aus den Berichten von den Krisenherden dieser Welt oder von Konflikten in der Nachbarschaft. Auch die Arbeitsgruppen der Hirnforscher am »Human Brain Projekt« blieben von solchen Erfahrungen nicht verschont.
Das neuronale Netz unseres Gehirns hat also gewisse Ähnlichkeiten mit der Struktur und Funktion von sozialen Verbänden bzw. Gesellschaften. Beide bestehen aus miteinander vielfach verbundenen kleineren und größeren Gruppen, wobei sich die Ergebnisse der Gruppenarbeit durch Kommunikation und Rückkoppelung gegenseitig beeinflussen können. Ergebnisse und Erfolge sind am wahrscheinlichsten, wenn die Gruppen gute Leistung zeigt und die Kommunikation stimmt.

Zusammenfassung

Am Anfang des 21. Jahrhunderts ist es in der naturwissenschaftlichen Welt unstrittig, dass »Verhalten« und »Erleben«, also alle seelischen Prozesse, etwas mit dem Gehirn zu tun haben. Dabei ist es auch klar, dass unterschiedliche Regionen des Gehirns bestimmte Funktionen von Verhalten und Erleben steuern. Diese Regionen stehen auf einer hochkomplexen Art miteinander in Verbindung und regeln und steuern sich gegenseitig. Bei Ausfällen in einzelnen Regionen können die Funktionen manchmal von anderen Regionen mit übernommen werden, manchmal aber auch nicht. Die Entwicklung des Gehirns ist abhängig von genetischen Voraussetzungen, aber auch von Erfahrungen, die bis ins hohe Alter hinein die Herstellung neuer Verbindungen von Nervenzellen ermöglichen.

Das gängige Modell für das Gehirn ist das sogenannte »Netzwerkmodell«, also die Vorstellung, dass hochkomplexe Rechenzentren in einer hochkomplexen Verschaltung miteinander in Verbindung stehen, sich gegenseitig hemmen oder aktivieren.

Grundlagen aus der Genetik

Wenn wir uns mit der Frage befassen, wie sich das Gehirn entwickelt und wie es im ausgereiften Zustand funktionieren kann, kommen wir nicht daran vorbei, uns mit der Genetik zu befassen

Die Geschichte der Entdeckungen auf diesem »Kontinent« ist mindestens so spannend wie die der Hirnforschung. Beide Forschungsrichtungen sind eng miteinander verknüpft. Im Frühjahr 2001 ging es durch die Presse: »Das menschliche Genom ist entschlüsselt«.

Wenn wir vom »Genom« sprechen, dann ist damit die Gesamtheit aller Erbinformationen gemeint, die in einer Körperzelle bzw. deren Zellkern enthalten ist. Das Genom beim Menschen besteht aus 46 Chromosomen, von denen 22 doppelt angelegt sind (Autosomen), sowie den beiden Geschlechtschromosomen XX oder XY. Das Genom enthält alle Informationen, die zur Steuerung von Reifung und Funktion eines Organismus (auch des Gehirns) notwendig sind. Diese genetische Information ist auf den Chromosomen abgelegt.

Abbildung 4 Die Doppelhelix mit Basenpaaren

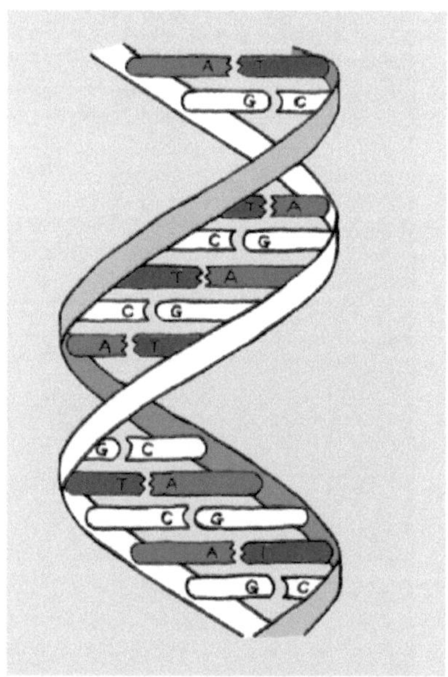

Ein Chromosom besteht aus DNA (Desoxyribonukleinsäure) und vielen Eiweißen (Proteinen). Chromosomen sind mit dem Elektronenmikroskop vergrößert darstellbar und haben eine jeweils charakteristische Struktur, sodass man sie voneinander unterscheiden kann.

Die DNA ist eine chemische Verbindung, die durch die spezifische Anordnung von vier Basen (Adenin, Cytosin, Guanin und Uracil) den Code vorgibt, der für die Produktion einer Aminosäure notwendig ist. Dabei entscheidet die Reihenfolge dreier Basen, welche Aminosäure hergestellt wird. Wenn etwa die Basen in der Reihenfolge Guanin-Cytosin-Adenin vorliegen, dann ist damit, wie bei einem Codesystem, das Signal für die Produktion der Aminosäure Alanin gegeben. Werden nun mehrere Aminosäuren aneinandergereiht, so entstehen sogenannte Proteine, die als Bausteine von Zellen oder aber auch als wirksame chemische Substanzen fungieren.

Eine Aminosäure ist also der kleinste chemische Baustein eines Proteins (Eiweiß). Wir kennen im engeren Sinne zwanzig Aminosäuren, die bei der Produktion von menschlichen Proteinen eine Rolle spielen. Diese Aminosäuren können unterschiedlich zusammengesetzt sein, auf diesem Weg entstehen viele unterschiedliche Proteine, die aus unterschiedlich langen Ketten von in unterschiedlicher Reihenfolge aneinandergefügten Aminosäuren bestehen. Den 35.000 bekannten Genen des menschlichen Genoms entsprechen somit 35.000 Proteine – aber eigentlich noch viel mehr, da ein Gen durchaus den Schlüssel für die Produktion von unterschiedlichen Proteinen enthalten kann. Von bis zu 250.000 unterschiedlichen Proteinen ist inzwischen die Rede.

DAS ZENTRALE DOGMA

	Transkription		Translation	
Verdopplung der DNA	⟶	RNS	⟶	Protein

Ein Gen ist also ein Abschnitt auf der DNA, der die Information für die Produktion von Proteinen (einem oder mehreren) enthält.

Was tun diese Proteine?

Proteine steuern über biochemische Prozesse alle weiteren Prozesse im Innenleben einer Zelle, also zum Beispiel die Entwicklung und Struktur der Zelle und damit auch die weitere Ausdifferenzierung als Gehirnzelle oder Hautzelle. Proteine haben aber auch außerhalb der Zelle vielfältige Funktionen im Stoffwechsel des Organismus. Sie können die Kommunikation mit benachbarten Zellen regeln, indem sie als Rezeptorstruktur in der Zellwand oder als Neurotransmitter ihren Einsatz finden. Ihren Einfluss auf entferntere Organsysteme nehmen sie etwa als »Adrenalin«, das in der Nebenniere produziert wird und das am Herzen die Schlagfrequenz erhöht.

Die Gene sind aber nicht permanent aktiv. Sie können wie eine Stereoanlage ein- und ausgeschaltet werden. Und sie können auch, um beim Beispiel zu bleiben, rauf und runter reguliert werden (lauter und leiser gestellt werden). Das funktioniert wieder durch Proteine. Das heißt, die Genaktivität des einen Gens kann andere Gene anschalten oder auch ausschalten. Auch hier spricht man inzwischen von einem hochkomplexen Netzwerk, dessen genaue Funktion noch lange nicht umfassend erforscht ist.

Nehmen wir ein Beispiel:

Die Vererbung eines bestimmten Typus männlichen Haarausfalls ist nach dem gegenwärtigen Kenntnisstand auf den sogenannten Autosomen (also nicht auf den Geschlechtschromosomen X oder Y) lokalisiert. Die Gene für »Haarausfall« werden allerdings nur »aufgedreht«, wenn Testosteron ins Spiel kommt. Frauen mit der gleichen Genkonstellation zeigen also keinen Haarausfall. Und bei Männern beginnt diese »Katastrophe« erst nach der Geschlechtsreife, wenn der Testosteronspiegel steigt.

Nun wird davon berichtet, dass bei männlichen Tennisspielern der Testosteronspiegel steigt, wenn sie gewonnen haben, bei einer Niederlage jedoch absinkt (Booth u. a. 1989). Theoretisch könnte das bedeuten, dass erfolgreiche Tennisspieler häufiger mit lichtem Haar rechnen müssen.
Und nehmen wir noch ein Beispiel, eines aus der angewandten Medizin, das zeigt, wie man sich die An- und Abschaltbarkeit von Genen therapeutisch zunutze macht:

Einige Arten von Brustkrebszellen werden durch das Hormon Östrogen zur Zellteilung animiert. Das Hormon Östrogen schaltet also Gene an, die die Zellteilung begünstigen. Das Antikrebsmittel Tamoxifen blockiert auf der Ebene dieser Gene den Schalter, sodass Östrogen (das ja an anderen Stellen des Organismus sehr nützlich ist, zum Beispiel beim Schutz vor der Alzheimer-Krankheit) nicht länger seine schädigende Wirkung entfalten kann.

Aber nicht nur dem Körper von außen zugeführte chemische Substanzen wirken auf die Gene. Regen wir uns beispielsweise auf, dann produziert der Organismus bekanntlich Adrenalin. Dieses strömt mit dem Blut durch den Organismus und greift an ganz unterschiedlichen Stellen des Organismus in die Regulation (auch von Genen) ein. Die Produktion von unterschiedlichen Aminosäuren und Proteinen wird angeregt oder blockiert. Das Resultat kann ein erhöhter Pulsschlag, das Ansteigen der Körpertemperatur, eine höhere Vorspannung der Muskulatur, Steigerung der Wachheit etc. sein.
Das heißt, dass simple zwischenmenschliche Alltäglichkeiten an der Steuerung und Kontrolle unserer Gene und somit an organischem und seelischem Geschehen beteiligt sind. Ob uns jemand beruhigt und tröstet oder ob wir eine Tablette oder Drogen nehmen, beides kann über komplizierte Prozesse,

an denen die Gene beteiligt sind, einen Einfluss auf die Funktion des Organismus, des Gehirns und somit auch auf seelische Prozesse nehmen.
Auf der Ebene der Gene ist die Funktion des Organismus durch folgende Faktoren zu beeinflussen:

- Schädigung des ursprünglichen genetischen Codes durch Veränderung der DNA (Radioaktivität etc.);
- Beeinflussung der Genregulation durch Ein-/Ausschaltung, Auf-/Abregulation oder Blockade des Schalters (körpereigene Regulation oder von außen zugeführte Substanzen);
- Störungen an anderer Stelle der Proteinproduktion (etwa Fehler bei der Zusammensetzung von Aminosäuren).

Alle diese Faktoren können die Entwicklung und Funktion der einzelnen Zelle bzw. des Organismus insgesamt erheblich beeinflussen und stören bzw. verändern.
Stellen wir uns nun also eine befruchtete Eizelle vor: Sie trägt das komplette genetische mütterliche und väterliche Material in sich, isoliert stirbt sie ab. Befindet sie sich jedoch in einem geeigneten Milieu (das muss heute nicht mal mehr sofort die Gebärmutter sein), so beginnt sie, sich zu teilen. Dabei bedeutet »geeignetes Milieu«, dass Gene, die die Zellteilung anregen, durch die Umgebungsfaktoren angeschaltet werden.
Bei diesen Teilungsvorgängen entstehen aber nicht nur gleiche Zellen (dann könnte ja kein Organismus entstehen), sondern sehr früh beginnt eine Ausdifferenzierung in unterschiedliche Zelltypen.
Wir müssen davon ausgehen, dass auch schon dieser Prozess der frühen Differenzierung durch Umgebungsfaktoren der sich teilenden Zellen beeinflusst wird, und zwar indem bestimmte Gene – und damit Proteinproduktionen – an- und andere abgeschaltet werden. Gibt es Störungen in diesem frühen hochkomplexen Prozess, so stirbt die Frucht ab. Kommt es jedoch erst zu einem späteren Zeitpunkt zu Störungen im Prozess der Ausdifferenzierung, so ist das ggf. mit dem Leben vereinbar, kann aber zu Reifungsstörungen führen. Ein bekanntes Beispiel dafür sind jene Menschen, deren Mütter während der Schwangerschaft das Mittel Contergan eingenommen hatten und die anschließend meistens eine gestörte Entwicklung der oberen Extremitäten zeigten.
Zu ähnlichen Fehlbildungen in der Ausdifferenzierung von Organsystemen kann es natürlich in jedem Organ kommen. Zum Beispiel erzählte mir ein-

mal eine Patientin, dass zum Zeitpunkt ihrer Geburt keine Verbindung zwischen ihrer Speiseröhre und dem Magen bestand. Die dafür notwendige Zellteilung hatte nicht stattgefunden. Glücklicherweise konnte dieses Problem durch eine Operation behoben werden. Recherchen ergaben, dass ihre Mutter in einer frühen Zeit der Schwangerschaft (von der diese noch nichts wusste) wegen unklarer Beschwerden einige Male Röntgenstrahlen ausgesetzt gewesen war. Man könnte also zumindest vermuten, dass diese Strahlen die Gene in ihrer Funktion beeinträchtigt haben und es so zu der Fehlbildung kam. Ähnliche Entwicklungsstörungen können sich natürlich an jedem Organ zeigen, auch am Gehirn.
Bezüglich des Organs Gehirns wird heute der Begriff »Reifungsstörung« für viele Erkrankungen diskutiert, wie wir später noch ausführlicher sehen werden.

Zusammenfassend sei noch einmal gesagt:
Die Gene bergen zwar einerseits eine stabile Information, die sich im Prozess der Evolution bewährt hat, andererseits sind sie jedoch in ihrer Funktion hochsensibel abhängig von Umgebungsvariablen, durch die sie an- oder ausgeschaltet werden können oder herauf- und herabreguliert werden. Eventuell können die umweltbedingten Veränderungen der Gene sogar weiter vererbt werden.
Die Gene spielen sowohl bei der Entwicklung der Zellen und ihrer Ausdifferenzierung als auch bei der späteren Funktion der Zellen im Organismus eine entscheidende Rolle. Störungen, die von außen kommen (etwa chronisch erhöhte Konzentration von Stresshormonen, bedingt durch schwierige Lebensumstände oder Alkohol, Nikotin und andere Gifte), können also sowohl eine (in diesen Fällen fatale) Auswirkung auf die Entwicklung des Organismus wie auf seine Funktion im ausgereiften Zustand nehmen.
Wir denken dabei heute in groben Modellen für hochkomplexe Mechanismen, die wir zum Teil noch lange nicht im Detail verstehen und von denen sich vielleicht auch noch einige als unzureichend oder gar falsch herausstellen werden.
Bei aller Komplexität sollte dieser Exkurs in die Genetik helfen, sich die Vorgänge bei der Entwicklung des Gehirns und seiner späteren Funktion besser vorstellen zu können.

Grundlagen aus der Epigenetik

»Epi« kommt aus dem Griechischen und bedeutet »darauf«, »darüber«, »hinzu« oder »daneben«.

Die Forschung zur Epigenetik ist jung, seit den 2000 er Jahren wurden zahlreiche wissenschaftliche Artikel zum Thema veröffentlicht. Es ist ein Forschungszweig, der sich insbesondere für die Schnittstelle Gen – Umwelt – Interaktion interessiert und hier auf molekularer Ebene Erklärungsansätze untersucht. Damit wird die alte Diskussion, ob zum Beispiel Verhalten erlernt oder genetisch bestimmt ist in eine neue Dimension überführt.

Epigenetische Prozesse verändern an keiner Stelle den Gencode. Sie spielen aber eine wichtige Rolle bei der Frage, ob ein Gen abgelesen werden und damit am Organismus wirksam werden kann. Sie haben also eine Art Regulatorfunktion.

Während die Gene durch Umwelteinflüsse normalerweise nicht veränderbar sind (außer zum Beispiel durch Radioaktivität), gibt es inzwischen viele wissenschaftliche Nachweise dafür, dass einfache Umweltreize wie zum Beispiel Stress, gute Pflege, Ernährung über epigenetische Prozesse die Aktivität von Genen regulieren und damit Einfluss auf die Struktur und die Funktion des Organismus nehmen können.

Wie funktioniert das ?

Die Grundstruktur des genetischen Codes jedes Menschen ist in der DNA angelegt (siehe das Kapitel »Grundlagen aus der Genetik«). Da ein DNA-Strang unverpackt aber ca. 2 Meter misst und im Zellkern untergebracht werden muss, wird er um Komplexe aus Proteinen gewickelt (Histonkomplexe). Diese Wicklung kann unterschiedlich dicht sein.

Damit ein Gencode aktiviert werden kann, muss die DNA abgelesen werden. Gene haben eine sogenannte Promotor- oder Startregion, die dem eigentlichen Gen vorgeschaltet ist. In dieser Promotorregion können sich sogenannte Methylgruppen (chemische Elemente) anlagern und damit die Aktivität des Gens regulieren.

Haben sich viele Methylgruppen an der Promotorregion angelagert, kann das Gen nicht oder nur schwach abgelesen werden, es wird also in seiner Wirkung geschwächt oder gar ausgeschaltet. Neben dieser »Methylierung« der Promotorregion spielt auch noch die Wicklung der DNA um die Histon-

Proteine eine Rolle. Ist die Wicklung der DNA sehr dicht, können die Gene schlecht oder gar nicht abgelesen werden, wird die Wicklung aufgelockert, können sie besser abgelesen werden und damit in ihrem Effekt wirksam werden.

Bestimmte RNA Abschnitte (ncRNA/miRNA) sind ebenfalls bedeutsam für die Frage, ob und wie stark bestimmte Gene abgelesen werden können. Die Forschung bezieht sich aber bisher in erster Linie auf die Frage, wie stark oder schwach sich die Anlagerung von Methylgruppen in der Promotorregion eines Genes darstellt, auch wenn zunehmend epigenetische Studien zu RNA Einflüssen veröffentlicht werden.

Stellen Sie sich vor, Sie haben ein Kabel, an dem in einer Reihe hintereinander Schalter angebracht sind. Mit jedem der Schalter können Sie eine Maschine an- und ausschalten, die jeweils ein Pigment herstellt, das Bestandteil einer Farbe sein soll. Einige dieser Schalter sind mit einer Kappe versehen (das entspräche der angelagerten Methylgruppe), sodass sie nicht betätigt werden können.

Wenn Sie dieses Kabel mit den vielen Schaltern auf eine Kabeltrommel rollen, dann können Sie bei enger Wicklung nur noch wenige Knöpfe drücken, da einige zusätzlich durch die Wicklung nicht zugänglich sind. Die Farbe, die bei enger Wicklung und vielen angebrachten Kappen entsteht, wird eine andere sein, als die bei locker liegendem Kabel und entfernten Kappen.

Man geht heute davon aus, dass epigenetische Prozesse zum Beispiel eine bedeutsame Rolle bei der Frage der Zelldifferenzierung spielen. Jede Zelle des Organismus trägt die gleiche genetische Information. Bei der Frage, ob sie sich zur Haut-, Nerven- oder Darmzelle entwickelt und ihre jeweilige spezifische Funktion erfüllt, spielen epigenetische Prozesse eine wichtige Rolle.

Bereits 2004 konnte nachgewiesen werden, dass intensive mütterliche Pflege bei Ratten zu einer veränderten (reduzierten) Methylierung in der Promotorregion des Gens für Glucocortikoidrezeptoren führt. Im Umkehrschluss wurden bestimmte chemische Strukturen in der »Verpackung« einzelner Gene (Methylgruppen) bei den Ratten nicht gelöst, die von ihren Müttern nicht richtig versorgt wurden. Das führte dazu, dass diese Gene nicht aktiv werden konnten und damit für die Entwicklung des Gehirns wichtige Proteine nicht gebildet wurden. Auf der Verhaltensebene zeigte sich bei den gut gepflegten Ratten im erwachsenen Alter eine deutlich höheren Stressbelastungsfähigkeit (Weaver u. a. 2004). Ähnliche Befunde konnte man auch für Menschen finden. Missbräuchliche Erfahrungen in der Kindheit gehen bei Menschen bekanntlich mit einem veränderten Stress-System einher, es kommt auch häufiger zu Suiziden. In Untersuchungen am Gehirngewebe von Menschen, die durch Suizid verstorben waren, fand man in den Gehirnen der Menschen, die als Kind Missbrauch erlebt hatten, andere Methylierungsmuster als in den Gehirnen der an Suizid Verstorbenen, bei denen ein Missbrauch nicht bekannt war. In der Promotorregion der Gene für Glucocorticoidrezeptoren wurde bei den Missbrauchsopfern eine stärkere Methylierung gefunden. Glucocorticoidrezeptoren können dadurch weniger gut exprimiert werden, das kann wiederum zu einer erhöhten Stressanfälligkeit führen (McGowan u. a. 2009).

Zunächst ging man davon aus, dass solche umweltbedingten epigenetischen Veränderungen lebenslang erhalten bleiben. Inzwischen legen aber einige Ergebnisse der Forschung nahe, dass es sich um dynamische Prozesse handelt und manche epigenetischen Muster auch im Laufe des Lebens veränderbar sind.

Das ist sehr spannend. Die durch molekulare Veränderung bedingten Auswirkungen von schlechten Lebenserfahrungen (z. B. Trauma) auf das Verhalten (z. B. reduzierte Stressbelastbarkeit) könnten dann ggf. über gute Lebenserfahrungen (z. B. Zuwendung oder Psychotherapie) und deren epigenetische Auswirkungen gemildert oder aufgehoben werden. In einigen Studien konnte bereits gezeigt werden, dass Psychotherapie mit Veränderungen epigenetischer Muster einhergehen kann (z. B. Ziegler u. a. 2016).

Eine besondere Schwierigkeit bei der Untersuchung epigenetischer Prozesse und deren Veränderung besteht heute allerdings noch darin, dass man dazu eigentlich Gehirngewebe untersuchen muss, da periphere Untersuchungen von zum Beispiel Blut nur eine begrenzte Aussagekraft haben. In Zukunft könnte es aber möglich werden, über bestimmte Techniken (z. B. Positronenemissionstomographie, PET) epigenetische Veränderungen auch im lebendigen Gehirn zu messen (Binder 2019).

Ein wichtiger Aspekt ist außerdem die Frage danach, ob epigenetische Veränderungen vererbbar sind. Dafür müssten sie die Keimzelle (Spermatozyten oder Eizelle) betreffen und umfangreiche Reprogrammierungsprozesse, die in der Regel nach der Befruchtung stattfinden, überstehen. Aus der Forschung gibt es erste Hinweise, dass Auswirkungen von Traumata oder auch guten Erfahrungen über epigenetische Prozesse von einer Generation an die nächste weitergegeben werden können (Dias, Ressler 2014).

Die zentrale Botschaft der Epigenetik zum gegenwärtigen Zeitpunkt ist, dass Umwelterfahrungen – egal ob gut oder schlecht – auf der molekularen Ebene ihren Niederschlag in epigenetischen Prozessen finden. Damit sind sie über den Einfluss auf die Genregulation bedeutsam für die Frage, wie ein Organismus sich entwickelt und funktioniert.

Die Frage, was wir essen, trinken, erleben, mit wem und wie wir uns im sozialen Kontext umgeben, wie wir arbeiten, ruhen und schlafen, welche Suchtmittel wir konsumieren oder auch welchen Giftstoffen wir ausgesetzt sind, all das kann über epigenetische Prozesse mitbestimmen, welche unserer Gene an- oder abgeschaltet werden. Und das wiederum kann von erheblicher Bedeutung für die Entwicklung von Gesundheit oder Krankheit sein.

Die Zusammenhänge sind natürlich viel komplexer, als hier modellhaft beschrieben. Es kann auch bisher nicht von einzelnen Einflüssen direkt auf konkrete Methylierungsmuster oder epigenetische Muster geschlossen werden. Dieses Forschungsfeld wird aber vermutlich dazu beitragen, dass wir im Sinne der personalisierten Medizin in Zukunft besser verstehen können, für wen welche Erfahrungen oder Einflüsse besonders günstig oder auch schädlich sind. Das wiederum ebnet den Weg für individuelle/personalisierte Therapieentscheidungen. Das ist eine riesige Chance.

Das sich entwickelnde Gehirn

Frühe Prozesse

Kommen wir zurück zu der befruchteten Eizelle, die sich idealerweise gerade auf dem Weg zur Gebärmutter befindet.
Etwa dreißig Stunden nach der Befruchtung kommt es zur ersten Zellteilung, nach etwa vierzig Stunden gibt es schon vier Zellen und nach drei Tagen immerhin schon 16 Zellen. In diesem Stadium – der Zellhaufen wird jetzt als »Morula« bezeichnet – kommt es zur Einnistung des Zellhaufens in die Gebärmutter.
Am Ende der zweiten Entwicklungswoche differenzieren sich aus den Zellen erst einmal zwei »Keimblätter« aus: das »Entoderm« und das »Ektoderm«. Wie sich parallelentwickelnde Völker oder Kulturen sind diese Keimblätter Ansammlungen von Zellen, die sich jeweils zu einer gewissen Spezialisierung hin formieren. Am 15. und 16. Tag bildet sich aus den Zellen des Ektoderm ein weiteres Keimblatt, das »Mesoderm«.
Die Zellen in diesen drei Keimblättern sind die Vorläuferzellen für bestimmte Organsysteme, die sich später daraus entwickeln werden:

- *Entoderm*: Verdauungsapparat, Bauchspeicheldrüse, Atemtrakt
- *Ektoderm*: Haut und Anhangsgebilde, Nervensystem (Gehirn!), Zahnschmelz
- *Mesoderm*: Skelett, Muskelgewebe und Bindegewebe, Kreislaufsystem und Urogenitalsystem

Um den 19. Tag herum bildet sich aus dem Ektoderm die »Neuralplatte«. Sie ist an einem Ende schmaler; dort wird sich später das Rückenmark ausbilden. Am anderen Ende entsteht eine Verbreiterung; hier entsteht das Gehirn.
Die Neuralplatte faltet sich nun ein und wird über einen Zwischenschritt, die sogenannte »Neuralrinne«, zum Neuralrohr. Damit ist die Grundlage für das Rückenmark geschaffen.

Abbildung 5 Sich bildende Neuralleiste und Entwicklung des Neuralrohrs

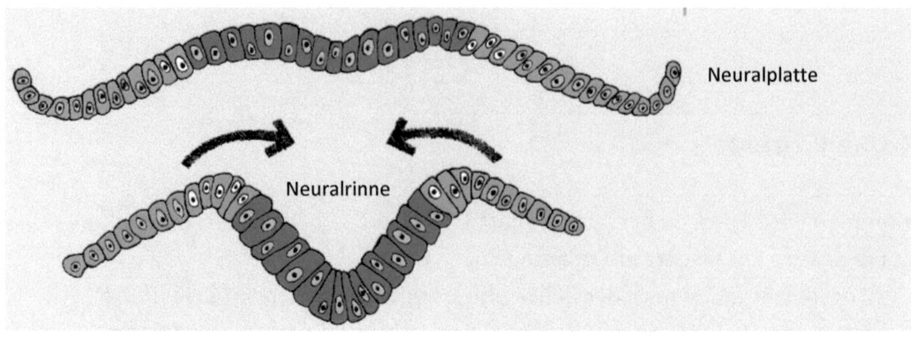

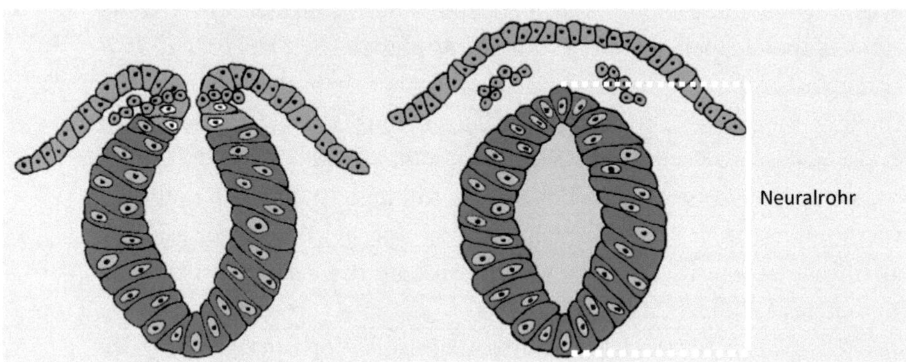

Von dem einfachen Neuralrohr, das sich als Nervensystem in primitiven Lebewesen finden lässt, entwickelt sich schließlich diese Struktur durch weitere Zellteilung an dem einen Ende und durch entsprechende Auffaltungen zum Gehirn.

Die Entwicklung des menschlichen Gehirns kann man sich etwas besser vorstellen, wenn man Stadien der Entwicklung des Nervensystems im Verlauf der Evolution betrachtet. Denn zumindest teilweise wiederholt sich die Stammesgeschichte (Phylogenese) in der Entwicklung des Individuums (Ontogenese).

Bei einfachen Wirbeltieren bestand das Zentralnervensystem aus einem einfachen Rohr. Auf der einen Seite führten in dieses Rohr Nervenbahnen hinein, die Informationen von außen vermittelten, auf der anderen Seite traten Nervenbahnen heraus, die motorische Funktionen zeigten.

Im Verlauf der Evolution kam es nun zu einer zunehmenden Komplexität der Verschaltungen im Nervensystem, was sich anatomisch in der Entwicklung des Hirnstammes und daraus hervorgehend des Vorderhirns und

Kleinhirns zeigte. Entwicklungsgeschichtlich ist also das Rückenmark der älteste Teil des Gehirns, gefolgt von Stammhirn, Vorderhirn und Kleinhirn.
Wir gehen heute davon aus, dass die Entwicklung des Gehirns im Prozess der Evolution jeweils Formen begünstigte, die der Anpassung an die Umwelt und dem Überleben in ihr besonders dienlich waren und dass unter diesem Druck das menschliche Gehirn in seiner jetzigen Form entstanden ist: ein Organ, das im Vergleich mit anderen Wesen den höchsten Entwicklungsstand erreicht hat. Der Mensch als Krone der Schöpfung – aus Sicht der Hirnforschung ein nachvollziehbarer Gedanke.
Aber natürlich sind nicht alle Funktionen dieses hochkomplexen Gebildes geeignet, sich mit der heute oft schnell wechselnden Umwelt und Umgebung immer so zu arrangieren, wie es gerade erforderlich ist, sonst gäbe es wohl keine oder zumindest weniger Störungen – im Gehirn, in seelischen Prozessen, aber auch im sozialen Miteinander.
Die Zellteilungsrate in dem sich entwickelnden Gehirn verläuft im Gesamtverlauf der Reifung unterschiedlich. Die Grundstruktur des späteren Gehirns ist im zweiten Monat schon sichtbar. Von nun an kommt es zu einem rasanten Zellwachstum. In manchen Phasen werden bis zu 250.000 Zellen pro Minute gebildet (Dworschak 2007). Vereinfacht gesagt, gibt es im wachsenden Gehirn zwei Zelltypen: die Gliazellen und die Nervenzellen. Die Gliazellen gelten als Stützgewebe für die Nervenzellen, haben aber auch noch andere Funktionen. Sie verlieren im Prozess der Ausdifferenzierung nicht ihre Teilungsfähigkeit. Die Nervenzellen hingegen teilen sich nur begrenzt.
Früher ging man davon aus, dass die Anzahl der Nervenzellen mit dem Alter kontinuierlich und unwiederbringlich abnehme. Erst seit einigen Jahren ist bekannt, dass es an einigen Stellen im Gehirn (Riechkolben und Hippocampusformation) eine Art Reserve von noch nicht ausdifferenzierten Nervenzellen gibt, die bei Bedarf »nachwachsen« können. Diese Zellen werden »Neuroblasten« genannt und werden uns noch öfter begegnen, wenn es zum Beispiel um Neuroplastizität oder Wiederherstellung von Nervengewebe nach einer Gehirnschädigung (Trauma oder Schlaganfall) kommt.
Wenn die Nervenzellen aufhören sich zu teilen, dann wandern sie zu ihrem Bestimmungsort. Diesen Vorgang nennen wir »Migration«. Hierbei spielen natürlich wieder die Gene und ihre Proteine eine bedeutende prozesssteuernde Rolle.
Etwa 200 Milliarden Neuroblasten, also Vorläuferzellen von Nervenzellen, werden während der Schwangerschaft gebildet. Knapp die Hälfte von ihnen stirbt in diesem Zeitraum auch wieder ab. Mit der Geburt sind die meisten

Neuroblasten zu Nervenzellen ausgereift und teilen sich nicht mehr. Dennoch nimmt man an, dass fünf Sechstel der gesamten Wachstumsvorgänge im Gehirn erst nach der Geburt stattfinden (Braus 2004).

Im Wesentlichen sind diese Wachstumsprozesse durch die Zellteilung von Gliazellen bestimmt sowie durch die Ausdifferenzierung der fertigen Nervenzellen, die nun in unterschiedlichem Maße mehr oder weniger lange Zellfortsätze (Axone) oder Ausstülpungen (Dendriten) ausbilden.

Über die Axone und Dendriten kommen die Nervenzellen untereinander in Kontakt, dabei ist die Synapse die eigentliche Kontaktstelle.

Abbildung 6 Synapsendichte im Verlauf des menschlichen Lebens

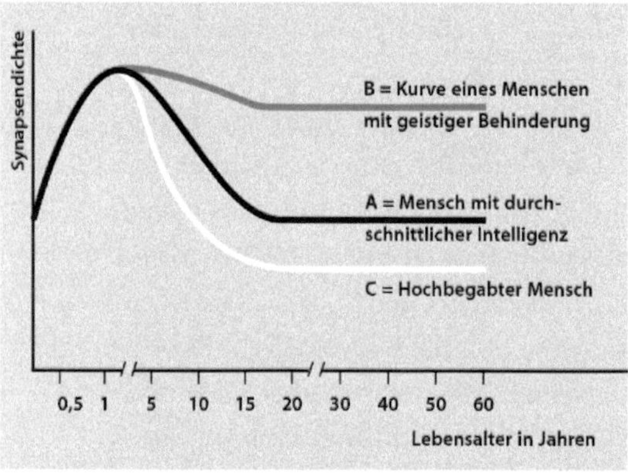

Etwa bis zum fünften Lebensjahr kommt es zu einer permanenten Zunahme synaptischer Verbindungen zwischen den vorhandenen Nervenzellen. Dann setzt ein merkwürdiges Phänomen ein. Vom 5. bis 15. Lebensjahr, also etwa bis zur Pubertät, kommt es zu einer erheblichen Reduktion der synaptischen Verbindungen. Dieser Prozess wird als »Beschneidung« (engl. = »pruning«) bezeichnet und ist für die Entwicklung von Intelligenz extrem wichtig.
Findet er nicht oder nur unzureichend statt, so kann das Resultat eine geistige Beeinträchtigung oder auch Behinderung sein. Wir müssen davon ausgehen, dass er sowohl durch Gene und Hormone als auch durch Umweltbedingungen (soziales Umfeld, Anregung, Übungsmöglichkeiten) beeinflusst ist. Es klingt paradox, aber es ist so: Nicht ein weiteres Wachstum, sondern ein reduzierendes Aufräumen sorgt für ein störungsfreies Funktionieren.

Einige Autoren gehen davon aus, dass neuronale Verbindungen, die bis zu diesem Zeitpunkt durch Übung und Nutzung stabilisiert wurden, den Prozess der Beschneidung überstehen und dem Menschen Zeit seines Lebens stabil zur Verfügung stehen, während nur unregelmäßig genutzte Verbindungen eher zugrunde gehen. Das würde bedeuten, dass die Erfahrungen der ersten Lebensjahre maßgeblich mit darüber bestimmen, welche neuronalen Netze wir ausbilden bzw. was uns Menschen später möglich ist. Eine Hypothese, die mit den meisten gängigen Modellen zu seelischen Prozessen und Persönlichkeit übereinstimmt.

Bei Kindern, die beispielsweise in einer von vielen Beziehungsabbrüchen geprägten, stressigen Atmosphäre aufwachsen, in der sie keinen festen und verlässlichen Regeln begegnen und keine geeigneten Lernmodelle vorfinden, könnte dies zu ineffizienten Verschaltungsmustern führen, die über Verhaltensauffälligkeiten (etwa ADHS) ihren Ausdruck finden (Hüther 2006). Wie wir im Kapitel »Persönlichkeitsstörungen« noch genauer sehen werden, kann ein Wissen um solche Zusammenhänge vor Frustrationen im professionellen Umgang für beide Seiten (Betroffene und Helfer) schützen.

Über die synaptischen Verbindungen der Nervenzellen können also Erregungen weitergeleitet, es können sowohl hemmende wie auch aktivierende Impulse vermittelt werden.

Die Funktion des Nervensystems wird gerne mit einem Konzert verglichen, das Nervensystem selbst ist dabei das Orchester, der Dirigent wäre aus Genen und Umwelteinflüssen zusammengesetzt und der einzelne Musiker entspräche einer Nervenzelle. Mit all seinen Sinnen steht er in Verbindung mit seinen Kollegen und dem Dirigenten, achtet auf ihre Signale und lässt sich von ihnen hemmen oder aktivieren.

Bei dem Netzwerk der Nervenzellen im Gehirn handelt es sich allerdings um ein Orchester unvorstellbarer Größe. Etwa 86 Milliarden Nervenzellen, also ungefähr die zehnfache Zahl der Menschen, die heute auf dieser Erde leben, werden im Gehirn vermutet. Und jede dieser Nervenzellen soll mit 10 bis 15.000 Kontaktstellen (Synapsen) in das System eingebunden sein.

Eine wichtige Frage ist noch offen: Wie schaffen es die Nervenzellen eigentlich, zu ihrem Bestimmungsort zu wandern (»Migration«), sich dort einzurichten (diesen Prozess nennt man »Aggregation«) und dann in der gewünschten Weise ihre Synapsen auszubilden?

Bei diesen noch lange nicht im Detail geklärten Prozessen spielen wieder sowohl die Gene als auch Umweltfaktoren – und beides in Kombination – eine entscheidende Rolle. Man geht davon aus, dass eine Art Lockstoff sowohl die Wanderung der Nervenzellen als auch später die Wachstumsrichtung ihrer Auswüchse (Axone und Dendriten) bestimmt. Bei diesen Lockstoffen wird angenommen, dass zum Beispiel auch Testosteron eine Rolle spielt und mit dafür sorgt, die Netzwerkstruktur des männlichen und weiblichen Gehirns unterschiedlich zu gestalten (Pritzel u. a. 2003).

Entwicklung von Synapsen und Reifung

Bei der Frage nach der Entstehung von Synapsen ist inzwischen klar, dass diese sich in Abhängigkeit von anregenden Umweltreizen entwickeln oder aber in einer reizarmen Umgebung nur eine spärliche Entwicklung stattfindet.

Die Fähigkeit des Gehirns, unter dem Einfluss von internen (etwa Hormonen) und externen Reizen (etwa Stimulation durch Erlebnisse oder Training) vermehrt Vorläuferzellen (Neuroblasten) zu Nervenzellen auszubilden und auch neue synaptische Verbindungen zu anderen Zellen aufzubauen, wird als »Plastizität« (Formveränderungsvermögen) des Gehirns bezeichnet – ein wichtiger Begriff, der später noch genauer betrachtet werden soll.

Der Zeitpunkt einer weitgehenden Festlegung des Netzwerkes durch Migration, Aggregation und synaptische Verschaltung wird für das weibliche Gehirn mit dem 21. Lebensjahr, für das männliche mit dem 23. Lebensjahr angegeben (Pritzel u. a. 2003). Dann sprechen wir von einem »reifen« Gehirn, das aber in begrenztem Umfang immer noch ein Formveränderungsvermögen (Plastizität) besitzt, sonst wäre es ja nicht in der Lage, sich ändernden körperlichen Umgebungsfaktoren – zum Beispiel dem sich während einer Schwangerschaft verändernden oder dem alternden Körper – oder der sich ändernden Umwelt anzupassen.

Der Reifungsprozess findet nicht in allen Bereichen des Gehirns gleichzeitig und in gleichem Ausmaß statt. Vereinfacht kann man sagen, die Reifung entwicklungsgeschichtlich älterer Teile des Gehirns wie des Stammhirns geschieht früher, während in der Entwicklungsgeschichte später hinzugekommene Bereiche des Gehirns wie das Vorderhirn oder Frontalhirn erst recht spät eine Ausreifung erfahren. Dies hat insofern Sinn, da einige der vom Stammhirn gesteuerten Funktionen wie Schlucken, Saugen, Husten schon unmittelbar nach der Geburt funktionieren müssen, um ein Überleben zu sichern, während andere Funktionen wie Laufen, Sprechen, Rechnen oder auch Persönlichkeitsvariablen später gelernt werden können, ohne dass die Existenz maßgeblich bedroht ist. Dies gilt natürlich nur, solange sorgende, reife Bezugspersonen die Entwicklung begleiten und sowohl für Schutz als auch für die richtige Dosierung von Anregungen sorgen.

Manche Funktionen des Gehirns können nur in einem gewissen Zeitfenster angelegt werden. Dies lässt sich gut am Beispiel der Schielblindheit (Amblyopie) erklären: Kommt es beim Erwachsenen durch Unfall oder Krankheit zu einer Schielstellung der Augen, dann entstehen beim Sehen Doppelbilder,

was sehr unangenehm sein kann und oft mit Schwindelgefühlen oder Übelkeit verbunden ist.
Entwickelt sich hingegen zum Beispiel durch ungleichmäßige Wachstumsprozesse in der Augenmuskulatur des Kindes in frühen Jahren eine Schielstellung, dann unterdrückt das kindliche Gehirn die Funktion eines Auges und das andere Auge wird dominant. Ohne Behandlung bildet sich lediglich das neuronale Netzwerk für die Funktion des dominanten Auges aus, das andere Auge wird blind. Dabei bleibt das Auge selbst allerdings funktionsfähig. Nur Nervennetze des Gehirns, die für die Informationsverarbeitung des nicht dominanten Auges vorgesehen sind, können sich nicht entwickeln. Verdeckt man jedoch abwechselnd das eine und das andere Auge, dann können sich die Netzwerke für beide Augen in gleichem Maße ausbilden. Die Schielstellung wird dann nach Abschluss des Wachstums operativ korrigiert und der Mensch kann normal sehen. Dies ist ein sehr eindrückliches Beispiel dafür, dass neuronale Verbindungen/Netze sich nur entwickeln können, wenn es Anregung bzw. Nutzung gibt.
Das Zeitfenster für die Entwicklung des visuellen Nervenzellnetzwerks oder »Systems« schließt sich etwa um das achte Lebensjahr herum. Bleibt das Schielen bis zu diesem Zeitpunkt ohne Behandlung, dann muss mit einer lebenslangen Beeinträchtigung der Sehleistung des nicht dominanten (unterdrückten) Auges gerechnet werden, auch wenn die Schielstellung später behoben wird. Das Zeitfenster für die Gestaltung des Netzwerkes wird in diesem Fall recht früh geschlossen. In anderen Bereichen des Gehirns, etwa im Frontalhirn, ist die Zeitspanne für Entwicklung größer bzw. das Fenster wird nie ganz geschlossen. Das ermöglicht uns bis ins hohe Alter hinein, in Grenzen Merkmale unserer Persönlichkeit zu verändern.
Nach dem vorläufigen Abschluss des Reifungsprozesses ist das Gehirn also eine Art Steuerungszentrale, die die Kommunikation sowohl innerhalb des Organismus als auch mit der Außenwelt reguliert, wobei die Form der Regulation wiederum bedingt ist durch die spezifischen Inputs von innen und außen.

Aufbau und Funktionen des Gehirns

Das erwachsene Gehirn

Zunächst ein paar Zahlen und Informationen zum menschlichen Gehirn allgemein: Bei Geburt wiegt das Gehirn etwa 400 Gramm, im elften Monat 850 Gramm, mit drei Jahren 1100 Gramm, bei Erwachsenen schließlich rund 1450 Gramm. Ab dem dreißigsten Lebensjahr beginnt das Gehirn zu schrumpfen, mit 75 Jahren hat es bei gesunden Menschen etwa 100 Gramm seines ursprünglichen Gewichtes eingebüßt.

Im Laufe der Evolution ist das Gehirn schwerer geworden. Das Gehirn eines ausgewachsenen Menschenaffen wiegt etwa 400 Gramm, das des Peking-Menschen (vor etwa drei Millionen Jahren) 1100 Gramm. Es wird vermutet, dass die Gehirne der Neandertaler größer waren als die der heutigen Menschen.

Gehirne von Menschen mit außerordentlicher Begabung unterscheiden sich nicht oder kaum von denen mit durchschnittlicher Begabung, was Größe und Gewicht angeht.

Bei Tieren, die domestiziert wurden, konnte eine Abnahme der Hirngröße festgestellt werden. Die Gehirne erreichten auch dann nicht wieder ihre ursprüngliche Größe, wenn die Tiere wieder in die freie Wildbahn gelassen wurden.

Das Gehirn besteht aus ungefähr 86 Milliarden Nervenzellen (Neurone) und etwa 10 bis 50 Mal so vielen Gliazellen (Stütz- und Gewebezellen). Jedes Neuron ist über 10.000 bis 15.000 Synapsen mit anderen verbunden, sodass die Gesamtzahl der Synapsen im Bereich der Trillionen (1018) liegt. Für die Kommunikation mit der Außenwelt existieren zwei bis drei Millionen Nervenfasern, die eine Verbindung zwischen den Sinneszellen und dem Gehirn herstellen.

Der äußere Aufbau der Gehirne ist bei uns Menschen grundsätzlich ähnlich, auch wenn Gehirne sich bei genauerer Betrachtung wie Gesichter voneinander unterscheiden. Auch die Gehirne der Säugetiere sind den unseren ähnlich, sodass Tierversuche in der neuropsychologischen Forschung eine bedeutende Rolle spielen.

Aufbau des menschlichen Gehirns – Begriffe

Das zentrale Nervensystem umfasst, grob dargestellt, das Rückenmark, den Hirnstamm und das Vorderhirn. Das Rückenmark hält die Verbindung des Gehirns mit den Organen und den Muskeln aufrecht. Dem Rückenmark ähnliche Strukturen sind auch in einfachen Lebewesen zu finden, es repräsentiert sozusagen die primitive Urform des Nervensystems, mit einer begrenzten Möglichkeit der Leistungen, die sich auf dem Niveau von Reflexen (einfachen unwillkürlichen »Reizantworten«) abspielen.

An das Rückenmark schließt sich der Hirnstamm an. Zum Hirnstamm zählen das Kleinhirn, das eine große Rolle bei der Koordinierung von Motorik spielt, und verschiedene andere Strukturen, die maßgeblich an der Steuerung lebenswichtiger automatisierter Funktionen wie der Atmung beteiligt sind.

An den Hirnstamm schließt sich nach oben das Vorderhirn an, zu diesem gehören Strukturen, die zunehmend komplexere und schwierigere Prozesse steuern: der Hypothalamus, der Thalamus, das limbische System, die Basalganglien und als entwicklungsgeschichtlich jüngster Teil der Neocortex – die Hirnrinde.

Die Einteilung des Gehirns ist in erster Linie sinnvoll, um sich bezüglich der Lage von Kerngebieten zu orientieren und somit ein besseres Verständnis der Funktionsprinzipien zu ermöglichen. Schon bei dieser recht groben Einteilung können wir Störungen einzelner Gehirnbereiche mit Störungen im Verhalten in Verbindung bringen. Störungen im vorderen Bereich des Gehirns können demnach eher das Planen und Handeln betreffen, während bei Störungen im hinteren Teil des Gehirns eher Wahrnehmungsaspekte betroffen sind. In tiefer liegenden Strukturen des Gehirns werden eher unbewusste Prozesse verschaltet (Instinkte, Gefühle), während die Hirnrinde (Cortex) für die Funktion bewusster und kognitiver Prozesse steht.

Das Gehirn umschließt ein Hohlraumsystem (Ventrikel), in dem sich Flüssigkeit befindet, die insbesondere eine Ernährungsfunktion hat.

Die Gehirnmasse besteht aus einer weißen, einer grauen und einer netzförmigen (retikulären) Substanz. Die weiße Substanz (in dem anatomischen Präparat hell) besteht überwiegend aus Nervenfasern und Stützgewebe, die graue Substanz (dementsprechend dunkel) aus Nervenzellen. Dort, wo eine größere Ansammlung von Nervenzellen eine Art Nervenzellklumpen bildet, spricht man auch von »Kerngebieten«. Diese wurden von den alten Anatomen gerne nach Objekten aus der Botanik (Mandelkern – Amygdala), Fauna (Seepferdchen – Hippocampus), nach Ähnlichkeiten mit Körperlichem

(Mammillarkörper) oder nach der Farbe (Nucleus ruber – der rote Kern) benannt.

In den unteren Abschnitten des Gehirns (Hirnstamm, unteres Vorderhirn) befindet sich eine Vielzahl dieser Kerngebiete. Die dort angehäuften Nervenzellen haben meist umschriebene Funktionen, das heißt, sie steuern zum Beispiel maßgeblich die Bewegung der Augen. Von ihnen führen vielfache Verbindungen über Nervenbahnen zu anderen Kerngebieten oder zu der Hirnrinde, dem Cortex. Der Cortex gehört zur grauen Substanz und zeichnet sich durch eine sehr hohe Dichte an Nervenzellen aus. Aus der Peripherie herankommende (aufsteigende) Fasern werden als »afferente« (hinführende) Projektionsfasern, Bahnen oder Projektionen bezeichnet, von zentralen Strukturen (etwa dem Cortex) in die Peripherie ziehende (absteigende) Fasern werden als »efferent« (wegführend) bezeichnet. Jene Nervenfasern, die benachbarte Gebiete innerhalb des Gehirns miteinander verbinden, nennt man »Assoziationsfasern«. Die Nervenfasern, die rechte und linke Hemisphäre miteinander verbinden, werden als »Kommissurenfasern« bezeichnet. Diese bilden in ihrer Gesamtheit das »Corpus callosum« (Balken), die verbindende Struktur zwischen linker und rechter Gehirnhälfte.

Die Hirnrinde ist stark gewunden (gyrifiziert), man spricht bei den Windungen auch von Gyrie. Sogenannte »Fissuren« und »Sulci« (seichte und tiefere Furchen, die Gebiete des Gehirns voneinander abtrennen) dienen als Anhalt, um einzelne Lappen (»Lobuli«) voneinander abzugrenzen. Es wird zwischen frontalen (vorderen), parietalen (seitlichen), temporalen (in der Nähe der Schläfe befindlichen) und okzipitalen (Hinterhaupt-)Lappen unterschieden. Oder man spricht einfach vom frontalen, parietalen, temporalen oder okzipitalen Cortex (Hirnrinde), womit eine räumliche Zuordnung zu den Lappen gemeint ist.

Die Hirnrinde ist etwa 1,5 bis 3 Millimeter dick. Sie besteht aus sechs Zellschichten. In der Reihe der Säuger hat sie damit die komplexeste Struktur im Vergleich mit den rein äußerlich ähnlichen Säugetiergehirnen. Die Hirnrinde macht beim Menschen etwa 80 Prozent der gesamten Hirnmasse aus.

Bei den Nervenzellen in der Hirnrinde unterscheidet man hauptsächlich die Pyramidenzellen (mikroskopisch haben sie die Form von Pyramiden), die efferenten, also vom Gehirn in die Peripherie ziehenden Nervenfasern sowie die Sternzellen, die innerhalb der Hirnrinde multiple Verbindungen untereinander eingehen.

Das limbische System ist eine Struktur, die sich wie ein »Saum« (limbus lat. = »Saum«) um einige Kerngebiete legt. Folgende Strukturen, die später noch näher erläutert werden, zählt man heute zum limbischen System: Hippocampus, Amygdala, Septum pellucidum, Mammillarkörper, Bulbi olfactorii, Fornix, Gyrus cinguli. Einige davon spielen für die Neuropsychologie bzw. die Neurobiologie des Verhaltens eine große Rolle.

Funktionelle Spezialisierung

Kehren wir nun zurück zu den Ideen von Joseph Gall, der eine funktionelle Spezialisierung für verschiedene Bereiche des Gehirns vermutete. Tatsächlich zeigt das Gehirn eine Zuordnung unterschiedlicher Regionen zu besonderen Funktionen. Die vorgestellten Zuordnungen sind aus Gründen der Verständlichkeit massiv vereinfacht, können aber als grobe Anhaltspunkte gelten.

Teilt man das Gehirn in einen vorderen und einen hinteren Teil, dann können die Funktionen, die im vorderen Bereich lokalisiert sind, überwiegend der Planung und Ausführung von Handlungen zugeordnet werden, also der Motorik. Der hintere Teil widmet sich hingegen eher der Verarbeitung von eingehenden Signalen (Sensorik).

Für die einzelnen Gehirnlappen werden folgende Zuordnungen zu Funktionen beschrieben:

- *Frontalhirn* (etwa 40 Prozent des menschlichen Cortex): Initiative, Handlungsplanung und Überwachung selbiger, Kurzzeitgedächtnisverarbeitung, Persönlichkeitsdimensionen, Sozialverhalten, motivationale und emotionale Aspekte, Emotionsregulation, Kontrolle autonomer Funktionen.
- *Parietallappen* (Scheitellappen): Rechenleistungen, Aufmerksamkeit für Körperwahrnehmung (rechtsseitige Schädigungen können zum »Neglect«, zur halbseitigen Vernachlässigung führen), Tasten, Fühlen, Informationsverarbeitung aus anderen Sinnesbereichen, Gesichts- und Gehörsinn.
- *Temporallappen* (Schläfenlappen): Wahrnehmung von Zeit, Gedächtnis, auditive Funktionen (Hören), Wernicke- oder »sensorisches« Sprachzentrum, Informationsspeicherung und Verfestigung (Konsolidierung) von Information (Gedächtnis). Dieser Bereich hat sich entwicklungsgeschichtlich erst spät entwickelt, ist also eine »junge« Struktur.
- *Okzipitallappen* (Hinterhauptlappen): Verarbeitung visueller Reize.
- *Cerebellum* (Kleinhirn): Koordination, Haltung, Feinmotorik, psychomotorisches Lernen. Das Kleinhirn ist eine entwicklungsgeschichtlich alte Struktur.

Gehen wir von der Hirnrinde in die Tiefe des Gehirns, so treffen wir auf folgende Struktur:

- *Dienzephalon* (Zwischenhirn): Zu diesem Teil des Gehirns gehören Epithalamus, Hypothalamus, Thalamus und Hypophyse. Die Kerne dieser Regionen regeln motivationale und emotionale Verhaltensweisen, bestimmen mit das autonome Nervensystem, die Biorhythmik und steuern über die Hypophyse den Hormonhaushalt von Körper und Gehirn.
- *Hirnstamm*: Steuerung von Atmung, Herzschlag, Gleichgewicht.

Wegen ihrer besonderen Bedeutung werden drei verschiedene Strukturen des Gehirns mit ihren Funktionen differenziert, die wie ein Saum (lat. Limbus) um den Hirnstamm herum angesiedelt sind, das »limbische System«: der Mandelkern (Amygdala), das Seepferdchen (Hippocampus) und die Gürtelwindung (»Gyrus cinguli«).
Der Mandelkern liegt beidseits im medialen Temporallappen. Ich werde ihn später noch oft erwähnen, da er eine sehr wichtige Rolle bei der Regelung von Affekten spielt. Er erhält vielerlei Informationen von den Sinnesorganen und auch aus der Hirnrinde. Diese Informationen werden im Mandelkern verschaltet und dann an andere Systeme weitergeben. Über den Mandelkern werden Funktionen wie Aufmerksamkeit, Gedächtnisfunktion, Erregung, Angst, Vorspannung, Atmung, Verdauung, Sexualität, aber auch Mimik mit reguliert.
In Abhängigkeit von genetischen Voraussetzungen, biografischen Vorerfahrungen und dem aktuellen Stressniveau der einzelnen Person ist das Volumen des Mandelkerns und seine Aktivität unterschiedlich. Er spielt eine wichtige Rolle bei dem Erkennen von Gefahren und der Einleitung wichtiger Reaktionen (Flucht oder Angriff), bei chronischer Dauererregung kann er aber auch den Organismus dauerhaft auf Hochtouren bringen, was zu vielfältigen psychosomatischen Schäden führen kann (etwa Bluthochdruck, Angststörung, Depressionen). Übrigens: Ein schlichtes Lächeln eines Gegenübers kann ihn in seiner Aktivität »beruhigen«.
Ob das Seepferdchen, ebenfalls in beiden Seiten des Gehirns im Temporallappen befindliche Struktur, tatsächlich nach dem Seepferdchen (lat. = »hippocampus«) oder nach einem Seeungeheuer der griechischen Mythologie benannt ist (gr.: hippos = »Pferd«, kampos = »Seeungeheuer« oder »Wurm«), ist umstritten. Auch in den Hippocampus fließen zahlreiche Informationen über afferente Bahnen ein. Sie werden dort verarbeitet und dann auf efferenten Bahnen zur Hirnrinde zurückgeschickt.

Der Hippocampus hat vielfältige Funktionen für die Verarbeitung von Sinneseindrücken und Emotionen. Die herausragendste Funktion ist allerdings seine Rolle bei der Vermittlung von Gedächtnisinhalten. Menschen, bei denen diese Strukturen beidseitig zerstört sind, können keine neuen Informationen mehr in ihrem Langzeitgedächtnis abspeichern. Die Nervenzellen in dieser Region sind besonders rege und flexibel, es kommt hier zu lebenslangen Zellneubildungen. Es besteht also eine hohe Plastizität (siehe das Kapitel »Plastizität«). Unter Stress (vermittelt durch das Stresshormon Cortison) kann die Struktur schrumpfen, unter positiver Beanspruchung kann sie ihr Volumen wie ein Muskel vergrößern.

Abbildung 7 Stufen der Informationsverarbeitung von Einspeicherung über die Ablagerung bis zum Abruf von Inhalten der verschiedenen Gedächtnisprozesse und daran beteiligte Hirnstrukturen

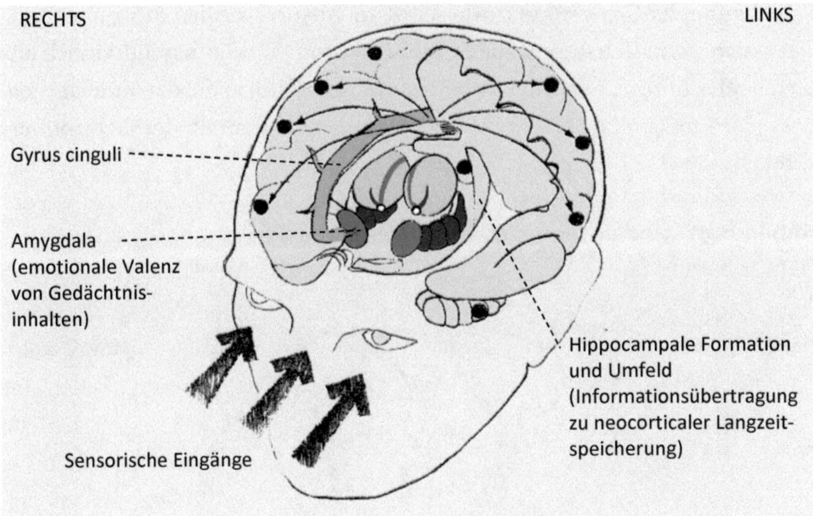

Die Struktur der Gürtelwindung »Gyrus cinguli« gehört zum Endhirn. Sie liegt oberhalb des Balkens und verläuft sozusagen in der Mitte des Gehirns von vorne nach hinten. Sie übernimmt vielfältige Funktionen, die bei der Aufmerksamkeit, Fehleraufdeckung, Strategiebildung und Handlungsplanung wichtig sind. Auch vegetative (autonome) Funktionen und Affekte werden dort mit verschaltet. Bei einer Störung dieser Struktur kann es demnach zu Störungen des vegetativen Nervensystems, der Aufmerksamkeit, Handlungsplanung sowie zur Affektverflachung kommen. Bei den frühen Eingriffen der Psychochirurgie wurde insbesondere diese Struktur zerstört.

Hemisphärenspezialisierung

Auch die beiden Hirnhälften (Hemisphären) für sich genommen zeigen eine funktionelle Spezialisierung. Dabei ist die Information, dass die Funktion Sprache bei den meisten Menschen überwiegend in der linken Gehirnhälfte lokalisiert ist, für unsere Zwecke ausreichend. Hierbei ist allerdings interessant, dass Männer meistens eine klarere Zuordnung der Sprachfunktion zur linken Gehirnhälfte haben. Erleiden sie einen Schlaganfall und damit Funktionsverlust in dieser Hälfte des Gehirns, dann sind die Funktionsausfälle oft erheblicher und die Heilungschancen schlechter als bei Frauen.
Bei der Ausgestaltung der Netzwerke im Gehirn kommt es also schon zur Bildung funktioneller Schwerpunkte an unterschiedlichen Orten. Da diese Orte jedoch über neuronale Netze hochkomplex miteinander verbunden sind, kann sowohl eine Schädigung der Verbindungsbahnen als auch eine Schädigung der Schwerpunktorte selbst zu entsprechenden Störungen führen. Auch wenn sich die genaue Lokalisation von Funktionen individuell unterscheidet und nur schwer zu bestimmen ist, kann man davon ausgehen, dass jede Funktion des Erlebens und Verhaltens innerhalb des Gehirns verortet ist.

Abbildung 8 Modell der ungefähren Funktionsaufteilung der beiden Hemisphären

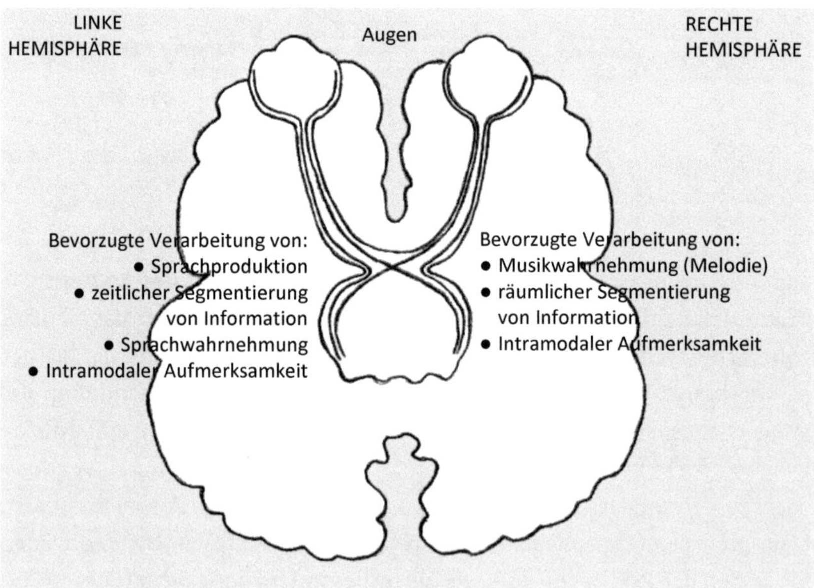

Dies macht sich die moderne Diagnostik der Bildgebung zunutze, indem sie bei einem bestimmten Verhalten die jeweiligen Schwerpunkte von Stoffwechselaktivitäten bestimmt. So können bei Störungen des Verhaltens Überlegungen zur möglichen Lokalisation der Störung im Gehirn angestellt werden und umgekehrt.
Aus den hier geschilderten Zusammenhängen lassen sich nur schwer unmittelbare Handlungsanweisungen für die Soziale Arbeit ableiten. Ein einfaches Beispiel aber soll zeigen, wie wichtig kleinste Kleinigkeiten bei psychosozial Tätigen sein können: Eine wichtige Funktion des Mandelkerns ist seine Fähigkeit, durch gesteigerte Aktivität das Alarmsystem des Menschen hochzuregulieren. Es reicht allein der Anblick eines lächelnden Menschen, um die Aktivität des Mandelkerns herunterzuregulieren und den Betroffenen zu beruhigen. Die Bedeutung von Freundlichkeit und Mimik ist auch im professionellen Kontakt enorm. Wer oft griesgrämig und mit abweisendem Gesichtsausdruck in die soziale professionelle Begegnung geht, wird ängstliche oder verunsicherte Klienten eher zusätzlich irritieren.

Plastizität

Der Begriff der Plastizität steht für das Vermögen fester Stoffe, sich zu verändern. Betrachtet man die Prozesse bei der Entwicklung und der Funktion des Gehirns, so handelt es sich um einen unaufhörlichen Prozess von Formveränderung. Unter dem Einfluss von Umweltfaktoren, Genprodukten, Zellwachstum und synaptischer Verschaltung entsteht schließlich die Form des reifen Gehirns. Und selbst dieses verändert Zeit seines Lebens unentwegt seine Form bzw. die Struktur des seiner Funktion zugrunde liegenden Netzwerkes. Wir können Plastizität einteilen in:

- *Genetische Plastizität*: Im engeren Sinne steht der Begriff »Mutation« für die Möglichkeit der Gene, ihre Struktur und damit natürlich auch ihre Funktion zu verändern. Gene können spontan (durch Fehler bei der Zellteilung) oder durch Umweltreize (etwa Strahlen) verändert werden. Im weiteren Sinne habe sie eine (funktionelle) Plastizität, die durch die jeweilige Besetzung der »Genschalter« und damit verbundene Auf- und Abregulation ihrer Aktivität bedingt ist.
- *Zelluläre Plastizität*: Bei der Ausdifferenzierung der einzelnen (Nerven-) Zelle entstehen unterschiedliche Formen. Bei diesem hoch komplizierten Prozess nehmen sowohl genetische Programme als auch Umweltfaktoren einen Einfluss. Diese Zellen können sehr verschiedene Formen und Funktionen entwickeln. Da auch die Synapsen mit die Zellform bestimmen, kann die zelluläre Plastizität nicht scharf von der synaptischen Plastizität getrennt werden.
- *Synaptische Plastizität*: Veränderungen an den Kontaktstellen zwischen den einzelnen Nervenzellen sind meistens gemeint, wenn heute von *Plastizität im Zusammenhang mit dem Gehirn* gesprochen wird. Sie sind die *Grundlage* für die Veränderungen in der Struktur und damit auch der Funktion des zentralen Nervensystems.

Um dazu genauere Vorstellungen zu entwickeln, ist es erforderlich, die Prozesse auf der Ebene der Synapsen genauer zu betrachten.

Synapsen – die zellulären Grundlagen der Neurotransmission

Erst mit der Entwicklung des Elektronenmikroskops (um 1933) wurde die Darstellung von Synapsen möglich. Es wird geschätzt, dass die Gesamtzahl der Synapsen des Gehirns hoch in die Trillionen geht. In der Hirnmasse von der Größe eines Streichholzes befinden sich schätzungsweise eine Milliarde Synapsen. Synapsen befinden sich an den Dendriten, aber auch am Axon und an dem Zellkörper der Nervenzelle.

Die Kommunikation auf der Ebene der Synapsen läuft sowohl über elektrische wie auch über chemische Prozesse. Die meisten Synapsen des neuronalen Netzwerkes sind chemischer Struktur.

Für die chemische Signalübermittlung werden Botenstoffe (Neurotransmitter) verwendet, die innerhalb der Nervenzelle hergestellt werden. Die Anzahl der klassischen »Neurotransmitter« ist mit neun noch überschaubar: Glutamat, Glycin, GABA, Dopamin, Noradrenalin, Serotonin, Histamin, Acetylcholin, Aspartat.

Neben diesen klassischen Neurotransmittern sind etwa fünfzig unterschiedliche neuroaktive Ketten von Aminosäuren (Peptide) beschrieben, deren genaue Wirkung aber noch nicht bekannt ist.

Die Wirkung der Neurotransmitter spielt sich in unterschiedlichen Geschwindigkeiten ab. Glutamat und GABA wirken in Millisekunden, Dopamin und Serotonin in Sekunden bis Minuten, während Peptide und Neurohormone für ihre Wirkung Stunden bis Tage benötigen.

Schauen wir uns den Prozess der Weiterleitung von Erregung etwas genauer an:

Durch die Aktivierung von Sinneszellen von außen oder durch Aktivierung innerhalb des Nervenzellnetzwerkes – durch andere Nervenzellen – kommt es zu einer elektrischen Erregung. Diese Erregung läuft, ähnlich wie Strom in einem Kabel, in dem Fortsatz der Nervenzelle (Axon).

Folgt man der Richtung der Erregungsweiterleitung, so kommt schließlich ein elektrischer Impuls an das Ende des Nervenfortsatzes und verursacht dort an der Synapse (genauer: an der präsynaptischen Membran) die Ausschüttung von Neurotransmittern. Allerdings nur, wenn der elektrische Impuls groß genug ist.

Neurotransmitter ergießen sich in den synaptischen Spalt und treffen auf der anderen Seite auf die Membran der nächsten Nervenzelle (postsynaptische Membran). Dort sitzen Rezeptoren für die entsprechenden Neurotransmitter in unterschiedlicher Dichte und Konzentration. Die Besetzung der Rezeptoren verändert die Durchlässigkeit von Ionenkanälen. Im Zellinneren überwiegen im nicht erregten Zustand die negativ geladenen Ionen. Werden nun die Ionenkanäle durch die Neurotransmitterwirkung an den Rezeptoren geöffnet, so strömen positiv geladene Ionen in das Zellinnere. Ab einer gewissen Konzentration von positiven Ionen im Zellinneren kommt es zur »Depolarisation«, das heißt, in der betroffenen Nervenzelle entsteht wieder elektrischer Strom (Aktionspotenzial), der wiederum den Nerv entlangläuft und an seinem Ende erneut zu einer Ausschüttung von Neurotransmittern führen kann. So können sich Impulse bzw. Reize durch das Netzwerk des Nervensystems bewegen.

Abbildung 9 Die synaptische Übertragung

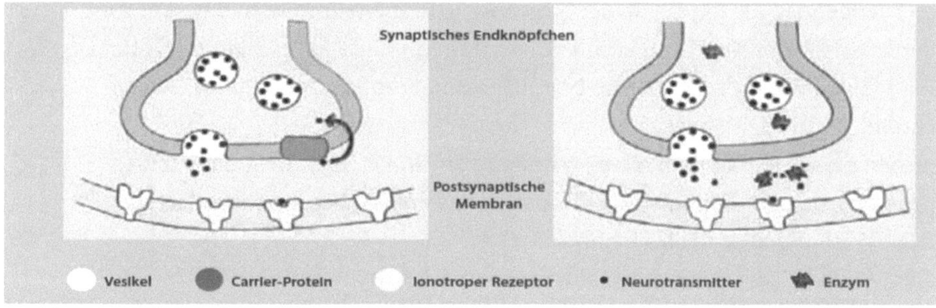

An jeder Nervenzelle gibt es jedoch sehr viele unterschiedliche Rezeptoren und Ionenkanäle. Die Besetzung von Rezeptoren kann zudem dazu führen, dass die Ionenkanäle nicht geöffnet, sondern eher geschlossen werden. Das erklärt die Wirkung von Neurotransmittern: Je nachdem, auf welche Rezeptoren sie stoßen, wirken sie hemmend oder aktivierend.

Neurotransmitter, die im synaptischen Spalt nicht an Rezeptoren sitzen, können wieder in die Nervenzelle aufgenommen werden – das stellt eine eigene Form der Ökonomie dar.

Genau an dieser Stelle wirken antidepressiv wirksame Medikamente. Sie blockieren die Rückaufnahme der Neurotransmitter und erhöhen so ihre Verfügbarkeit im synaptischen Spalt. Dadurch wiederum könnte die Weiterleitung von Impulsen erleichtert werden. Man nimmt aber an, dass dies nur einen Teil der insgesamt noch nicht ganz verstandenen Wirkung ausmacht. Dazu im Kapitel »Depressive und bipolare Störungen« mehr.

Das Verhältnis von ausgeschütteten Neurotransmittern und den postsynaptischen Rezeptorstrukturen entscheidet darüber, ob es an der beteiligten

Nervenzelle ein Aktionspotenzial gibt, ob also ein Reiz weitergeleitet wird oder nicht. Das Aktionspotenzial selbst ist in seiner Stärke unabhängig von der Konzentration der Neurotransmitter. Entweder es entsteht oder es entsteht nicht.
Neben der Ausschüttung von Neurotransmittern gibt es aber noch andere Vorgänge, die am Ort der Synapse wichtig und für das Verständnis von Plastizität unerlässlich sind: Wird eine Synapse erregt, so kann durch »Neuromodulatoren« die Erregbarkeit der Nervenzelle verändert werden. Laufen mehrere Impulse durch eine Nervenzelle, so kann dies für den Zeitraum von Sekunden bis Minuten die Erregbarkeit der Nervenzelle verändern. Sie wird sozusagen leichter erregbar oder auch schwerer erregbar bei hemmenden Prozessen. Wird eine Nervenzelle, die schon leicht erregt ist, immer wieder erregt, so können weitere biochemische Prozesse im Zellinneren angestoßen werden, die dann drei Wirkungen haben.

1. Die Erregbarkeit der Zelle wird weiter erhöht.
2. Genvermittelt werden Stoffe produziert, die wiederum die Zellen veranlassen, neue Synapsen zu bilden (etwa BDNF = »Brain Derived Neurotrophic Factor« oder NGF = »Nerve Growth Factor«, ein Genprodukt, das sowohl Zellteilung wie auch Synapsenbildung anregt).
3. Es werden Stoffe gebildet, die ihre Wirkung auf die präsynaptische Membran der Nachbarzelle haben und dort für eine verstärkte Ausschüttung von Neurotransmittern sorgen (genauer Mechanismus noch nicht geklärt).

Ein einfaches Beispiel kann diesen komplizierten Prozess verdeutlichen:

Sie versuchen sich einen Reim zu merken, den sie gehört oder gelesen haben (dies entspricht der Erregung der Sinne). Indem sie ihn wiederholt lesen oder erinnern, gelingt es ihnen immer leichter, ihn fehlerfrei zu wiederholen (dies könnte der erhöhten Erregbarkeit der in dem genutzten Netzwerk tätigen Nervenzellen entsprechen). Beschäftigen Sie sich nun wieder mit anderen Dingen, wird es Ihnen nach ein paar Tagen wahrscheinlich nicht mehr gelingen, den Reim zu erinnern. Beschäftigen Sie sich aber länger damit und memorieren ihn häufiger, so könnten die beteiligten Zellen animiert werden, neue Verbindungen untereinander einzugehen (die Bildung neuer Synapsen wird angeregt). Je öfter sie ihn wiederholen, desto fester wird das »neue« Netzwerk und desto stabiler die Gedächtnisspur (häufig genutzte Synapsen wachsen).

Nehmen wir noch ein Beispiel aus der praktischen Arbeit:

Ein Patient ist nach dem Tod seiner Frau nicht in der Lage, sich gesunde Mahlzeiten zuzubereiten, da dies über Jahre von seiner Frau erledigt wurde. Was passiert nun? Er ernährt sich vorwiegend von Dosennahrung oder Fastfood. Man kann einfach sagen, er hat nicht gelernt, sich ein einfaches, aber gesundes Gericht zuzubereiten. Neurobiologisch ausgedrückt existieren keine neuronalen Netzwerkverbindungen, die ein solches Verhalten ermöglichen.
Unter Anleitung (im Rahmen des Betreuten Wohnens etwa) kann er sozusagen neue neuronale Netze herausbilden, er kann lernen, zunächst einfache Gerichte zu planen und auch zuzubereiten. Dabei ist es natürlich wichtig, dass nicht jedes Mal neue exotische Menüs zubereitet werden, sondern dass durch Wiederholung bestimmte Handlungsmuster erst einmal eine Festigung erfahren. Je nach individueller Plastizität wird nach einer gewissen Zeit die Anleitung nicht mehr notwendig sein, Lernen hat stattgefunden und kann die Lebensbedingungen entscheidend verbessern.
Natürlich ist der Prozess des Lernens komplexer als hier dargestellt. Es muss neben der Wiederholung eine Motivation bestehen (hier etwa eine positive Idee vom Leben zu entwickeln) und im gestressten (akuten) Zustand lernt es sich immer deutlich schlechter als in einer ausgeglichenen Verfassung.

Inzwischen konnte nachgewiesen werden, dass dieser Prozess der Entstehung neuer Synapsen bei bestimmten Nervenzellverbänden bei dauerhafter Erregung innerhalb von zwanzig bis dreißig Minuten (Braus 2004, S. 45) in Gang kommen kann.
Bekannt ist heute, dass wir Menschen in Abhängigkeit unserer genetischen Ausstattung unterschiedlich schnell neue Synapsen ausbilden können, was erklärt, dass wir alle individuelle Geschwindigkeiten beim Lernen zeigen. Gene und Lernbedingungen (besonders in der Kindheit) zusammen entscheiden also darüber, welche Fähigkeiten wir uns mit wie viel Aufwand aneignen können.
Diese erfahrungsabhängige Bildung neuer Netzwerke kann auch erklären, warum Menschen, die einmal eine Depression erlebt haben, leichter dazu neigen, erneut depressiv zu werden oder warum Menschen, die einmal Hal-

luzinationen (etwa Stimmenhören) hatten, diese leichter wieder bekommen bzw. manchmal ein Leben lang damit konfrontiert sind. Einmal entstandene neuronale Netzwerke bleiben zunächst bestehen. Deshalb können wir beispielsweise auch nach Jahren noch besonders gut gelernte Tanzschritte »aus der Erinnerung« heraus ausführen oder Fahrrad fahren, wenn wir es einmal gelernt haben.

Eigentlich könnten alle Vorstellungen (auch von uns selbst und anderen), Erklärungsmodelle oder auch Glaubenssätze, mit denen wir durchs Leben gehen, mit diesem Modell der durch Synapsenbildung entstandenen Netzwerkstrukturen eine Erklärung finden. Psychotherapie, aber auch die Vermittlung neuer Erfahrungen etwa in der Sozialen Arbeit hätten dabei ihre Grundlage in der Bildung neuer neuronaler Verbindungen, zumindest dann, wenn sie Veränderungen im Verhalten bewirken.

Donald Hebb formulierte schon 1949 mit einem Satz die Grundidee der synaptischen Plastizität: »Neurons that fire together, wire together«. Ein anderes in der amerikanischen Literatur häufig verwendetes Zitat ist: »Use it or loose it«, denn neuronale Netzwerke, die nicht genutzt werden, bilden sich zurück.

Aktivierende und hemmende Faktoren neuronaler Plastizität

Auch wenn die genauen Prozesse noch viele Fragen offenlassen, so wissen wir schon heute, dass einige Faktoren die Entstehung neuer synaptischer Verbindungen begünstigen, andere sie eher bremsen bzw. blockieren. Bekannt ist, dass freudige Erlebnisse, die wiederum die Ausschüttung von Serotonin und Dopamin begünstigen, einen positiven Einfluss haben und damit die Neubildung der Synapsen begünstigt wird.

Auch für Antidepressiva und sportliche Betätigung wurde ein ähnlicher Effekt nachgewiesen. Bei der Behandlung depressiver Störungen gehen wir heute davon aus, dass sowohl freudige Erlebnisse, körperliche Bewegung, aber auch medikamentöse Behandlung mit Antidepressiva über eine vermehrte Produktion plastizitätsfördernder Substanzen ihre antidepressive Wirkung entfalten (Schüle u. a. 2007). Besonders günstig scheint es zu sein, Klientinnen und Klienten körperliche Aktivitäten nahezulegen, die ihnen auch Spaß machen.

Der Einfluss von chronischem Stress, zum Beispiel vermittelt über einen dauerhaften Anstieg des Hormons Cortison, zeigt hingegen den gegenteili-

gen Effekt, indem er den Gehalt von plastizitätsfördernden Substanzen (NDNF, NGF) herabsetzt (Laske, Eschweiler 2006). Beim sich entwickelnden Gehirn des Kindes kann das dazu führen, dass die Gehirnentwicklung besonders ungünstig abläuft, was im späteren Lebensalter mit Fehlfunktionen des Gehirns einhergehen kann, die den Menschen dann lebenslang begleiten.
Aber auch beim ausgewachsenen Gehirn spielt die Neuroplastizität eine große Rolle. Die Ausbildung und Funktion von neuronalen Netzen ist auch beim ausgereiften Gehirn abhängig von einer intakten Plastizität. Störungen in der Plastizität, vermittelt durch Stress, werden inzwischen bei vielen seelischen Störungen als ein wesentlicher Faktor angenommen.

Zusammengefasst: Erst durch die Weiterleitung von Reizen durch die neuronalen Netzwerke des Gehirns wird eine dynamische Funktion des Gehirns überhaupt möglich. Die Struktur des Netzwerkes entsteht durch die Bildung von Synapsen. Trifft ein Aktionspotenzial (also eine elektrische Erregung) auf wenige Synapsen, so ist seine Wirkung gering. Trifft es auf viele Synapsen, so kann seine Wirkung weitreichender sein. Dabei entscheidet die spezifische Struktur der Synapse (Neurotransmitter- und Rezeptorprofile) darüber, ob es zu einer Hemmung oder Erregung kommt. Laufen wiederholt Erregungen über Synapsen, so werden diese Synapsen zunächst kurzfristig empfindlicher, also leichter erregbar. Langfristig bilden die beteiligten Nervenzellen vermittelt durch innerzelluläre biochemische Prozesse neue Synapsen aus und verbessern auf diese Weise den Weg für weitere Erregungen. So kann man sich vorstellen, dass häufig benutzte neuronale Netzwerke »besser funktionieren«. Jede Form von Lernen basiert auf diesen Prozessen.

Die Spiegelung

Weltweit findet derzeit in zahlreichen Labors die Erforschung des Planeten Gehirns und seiner Mikrostrukturen statt. Dabei untersuchen Forscher unter anderem die Funktionen einzelner Nervenzellen und richten ihre Aufmerksamkeit auf spezielle neuronale Netze. Eher zufällig stieß man dabei auf eine Gruppe von Nervenzellen, die anscheinend eine große Bedeutung für die Frage hat, wie wir Menschen miteinander umgehen, wie und wann wir über Imitation lernen, wie wir uns in andere hineinfühlen. Wegen ihrer speziellen Funktionszusammenhänge wurden diese Nervenzellen »Spiegelzellen« bzw. »Spiegelneurone« getauft. Wenn wir professionell mit Menschen umgehen, dann sollten sie uns interessieren.

Spiegelzellen und Spiegelneurone

Wer kennt das nicht? Jemand in unserer Nähe schneidet sich in den Finger – und prompt leiden wir als unmittelbare Betrachter mit, und zwar bis hin zum Spüren eigener körperlicher Empfindungen. Oder wir verbringen viel Zeit mit einem Menschen, der depressiv ist: Wir versuchen ihn aufzuheitern. Aber ist er wirklich depressiv, so hilft das meistens wenig, und wir selbst fühlen uns bald zunehmend auch bedrückt und unwohl. Unsere Gefühle können den Gefühlen anderer ähnlich sein, die wir lediglich beobachten und deren Gefühle wir dennoch miterleben. Ein Phänomen, ohne dass es Kunst vielleicht gar nicht gäbe, denn Bilder, Musik, Filme vermitteln uns schließlich Gefühle. Ein Phänomen, das uns Menschen im Umgang miteinander ermöglicht, die Gefühlswelten und Bedürfnisse unserer Mitmenschen zu erkennen und darauf einzugehen. Das Wort »Empathie« drückt in etwa das aus, was hier gemeint ist. Ähnlich ist auch das Konzept der »Theory of Mind« (das Wissen um die Gefühlswelten des Gegenübers) mit diesem Phänomen verbunden.

Es geht hier also um ein zentrales Moment in der Regulation jeder menschlichen Interaktion, denn für die konstruktive Gestaltung von Beziehungen kommen wir sowohl im privaten wie auch im professionellen Leben nicht ohne die Fähigkeit aus, uns in andere hineinzuversetzen, ihre Art des Fühlens und Erlebens in uns zu »spiegeln«.

Und wir wissen, dass es Menschen gibt, die diese Fähigkeit nicht oder nur wenig ausgeprägt besitzen. Das kann natürlich zu vermehrten Konflikten führen, im Extremfall zum Ausschluss aus der Gemeinschaft, etwa in forensischen Kliniken oder zum selbst initiierten Rückzug aus allen Kontakten, wie es bei Menschen im Autismus-Spektrum beobachtet werden kann.

Für das individuelle Überleben und ebenso für Entwicklungsprozesse hat die Fähigkeit des Spiegelns eine immense Bedeutung. Insbesondere Kinder sind existenziell darauf angewiesen, dass ihre Gefühle und Bedürfnisse erkannt und beachtet werden. Geschieht dies nicht, so ist das je nach Ausmaß entweder nicht mit dem Überleben vereinbar oder führt zu schweren physischen und seelischen Schäden. Außerdem sind auch noch heute Überlebenschancen von Einzelgängern schlechter als von Menschen, die in Partnerschaften oder in Gruppen leben.

Wenn Sie kleinen Kindern begegnen, die überwiegend allein von ihren an Depressionen erkrankten Müttern betreut werden, so achten Sie einmal auf die Mimik der Kleinen. Oft fällt es ungleich schwerer, solche Kinder durch Anlachen oder Blödeleien zum Lächeln zu bewegen, auch wenn es meistens mit viel Aufwand dann doch gelingen kann. Probieren Sie es aus. Es scheint so, als sei ihnen die Mimik der Fröhlichkeit nicht vertraut, was ja auch oft real so ist.

Die Hirnforschung hat unter dem Stichwort »Spiegelneurone« das Verständnis dieser Prozesse eindrucksvoll erweitert. In den frühen neunziger Jahren machte eine Gruppe um den italienischen Forscher G. Rizzolatti eher zufällig eine aufregende Entdeckung, die von einigen Autoren als Ausgangspunkt für eine Revolution des Verständnisses der menschlichen Psyche angesehen wird. Während Untersuchungen zur Funktion des Gehirns an Affen wurden elektrische Impulse aus deren Gehirnen abgeleitet, die den Aktivitäten in bestimmten Nervenzellen entsprachen.

Bewegte das Tier zum Beispiel seine Hand, um eine Rosine zu greifen, dann konnte ein charakteristisches Erregungsmuster aus bestimmten Nervenzellverbänden abgeleitet werden. Überraschenderweise zeigte sich ein gleiches Erregungsmuster, wenn der Versuchsleiter die Bewegung ausführte und der Affe nur zuschaute, ohne selbst aktiv zu werden. Nachdem die Versuche unter unterschiedlichen Bedingungen wiederholt wurden, stand fest: Im Gehirn dieser Affen gab es Nervenzellverbände, die für die Steuerung bestimmter Bewegungsmuster zuständig waren. Diese zeigten aber nicht nur bei der Ausführung der Bewegung eine Aktivität, sondern auch dann, wenn die gleiche Bewegung lediglich bei einem Gegenüber beobachtet wurde. Die beobachtete Bewegung wurde sozusagen in den entsprechenden Nervenzellen »gespiegelt«.

Dies war der Ausgangpunkt für umfangreiche Forschungen, wobei ganz unterschiedliche Fragen entwickelt wurden, mit denen man differenzierter herauszufinden versuchte, in welchen Zusammenhängen das Spiegelphänomen besonders bedeutsam ist. Dies könnte wichtige Hinweise liefern, wo dieses Phänomen bei dem Prozess des Lernens durch Imitation eine besondere Rolle spielt und wo es eher von geringerer Bedeutung ist. Die Bedeutung des »Lernens am Modell« bekommt hier vielleicht eine neue Dimension, der sich gerade professionelle Helfer bewusst sein sollten.

Eine wichtige Frage dabei lautet: Ist die Stärke der Spiegelung abhängig von einer Absicht bzw. dem Zweck der beobachteten Handlung?

Verschiedene Versuche zeigten, dass die Absicht, die hinter einer beobachteten Handlung steht, die Stärke der Spiegelung maßgeblich mitbeeinflusst. Beobachtet der Affe eine absichtslose Handbewegung, so kommt es nicht zur Spiegelung der Aktivität in seinen Neuronen. Die Aktivierung von Bewegungsprogrammen scheint also im Kontext von sinnvollen komplexeren Handlungen zu geschehen. Dabei ist die Spiegelung umso stärker, je näher die Handlung an einer direkten Bedürfnisbefriedigung beteiligt ist.

Dies hat man auch an Menschen untersucht, denen man Bildmaterial vorlegte und dabei die Aktivität des Gehirns analysierte. Wird beispielsweise das Szenario beobachtet, das die Handlung »Nehmen der Tasse und trinken« nahelegt, so kommt es zu einer stärkeren Aktivierung motorischer Zentren, als wenn die dargestellte Szene die Aktion »Aufräumen« suggeriert (eine wenig lustvolle Tätigkeit). Das heißt: Wahrscheinlich ist es leichter, das Spiegelsystem eines Gegenübers zu aktivieren, wenn Lust und Triebbefriedigung nicht ausgeschlossen bzw. als Ziel angesteuert werden.

Kann die Spiegelung auch durch die Beobachtung von Teilen einer Handlung ausgelöst werden bzw. reicht die Idee, die Vorstellung von einer Handlung, um Spiegelung zu provozieren?

Hier fanden die Forscher heraus, dass dies grundsätzlich möglich ist, allerdings nur, wenn auch hier die Handlung in einem sinnvollen Gesamtkontext steht. Sieht ein Affe zu, wie eine Hand hinter einen Schirm greift, hinter dem man vorher für ihn sichtbar Futter hinterlegt hatte, dann zeigt sein Gehirn eine Spiegelung (Aktivierung der Nervenzellen, die für die Bewegung »Greifen nach Futter« zuständig sind).

Greift die Hand jedoch hinter einen Schirm, hinter dem der Affe kein Futter vermutet, so zeigen die entsprechenden Neurone keine Aktivität. Spiegelung funktioniert also besonders gut in einem sinnvollen Gesamtkontext, der (mindestens) durch eine Idee geleitet wird. Für Lernprozesse darf man daraus ableiten, dass Lernen dann leichter gelingt, wenn es in einem Sinnzusammenhang geschieht. Nun wird so mancher sagen, das habe er auch schon vorher gewusst. Nun, jetzt können wir es immerhin auch neuronal bestätigen.

Können zur Handlung gehörende Stimuli (etwa Geräusche, die bei einer Handlung entstehen) auch allein eine Spiegelung bewirken?

Dies untersuchte man, indem man die Aktivität von Spiegelneuronen aufzeichnete, die entstand, wenn Affen beispielsweise das Knacken einer Nuss beobachteten. Spielte man dem Affen lediglich das Geräusch vor, so kam es ebenfalls zu ähnlichen Aktivierungsmustern wie bei der Beobachtung. Für den Menschen könnte das bedeuten, dass zum Beispiel bei einem Pianisten während des Hörens von Musik motorische Programme für das Spiel aktiviert werden. Oder bei einem Tänzer motorische Programme während des Hörens tanzbarer Musik. Untersuchungen an Menschen, die Gitarrenunterricht erhielten, zeigten, dass motorische Programme für Gitarrengriffe schon beim Zuschauen und beim Hören aktiviert wurden (Braus 2008).

Man kann nun auch besser verstehen, dass etwa bei Traumaopfern oft ein Geräusch oder ein visueller Eindruck ausreicht, um Erinnerungen und Gefühle zu aktivieren, sogenannte Traumanetzwerke, und damit die berühmten Flashbacks auszulösen.

Auch die folgende Frage ist in diesem Sinne zu verstehen: Ist das Phänomen der Spiegelung nur auf motorische Programme begrenzt oder gibt es auch darüber hinaus Spiegelphänomene, zum Beispiel bei Schmerzen oder Gefühlen?

Mittels moderner bildgebender Technik konnte gezeigt werden, dass allein die Beobachtung einer Szene, in der sich jemand ekelt, im Gehirn des Betrachters Regionen aktiviert, die sonst auch bei der Provokation echter Ekelgefühle aktiviert werden. Dies gilt auch für Schmerzen, allerdings wohl besonders dann, wenn die Schmerzen bei einer nahestehenden Person beobachtet werden. Durch die Beobachtung dieses Phänomens erhält der Begriff »Mitfühlen« eine neue Bedeutung.

Wie passt das Spiegeln in die Evolution?

Das Spiegelphänomen ist innerhalb der Evolution wahrscheinlich erst recht spät aufgetreten. Es wird gerade untersucht, inwieweit es auch schon bei Ratten ausgeprägt ist. Die beschriebenen Mechanismen setzten allerdings sowieso ein komplex funktionierendes Nervensystem voraus, das sich ja erst später im Verlauf der Evolution herausgebildet hat. Wer Erfahrungen mit Hunden hat, wird sicherlich nicht unbedingt auf die Ergebnisse der Forschung warten müssen. Das Winseln oder gar Jaulen des Vierbeiners, wenn man selbst traurig ist, legt nahe, dass wir die Kompetenz zum Spiegeln mit dem lieben Tier teilen.

Die Entwicklung von Spiegelphänomenen

Bei diesen Überlegungen hat es durchaus Sinn, sich zu vergegenwärtigen, dass sich neuronale Netze biografisch entwickeln, abhängig von den persönlichen Erfahrungen. Was wir nicht lernen, das können wir nicht können – einmal abgesehen von grundsätzlichen Verhaltensprogrammen, die uns die Menschheitsgeschichte biologisch mitgibt. Beobachtung und Imitation spielen beim Lernen eine besondere Rolle. Das gilt für die Motorik, aber auch für das Fühlen. Für den Menschen bedeutet dies, dass ohne angemessene emotionale Begegnungen und Erfahrungen das entsprechende Spiegelsystem nicht ausgebildet werden kann. Wobei wir davon ausgehen müssen, dass neben den Erfahrungen auch dispositionelle (genetische) Faktoren eine Rolle spielen. Smombies (smartphoneorientierte Menschen mit zombiähnlichem Verhalten) als Eltern bieten ihren Kindern vermutlich keine optimale Gelegenheit, Spielgelnetzwerke auszubilden. Dazu mehr im Kapitel »Gehirn und digitale Welten«.

Ein Zuwenig an emotionaler Erfahrung würde demnach eine eher autistische Haltung fördern, mit Schwierigkeiten, Gefühlsregungen anderer Menschen aufzugreifen, nachzuvollziehen und ggf. für die eigene Verhaltensplanung und -ausführung kognitiv auszuwerten. Ein (unkontrolliertes) Zuviel an emotionaler Erfahrung könnte hingegen eine Neigung fördern, von Emotionalem schnell überflutet zu werden. Dies wiederum kann die Entstehung seelischer Störungen oder die Entwicklung entsprechender Abwehrmechanismen begünstigen. In der Konversion werden übermäßige seelische Spannungen beispielsweise in körperliche Symptome umgewandelt (Schmerzen oder auch Lähmungen), bei der Dissoziation wird wie bei einer Sicherung die Empfindung ganz ausgeschaltet (abgespalten), was jedoch so unangenehm für die Betroffenen sein kann, dass sie sich in extremen Fällen etwa selbst Schmerzen und Verletzungen zufügen, um überhaupt wieder etwas zu spüren (siehe auch das Kapitel »Persönlichkeitsstörungen«).

Die Auswirkungen zeigen sich insbesondere im zwischenmenschlichen Miteinander und können auch zu psychosomatischen Beschwerden führen. Dies stimmt auf beeindruckende Weise mit anderen gängigen Modellen (Säuglingsforschung, Bindungsforschung) überein, die davon ausgehen, dass (in der Individualentwicklung) früh auftretende Beziehungsstörungen oft sowohl von seelischen Störungen als auch von Beziehungsstörungen im Erwachsenenalter gefolgt sind. Das »Still Face Experiment« (Tronick) zeigt auf beeindruckende Weise, wie ein Säugling einerseits mit all seinen Mitteln versucht, eine positive emotionale Interaktion in Gang zu setzen und wie heftig negative Gefühle die Oberhand gewinnen, wenn ihm dies nicht gelingt. Nehmen Sie sich die Zeit und geben Sie »Still Face Experiment« in die Suchmaschine ihres mobilen Endgerätes ein und schauen sich das entsprechende Video an.

Ein 40-jähriger Mann wird von seinem Hausarzt wegen heftiger, nicht behandelbarer Durchfälle an eine psychotherapeutische Praxis überwiesen. Er ist seit sechs Monaten wegen seiner Symptomatik arbeitsunfähig. Eine körperliche Ursache (wie eine Infektion mit Salmonellen) wurde inzwischen ausgeschlossen.
Der Mann wirkt angespannt und hektisch, mit einer aufgesetzten Heiterkeit. In den Gesprächen berichtet er von seiner Mutter, die häufig heftige, wechselnde Gefühlszustände zeigte, womit sie innerhalb des Familienlebens so viel Raum einnahm, dass für die anderen Mitglieder kaum noch Platz blieb.
Versuche, mit dem Klienten über seine Gefühle angesichts unterschiedlicher Situationen zu sprechen, überforderten ihn zunächst gewaltig. Es wurde im Verlauf der Gespräche deutlich, dass er wohl schon früh die Fähigkeit entwickelt hatte, eigene Gefühlsregungen auszublenden.
Die Tatsache, dass er als junger Mann während einer längeren Autofahrt auch seine Müdigkeit nicht wahrnahm, am Steuer einschlief und so einen sehr schweren Autounfall verursachte, passte genauso zu seiner Geschichte wie seine spätere Tendenz, bei der Arbeit seine eigene Belastung völlig auszublenden. Das Ergebnis zeigte sich dann in einer chronischen Anspannungsstörung, die ihn allerdings erst zum Arzt führte, als es zu einer nicht mehr mit dem normalen Leben vereinbaren Störung seines Organsystems (Durchfälle) kam.
Im Rahmen der Therapie konnte er langsam lernen, seinen eigenen Gefühlen nachzuspüren, ihnen mehr Beachtung zu schenken und Zustände der Erschöpfung oder Anspannung rechtzeitig an sich selbst festzustellen. Das

war eine Voraussetzung, um geeignete Gegenmaßnahmen (Ausruhen, Entspannen) einzuleiten – was zunehmend gelang.
Das Spiegelsystem dieses Klienten hat sich nicht etwa abgeschaltet. Es liefert allerdings permanent so viele Reize, dass es zu einer Reizüberflutung kommt. Diese Reize werden an anderer Stelle von der Wahrnehmung verdrängt. Bemerkenswert, aber nicht überraschend ist eine besondere Fähigkeit des Klienten, sich in andere hineinzuversetzen. Er hat einen außerordentlich großen Freundeskreis und ist sehr beliebt. Er kann sich allerdings nicht vorstellen, mit seiner Freundin zusammenzuleben (aus Angst vor einer Reizüberflutung), was in den letzen Jahren mehrfach zu Trennungen geführt hatte.

Es fällt nicht schwer, sich vorzustellen, dass ein Kind, das in einer emotional armen bzw. einseitigen Umgebung (etwa alleinerziehender Elternteile mit Berufstätigkeit) aufwächst und einen großen Teil seiner Zeit vor dem Fernsehen oder am Computer verbringt, andere Spiegelsysteme entwickelt als ein Kind, das im aktiven Kontakt mit Bezugspersonen häufig soziale Inputs erhält und durch Begegnung und Spiel dauernd angeregt wird. Beide Kinder entwickeln motorisch und emotional je andere neuronale Netze und das hat Konsequenzen für das Erleben und Verhalten.
Dies gilt natürlich auch für den alten Menschen, der ggf. isoliert (ruhig, trocken und satt) im Heim in seinem Zimmer sitzt oder aber im günstigeren Fall innerhalb einer Gemeinschaft in Interaktion steht und Aufgaben erfüllen muss (siehe das Kapitel »Demenz«).
Zusammengefasst bedeutet das Dargestellte: Einige neuronale Netze in unserem Gehirn werden nicht nur aktiv, wenn wir aktiv werden (das entspräche Lernen durch Übung), sondern auch dann, wenn wir anderen zuschauen und zuhören. Dies ist einerseits von einer enormen Bedeutung für Prozesse des Sich-in-andere-Hineinfühlens (Empathie) und andererseits eine wichtige Grundlage für das Funktionieren von Lernen durch Imitation. Wir müssen davon ausgehen, dass sich auch die neuronalen Netze, die durch Spiegelung aktiviert werden, stärken und festigen. Dabei spielen der Kontext und die Sinnhaftigkeit eine besondere Rolle. Bei anderen beobachtete Emotionen können allein durch das Betrachten im Betrachter Gefühle auslösen, vorausgesetzt, er hat durch eigene erlebte Emotionalität ein entsprechendes Netzwerk ausgebildet.

Als Fazit lassen sich einige Stichworte festhalten:

a) *Soziale Einbindung*: Kinder brauchen Menschen, an deren Emotionen sie ihre eigene Emotionalität entwickeln können. Damit wird auch eine Voraussetzung geschaffen, damit diese Kinder ihrerseits eine Fähigkeit entwickeln, später in Emotionen anderer lesen zu können (Empathie). Ein Zuwenig, ein Zuviel oder eine massive Einseitigkeit können die Grundlage für seelische Störungen bilden. Tragen Sie diesen Gedanken mit sich, wenn Sie zum Beispiel Familien aufsuchen, und versuchen Sie die Inhalte zu transportieren.
b) *Lernen am Modell*: Das Vormachen sinnvoller und lebensrelevanter Handlungen und Aktionen kann bei Ihren Klienten über das Phänomen der Spiegelung bereits vorhandene neuronale Netze aktivieren und in ihrer Funktion erweitern, damit ggf. die Basis schaffen, wieder selbst aktiv zu werden, alte Handlungsmuster wieder zur Anwendung zu bringen und neue zu erlernen. Nutzen Sie diese Möglichkeit!
c) *Erfahrungsabhängigkeit*: Die Stimmung, mit der Sie Ihren Klienten begegnen, wird in deren Spiegelsystemen eine entsprechende Emotionalität hervorrufen. Machen Sie sich klar, dass die emotionale Reaktion Ihrer Klienten auf Ihre Emotionen individuell nach Ausbildung des jeweiligen Spiegelsystems stark unterschiedlich sein kann. Wundern Sie sich nicht, wenn Sie durch Äußerungen oder Handlungen, die Sie selbst für völlig neutral halten, insbesondere in traumatisierten Menschen heftigste emotionale Reaktionen auslösen können.
d) *Eigene Erfahrungen*: Bedenken Sie, dass die Emotionen, denen Sie begegnen, auch in Ihrem eigenen Spiegelsystem aktivierende Wirkungen haben. Von daher ist es von enormer Bedeutung, dass Sie eine Idee davon haben, welche Erfahrungen Sie selbst früher gemacht haben und wie Sie selbst reagieren. Ignorieren Sie diese Momente, so kann der Wunsch, anderen zu helfen, schnell in eine eigene Erkrankung münden (Burnout).

Gehirn und Außenwelt

Das Gehirn empfängt Signale sowohl aus der Außenwelt als auch aus dem Inneren des Organismus. Dabei werden physikalische (etwa Druck) oder chemische Reize (Gewürze etc.) über ihre Wirkung an den entsprechenden Rezeptoren in elektrische Impulse umgewandelt, die über Nervenbahnen ins Gehirn ziehen. Dort werden sie kompliziert verschaltet und zeigen ihre Effekte.

Wir schmecken, riechen, tasten, hören und wir sehen. Wenn man es genau nimmt, dann lassen sich noch einige Sinne mehr definieren, zum Beispiel der Sinn für Temperatur, Gleichgewicht oder aber auch für die Zeit. Der Einfachheit halber bleiben wir bei den bekannten fünf Sinnen. Sie ermöglichen es, im Kontakt mit der Umwelt zu bleiben und notwendige Anpassungsleistungen zu zeigen. Schmeckt es schlecht, so könnte es giftig oder schwer verdaulich sein. Schlechter Geruch weist beispielsweise auf Verdorbenes hin und hält uns fern. Spitze oder heiße Gegenstände ertasten wir als potenzielle Verletzungsgefahr; das Plätschern des Wassers verrät uns den Standort der Quelle und die visuelle Erscheinung des rollenden LKWs hindert uns daran, bei Rot über die Ampel zu gehen.

Dabei sind es nur etwa 2,5 Millionen Nervenfasern, die von Sinneszellen ausgehend das Gehirn mit Informationen versorgen. Rund 1,5 Millionen verlassen das Gehirn in Richtung Organe, Muskeln und Drüsen. Angesichts der sonstigen Dimensionen (allein die Verbindung zwischen rechter und linker Gehirnhälfte besteht aus ca. 200 Millionen Nervenfasern) ist dies erstaunlich wenig. Nach Berechnungen von M. Spitzer (2007 b, S. 53) kommt auf 10 Millionen Nervenfasern, die innerhalb des Gehirns verlaufen, eine Nervenfaser, die als Input- oder Outputfaser mit der Umwelt und dem Organismus im Kontakt ist. Dabei entspricht die eingehende Datenmenge der Inputfasern etwa 100 Megabyte pro Sekunde, die der Outputfasern ca. 50 Megabyte pro Sekunde.

Auch wenn die Zahlen zu groß sind, um sich eine konkrete Vorstellung zu machen, so liefern sie doch eine Idee davon, in welchen Dimensionen im Gehirn Informationen ein- und ausgehen bzw. innerhalb des Gehirns verschaltet oder berechnet werden.

Natürlich erhält das Gehirn nicht nur Informationen von der Außenwelt, sondern es wird über vielfältige Wege auch über den Zustand des Körpers unterrichtet, zum Beispiel von sogenannten Propriozeptoren (Sinneszellen, die ihren Ausgang von Gelenken oder aus der Muskulatur nehmen) über die Stellung der Gelenke bzw. der Extremitäten. Schließen wir die Augen und verändern wir die Stellung unserer Arme, so wissen wir doch immer, wie die Arme gerade gestellt sind und könnten es mit Worten beschreiben.
Auch chemische Stoffe wie Zucker (Glucose), die eine Meldung über die Versorgungslage des Organismus erstatten, und auch Hormone, deren jeweilige Konzentration ggf. erhebliche Auswirkung auf das Gehirn und das dadurch gesteuerte Verhalten haben können (wahrscheinlich bekanntestes Beispiel: Pubertät), werden gemessen und vermitteln dadurch Informationen aus dem Organismus. Auf die besonderen Verbindungen zwischen Darm und Gehirn wird in dem entsprechenden Kapitel »Gehirn, Darm und Ernährung« später eingegangen.

Komplexität

Nehmen wir für die komplexe Anpassungsleistung des Gehirns zunächst ein fiktives Beispiel: Der wütende Faustschlag auf den Tisch. Wahrscheinlich ein Verhaltensrelikt aus grauer Vorzeit, das dazu diente, den oder die Feinde einzuschüchtern und sie damit entweder zu verjagen oder sie durch Provokation von Angst zu schwächen oder gefügig zu machen. Für so ein Verhalten lässt sich meistens ein auslösendes Ereignis identifizieren. Das kann allerdings sehr unterschiedlich sein. Betrachten wir drei mögliche Szenarien:

Szene eins: Ein kriminelles Milieu, die Mafia: Dem Paten wird widersprochen, und zwar durch ein ihm in der Rangfolge untergeordnetes Mitglied der »Familie«. Er wiederholt seinen Auftrag und sagt: »Basta!« Dabei schlägt er mit der Faust auf den Tisch. Während seiner Sozialisation als Mitglied der Vereinigung hat er immer wieder erfahren, dass Nachgiebigkeit schnell als Schwäche ausgelegt wird und sich daraus existenziell bedrohliche Szenarien entwickeln können. Die Handlung ist somit noch sehr nah in ihrem (wahrscheinlich) ursprünglichen kommunikativen Kontext. Es ist anzunehmen, dass der Widersprecher kuscht und seinen Einwand zurückzieht, um persönlichen Schaden zu vermeiden.

Szene zwei: eine Schule: Frau Lehrerin hat schlecht geschlafen und erinnert sich beim Betreten der Klasse, dass die letzten beiden Stunden extrem anstrengend waren, wegen hohem Lärmpegel und Disziplinlosigkeit der Schüler. Sie betritt die Klasse also mit einer gewissen nervösen Anspannung, während eine Schultasche an ihr vorbeifliegt, um vor der Tafel zu landen und liegen zu bleiben. Die Faust schlägt auf den Tisch und vielleicht brüllt sie: »Jetzt ist Schluss hier!« Je nach Zusammensetzung der Klasse kann die Geste in den Hirnen der Schüler eine Reaktion hervorrufen, die ursprünglich vorgesehen war: eine gesteigerte Aufmerksamkeit und vielleicht etwas Angst. Schüler, die am Vorabend zwei Action-Filme gesehen haben, werden aber wahrscheinlich wenig reagieren. Ihre Hirne sind stärkere Reize gewohnt.

Szene drei: Sie selbst sitzen beim Skat oder einem anderen Spiel und es ist offensichtlich, dass Sie wegen eigener Unaufmerksamkeit eine falsche Karte gespielt oder sonst einen »blöden« Fehler gemacht haben. Wütend hauen Sie mit der Faust auf den Tisch. Am ehesten hat die Handlung hier eine Art Ventilfunktion, um dem Ärger über sich selbst Luft zu machen und nicht auf der Spannung sitzen zu bleiben.

Eigentlich aber geschieht immer das Gleiche: Reize aus unterschiedlichen Erlebniszusammenhängen erzeugen in den Beispielen den Affekt (das Gefühl) »Ärger«. Dabei ist natürlich der Gesamtkontext – Sinnesreizung, Vorerfahrung und aktuelle Situation des Empfängers – von entscheidender Bedeutung für das Ausmaß der Erregung und die entsprechenden Verhaltensweisen. Würden wir den Organismus der beschriebenen Personen genauer untersuchen, so ließen sich neben der Handlung »Faust auf den Tisch« viele unterschiedliche Veränderungen beobachten: Der Puls geht hoch, die Atmung wird schneller, der Blutdruck steigt, die allgemeine Anspannung in der Muskulatur nimmt zu, der Blutzucker, Cortisolspiegel und die Körpertemperatur steigen an. Der gesamte Organismus wird also in Alarmbereitschaft gesetzt, bevor die Faust auf den Tisch fliegt – gesteuert durch das Gehirn.
Bleiben wir für die weitere Betrachtung bei dem Beispiel aus Szene eins, also bei der Mafia: Zieht das Gegenüber des Paten den Kopf ein und verschwindet, so beruhigt sich dessen Organismus wieder. Er hat gewonnen und fühlt sich als Sieger, was sein aggressives Verhalten weiter stützt.

Schlägt der Kontrahent allerdings seinerseits mit der Faust auf den Tisch und verlässt fluchend und Drohungen ausstoßend den Raum, so könnte die Wahrnehmung dieser Signale den Organismus des Paten ziemlich stressen. Immer wenn er an die Bedrohung und seine Machtlosigkeit denkt, reagiert sein Organismus mit einer kleinen Alarmreaktion. Passiert ihm das öfter, dann wird der Schlaf schlechter, er wacht häufiger auf, eines Nachts sogar mit Herzrasen (typisches Syndrom einer Angst- oder Panikstörung). Oder sein Arzt diagnostiziert einen chronisch erhöhten Blutdruck. Dann hat der Organismus sich schon auf eine chronische Bedrohung eingestellt. Es könnte auch sein, dass er sich mit Whisky, Rum oder Haschisch beruhigt und dabei eine Sucht entwickelt, wenn er zu viele aufsässige Widersprecher hat. In seiner Reaktionsfähigkeit und dem klaren planenden Denken (kognitive Leistungen) durch solche Betäubung stark beeinträchtigt, könnte er ungünstige Entscheidungen treffen, die seinen Ruf schädigen und ihm Misserfolge einbringen. Dies würde er als bedrückend erleben und neben der Angststörung, dem chronischen Bluthochdruck (Hypertonus) und der Sucht könnten wir nun auch von einer Depression sprechen. Dass Lehrer in unseren Zeiten nur noch selten gesund das Rentenalter erreichen, ist bekannt, am wenigsten gefährdet erscheint bei den Beispielen der Kartenspieler. Es sei denn, er spielt und verliert oft und regelmäßig (etwa in der Spielsucht, die oft mit Angst und Depression zusammenfällt).

Reize und Reaktionen

Reizungen der Sinne führen also über die Verschaltungen im Gehirn zu massiven Veränderungen innerhalb des Organismus und können auch Bewegungen und Handlungen auslösen. Dabei ist für die Stärke der Reizreaktion einerseits die Stärke des Reizes, andererseits aber auch die spezifische Persönlichkeit des Empfängers maßgeblich. Mit seinen ganz speziellen, im Kontext der Lebensgeschichte entstandenen Reiz-Reaktions-Mustern sowie dem aktuellen Zustand seines Organismus, auf den der Reiz trifft, wird die Antwort auf den Reiz entwickelt.

Die genannten Beispiele sind hochkomplexe Reaktionen in hochkomplexen Situationen, denn Mafia, Schule und auch das Spielen von Karten erscheinen in der Evolution erst recht spät. Versuchen wir, beim ersten Beispiel bleibend, noch etwas genauer die Vorgänge zwischen Außenwelt, Gehirn und Organismus zu betrachten.

Optische Signale, die Gefahr repräsentieren, führen im Gehirn einerseits zu einer unmittelbaren, Aktivierung des Mandelkerns (Amygdala), die wiederum zu einer Vorbereitung des Organismus auf das Verhalten »Angriff« oder »Flucht« führt. Andererseits werden die Informationen auch an die visuelle Hirnrinde weitergegeben, von wo aus sie über den Prozess der Bewusstwerdung einer Gefahr ebenfalls den Mandelkern aktivieren oder wieder beruhigen. Dieser zweite Weg ist allerdings etwas langsamer.

Diese beiden parallelen Wege erklären, dass wir uns manchmal durchaus unsicher und verspannt fühlen können, ohne dass uns eine Gefahr bewusst ist. Sie erklären auch, dass wir uns auf der bewussten Ebene beruhigen oder von anderen beruhigt werden können, wenn wir selbst erkennen oder andere uns sagen, dass die vermutete Gefahr gar nicht so bedrohlich ist.

1. Was ist Angst?
   - Angst in ein normales Gefühl und überlebenswichtig.
   - Störungen treten auf, wenn die Angst zu viel wird – seltener ist es, dass jemand zu wenig Angst hat.
   - Bei 10 Prozent der Bevölkerung gelten Angststörungen als behandlungsbedürftig.
   - 50 Prozent der Besucher in Allgemeinarztpraxen zeigen Symptome der Angst, 20 Prozent davon gelten als behandlungsbedürftig.
2. Das Gefühl der Angst entspricht dem Bewusstwerden einer Alarmreaktion des Organismus.
3. Die Einschätzung von Gefahr unterliegt einer subjektiven Einschätzung und Bewertung.
4. Angst kann einerseits als körperliches Phänomen (Alarmsituation) und andererseits als subjektives Gefühl erlebt werden.
5. Eine Übersteuerung des Angstsystems spielt bei vielen seelischen Störungen mit eine Rolle.
6. Angstreaktionen sind abhängig von:
   - genetischen Voraussetzungen (auch Epigenetik),
   - früheren biografischen Erfahrungen,
   - aktuellen Stressbelastungen.
7. Abgeschwächt wird Angst durch:
   - die Anwesenheit wohlwollender Menschen,
   - eine aktive Beruhigung durch andere oder sich selbst (Worte, Entspannungsübung, Imaginationen, Musik),
   - Mimik,
   - die Herstellung von Hoffnung,
   - konkrete Hilfe in Schwierigkeiten.

Es gibt also bewusste und unbewusste Anpassungsvorgänge an Erfordernisse der Umwelt und zudem solche, die uns überhaupt erst sekundär bewusst werden.

Sehr schnelle Anpassungsvorgänge können über das sogenannte motorische Nervensystem vermittelt werden. Auch dieser Bereich des Nervensystems wird zu einem Teil ohne bewusste Kontrolle über tief im Gehirn sitzende Kerngebiete (die Basalganglien) und das Kleinhirn gesteuert. Er unterliegt aber auch einer bewussten Kontrolle, mittels derer wir gezielt Bewegungen ausführen oder abbrechen können. Die kurze Reaktionszeit, die wir für eine körperliche Bewegung etwa zur Abwehr einer Gefahr benötigen, hängt mit der effizienten und schnellen Reizweiterleitung der daran beteiligten Nervenfasern zusammen, die wie kräftige Kabelstränge Gehirn und Muskeln miteinander verbinden.

Schlägt also die Faust auf den Tisch, dann sprechen wir von »Willkürmotorik«. Diese Handlung kann vermittelt durch bewusste Kontrolle besonders kraftvoll ausgeführt oder auch komplett unterdrückt werden. An der Planung und Feinabstimmung der Bewegung sind zahlreiche Kerngebiete des Großhirns und Kleinhirns beteiligt, die Erregung läuft dann über Nervenfasern im Rückenmark zu den entsprechenden Muskeln.

Nun gibt es aber auch ein unwillkürliches Nervensystem, das in der Regel als autonomes oder vegetatives Nervensystem bezeichnet wird. »Unwillkürlich« und »autonom« heißt es, da es zumindest vordergründig nicht der bewussten Kontrolle unterliegt.

Die Kerngebiete, die diesen Teil des Nervensystems steuern, liegen im Zwischenhirn, genauer gesagt im Hypothalamus, im Hirnstamm und auch im Rückenmark.

Das vegetative Nervensystem hat Einfluss auf die Funktion der Augen, Drüsen, inneren Organe (Eingeweide) und auf die Genitalorgane. Vorwiegend werden die glatte Muskulatur (etwa von Gefäßen und Darm) und die Aktivität der Drüsen gesteuert.

Die Erregung verläuft langsamer als im motorischen System. Das liegt an der Beschaffenheit der Nervenfasern, die zum Teil auf nicht »myelinisierte« Bahnen umgeschaltet werden, was zu einer wesentlich langsameren Reizweiterleitung führt – Nervenbahnen, die mit dem Eiweiß Myelin ummantelt sind, leiten schneller.

Beim vegetativen Nervensystem unterscheiden wir den sympathischen und parasympathischen Teil. Dabei hat der sympathische Teil die besondere Aufgabe, für den Organismus Energie bereitzustellen und den Körper in idealer Weise auf Angriff oder Flucht vorzubereiten. Übertragen auf ein Auto entspräche es in etwa dem Gaspedal.

Der Parasympathikus gilt überwiegend als Gegenspieler. Er dient der Bewahrung und Aufbereitung von Energie. Durch seine Aktivität wird der Herzschlag und das Atmen verlangsamt, die Darmtätigkeit angeregt. Man kann ihn mit der Bremse vergleichen.

Es besteht allerdings kein komplettes Wechselspiel, einige Organe werden ausschließlich durch den Sympathikus angesprochen, dazu gehören das Mark der Nebenniere (hier werden Adrenalin und Noradrenalin gebildet), die Schweißdrüsen und die Blutgefäße (in der Haut). Die Funktionen dieser

Organe werden also nicht durch den Parasympathikus gegenreguliert oder gebremst, sie sind so lange aktiv, wie der Sympathikus Gas gibt.

Neben dem motorischen und dem vegetativen Nervensystem gibt es noch ein drittes System, das in der Interaktion Gehirn-Organismus-Umwelt eine Rolle spielt: das Hormonsystem, auch endokrines System genannt. Hormone sind chemische Stoffe (Eiweiße, Proteine), die über Körperflüssigkeiten (etwa Blut) transportiert werden und an den jeweils zu ihnen passenden Rezeptoren aktiv werden können (Schlüssel-Schloss-Prinzip).

Von Neurotransmittern sprechen wir, wenn die Produktion in den Nervenzellen stattfindet und die Ausschüttung in den synaptischen Spalt geschieht, von Hormonen, wenn die Substanzen ins Blut ausgeschüttet werden und über die Blutbahn ihre Rezeptoren erreichen, an denen sie aktiv werden. Es gibt allerdings auch sogenannte Gewebshormone, die sich nicht über die Blutbahn bewegen, sondern innerhalb des Gewebes transportiert werden.

Die Produktion und Ausschüttung von Hormonen wird über ähnliche Gehirnstrukturen gesteuert, die auch für die Funktion des vegetativen Nervensystems zuständig sind. Der Hypothalamus und seine Drüse Hypophyse spielen dabei eine besondere Rolle.

Aber auch der sympathische Teil des vegetativen Nervensystems selbst ist beteiligt, und zwar durch die Innervation des Nebennierenmarks, in dem Adrenalin und Noradrenalin produziert werden.

Innerhalb des Gehirns gibt es »Messinstrumente«, die permanent den Gehalt der jeweiligen Hormone im Blut bestimmen, sodass in der Regel eine ausgewogene Stimulierung möglich ist. Die über die Hormone stattfinden Regulierungs- und Gegenregulierungsprozesse sind natürlich langsamer und können nicht, wie die direkte Innervation einzelner Muskelgruppen, ausschließlich isolierte Organstrukturen ansprechen. Sie entziehen sich darüber hinaus der unmittelbaren willkürlichen Kontrolle des Bewusstseins.

Kommen wir zurück zu dem eingangs erwähnten Mafioso und betrachten nun etwas genauer, wie sein Gehirn die Interaktion mit der Umgebung steuern könnte:

Sein Kontrahent tritt in den Raum. Dieser nimmt seinerseits eine bedrohliche Körperhaltung ein und macht ein strenges Gesicht. Ohne Einschaltung des Bewusstseins werden diese Informationen an den Mandelkern des Paten weitergegeben und es kommt zu einer erhöhten Vorspannung der Köpermuskulatur (Vorbereitung zur Aktivierung von Bewegungsprogrammen). Über das vegetative Nervensystem werden Herzschlag und Atmung beschleunigt (ebenfalls ohne bewusste Kontrolle), die Anregung der Produktion von Adrenalin und Noradrenalin im Nebennierenmark führt zu einer Weitstellung der Gefäße im Körperkreislauf und zu einer Engstellung im Bereich der Eingeweide sowie zur vermehrten Schweißproduktion. In der Nebennierenrinde wird unter anderem die Produktion von Cortisol angeregt, wodurch die Zuckerkonzentration im Blut ansteigt und das Immunsystem gehemmt wird.

Cortisol hat vielfältige Funktionen im Organismus. Auf das Gedächtnis wirkt es zum Beispiel im niedrigen Dosisbereich eher stimulierend, bei hoher Dosis über längere Zeiträume allerdings schädigend. Insbesondere in der für das Gedächtnis wichtigen Struktur Hippocampus kann es unter seinem Einfluss zu Zellschädigungen und Gewebsuntergang kommen.

Der aktuelle Testosteronsspiegel im Blut wird mit eine Rolle dabei spielen, wie aggressiv die Reaktion einer Person ist, denn Testosteron hat wiederum einen Einfluss auf bestimmte Strukturen des Gehirns. Eine Steigerung der Testosteronproduktion ist in dieser Situation eher unwahrscheinlich, denn Fortpflanzung ist nicht das Thema.

Der Pate hat nun auf der Ebene des Bewusstseins realisiert, dass sein Kontrahent den Raum betreten hat. In Abhängigkeit von seiner Anlage und seinen persönlichen Vorerfahrungen wird er unterschiedliche Gedanken haben. Von »Vorsicht, der könnte mir gefährlich werden, reiz ihn nicht so sehr« bis hin zu »was will der denn, den mach ich auf der Stelle fertig«.

Die Inhalte der Gedanken werden wiederum einen Einfluss auf den Mandelkern haben und nachgeordnet das vegetative und hormonelle System beeinflussen.

Bewusstsein und Wille

Die Frage, ob die Faust auf den Tisch knallt oder nicht, ist der willentlichen Kontrolle unterstellt und kann auf der Ebene des Bewusstseins entschieden werden. Ein weiserer Pate wird vielleicht eher die Faust zurückhalten und ein klärendes Gespräch suchen, da er über sein Gedächtnis auf Erinnerungen zurückgreifen kann, dass aggressives Verhalten in der Vergangenheit meistens Gegenaggression erzeugte und zur Eskalation und Zerstörung führen kann.

Die meisten Anpassungsvorgänge laufen unbewusst ab und sind auch nicht der direkten willentlichen Kontrolle unterstellt. Sie können jedoch in einem zweiten Schritt dem Bewusstsein zugänglich werden und darüber auch bewusste (Anpassungs-)Handlungen nach sich ziehen. An dieser Stelle setzt zum Beispiel Therapie an, und zwar mit dem Ansinnen, unbewusste Prozesse in das Bewusstsein zu überführen und somit ggf. günstigere Anpassungshandlungen zu ermöglichen.

In der Regel gewährleistet die Interaktion zwischen Außenwelt, Gehirn, motorischem, vegetativem und hormonellem System eine Anpassung des Organismus an veränderte Lebensbedingungen. Durch die Intelligenz haben wir Menschen – zumindest in Grenzen – darüber hinaus die Möglichkeit, die Lebensbedingungen durch veränderndes (bewusstes) Handeln den Bedürfnissen unseres Organismus anzupassen.

Bleiben wir bei dem Paten: Nehmen wir an, er schafft es, aufgrund seiner natürlichen Autorität und seiner Überzeugungskraft seinen Kontrahenten auf seine Seite zu ziehen, dann wäre der Konflikt zunächst gelöst, das motorische, vegetative und hormonelle System könnte sich entspannen, die Gedanken wären frei für andere »Projekte« und der Stoffwechsel des Organismus würde sich wieder normalisieren.

Bleibt es aber beim aggressiven Konflikt und der Pate muss fortan damit rechnen, dass er selbst oder seine Angehörigen Opfer von Gewalt werden, so bleibt auch die Anspannung erhalten. Ein chronisch erhöhter Muskeltonus kann zu chronischen Schmerzen führen, den Bluthochdruck und die Schlaflosigkeit habe ich bereits erwähnt. Unter dem Einfluss von längerfristig erhöhtem Cortisolspiegel leidet das Immunsystem, infektiöse Erreger und Krebszellen werden nicht mehr so effizient bekämpft. Es besteht außerdem die Gefahr, einen Diabetes zu entwickeln. Die Schädigung der Hippocampusformation durch Cortisol sowie die Schlaflosigkeit beeinträchtigen wichtige kognitive Funktionen wie die Gedächtnisleistung. Nach einiger Zeit kommt es zur Erschöpfung und vielleicht sogar zu Depressionen.

Das fiktive Beispiel des Mafioso lässt sich vielfältig auf private (familiäre) und gesellschaftliche (berufliche und andere) Konstellationen übertragen. Wenn Sie ein wenig darüber nachdenken, dann werden Ihnen einige zwischenmenschliche Konstellationen in den Sinn kommen, die den oben beschriebenen ähneln, wenn auch (hoffentlich) in abgemilderter Form. Denn wir bewegen uns immer in offen oder verdeckt hierarchischen Zusammenhängen und die Drohgebärde des Mafiabosses kann als entwertende Bemerkung eines Vorgesetzten oder aber auch als überzogen strenger Selbstanspruch maskiert sein. Aus den unübersichtlich vielen Faktoren, die die oben beschrieben Prozesse beeinflussen, sind jedoch zwei ganz besonders hervorzuheben:

- die Frage, ob wir bei Anpassungsleistungen allein sind oder Unterstützung durch andere Menschen haben;
- die subjektive bewusste Betrachtung und Bewertung einer Situation und die damit verbundenen Gedanken und Gefühle.

Es ist leicht vorstellbar, dass der Mafiaboss, der eine große Familie um sich schart, deren Loyalität er sich gewiss sein kann, weniger ängstlich reagieren wird als der Einzelkämpfer, der selbst bei seinen eigenen Leuten Verrat vermuten muss.

Die Herstellung von sozialen Bindungen gilt nicht umsonst als eine der stärksten menschlichen Motivationen. Gemeinsam gelingt Anpassung leichter, die Gefahren können besser wahrgenommen (»Vier Augen sehen mehr als zwei«) und bekämpft werden (»Gemeinsam sind wir stärker«). Hier lässt sich der Wert sozialer Unterstützung durch Einzelne, aber auch durch Gruppen (natürlich auch Selbsthilfe und Therapiegruppen) erahnen.

Die Frage, wie wir Situationen im Hinblick auf Gefahren bewerten, hängt stark von unseren Anlagen und den gesammelten Lebenserfahrungen ab. Nehmen wir zwei extreme Beispiele, und zwar eins für ein Zuwenig und eins für ein Zuviel an subjektiver ängstlicher Vorspannung:

- Ein nur wenig ängstliches Kind rennt auf die Straße, seinem Ball hinterher. Es kennt die Gefahr nicht und auch die lauten Geräusche der fahrenden Autos machen ihm nicht genug Angst, um das Verhalten zu verhindern. Erst das Schreien der Eltern kann es vielleicht aufschrecken lassen und zum Stoppen bringen. Die Angst bzw. Stressreaktion könnte später einsetzen, wenn ihm durch Nachdenken oder etwa beim Lesen eines Buches bewusst wird, welcher Gefahr es ausgesetzt war.
- Eine akut psychotische Frau hört Flugzeuglärm, was sie als persönlich drohenden Angriff bewertet und zum Schutz aus dem Fenster ihres Wohnheims springen möchte. Eigentlich gibt es keine wirkliche Bedrohung und doch ist der Organismus der Betroffenen durch die Wahrnehmung einer angenommenen Lebensgefahr in höchster Erregung. Auch hier bedarf es der äußeren Kontrolle und beruhigender Erklärungen, wenn ein Unheil vermieden werden soll.

Irgendwo zwischen diesen beiden Extremen bewegen wir Menschen uns meistens, und sicher gelingt es uns nicht immer, das wirkliche Ausmaß einer aktuellen Bedrohung (oder neutraler gesagt: an notwendiger Anpassungsleitung) exakt zu erfassen. Wäre das anders, dann gäbe es keine Unfälle, keine kriegerischen Auseinandersetzungen, keine Ehescheidungen, keine Insolvenzen etc. Und es gäbe natürlich all die Störungen und Krankheiten nicht, die im Spannungsfeld zwischen Umweltanforderung und Anpassungsfähigkeit entstehen.

Zusammenfassung

Bei der Anpassung des Organismus an die Umwelt spielt das Gehirn eine zentrale und vielfältige Rolle. Auf der einen Seite stehen unbewusste Anpassungsprozesse, die über das motorische, vegetative und hormonelle System zwischen Umwelterfordernis und Organismus vermitteln. Diese Prozesse sind jedoch auf der anderen Seite in gewisser Weise abhängig von bewussten Prozessen wie Gedanken und Bewertung der eigenen Wahrnehmung. Die Frage der sozialen Isolation oder sozialen Unterstützung spielt hierbei eine herausragende Rolle.
Übersteigerte Anpassungsprozesse (etwa bei chronischem Stress) können zu Überregulierungen führen und dann vielfältige Störungen im Organismus bewirken, aus denen sich wiederum seelische und körperliche Krankheiten entwickeln können. Durch die Fähigkeit des menschlichen Gehirns, bewusst einfache (motorische) oder komplexe Handlungen zu planen und auszuführen, bekommt der Mensch weit stärker als jedes andere Lebewesen auch die Möglichkeit, sich nicht nur an die Umwelt anzupassen, sondern er kann zumindest versuchen, die Umwelt durch Veränderung seinen Vorstellungen anzupassen. Dass auch dies ein hoch problematischer und störanfälliger Prozess ist, zeigen die internationale politische und ökologische Situation und die derzeitigen Debatten um den Zustand unserer Welt.
Bezogen auf psychische Erkrankungen bedeutet dies, dass insbesondere dann Störungen auftreten, wenn zwischen der Anpassungs- und Konfliktbewältigungsfähigkeit eines Menschen sowie den Erfordernissen der Umwelt eine unüberwindbare Diskrepanz besteht. Hier sind die Menschen in sozialen und beratenden Berufen gefordert, zu analysieren, zu verstehen, geeignete Anpassungsleistungen zu unterstützen oder auch ggf. zu helfen, die Umwelt der Betroffenen zu verändern.

So kann das Fazit in folgenden Handlungsstufen zusammengefasst werden:

a) Versuchen Sie, sich ein Bild von den sozialen Strukturen und Hierarchien zu machen, in denen sich Ihre Klienten bewegen.
b) Analysieren Sie die Anforderungen, die von außen an Ihre Klienten gestellt werden, aber auch die, die Ihre Klienten an sich selbst stellen.
c) Machen Sie sich klar, dass kurzfristiger »Stress« eine notwendige Anpassungsreaktion des Organismus ist und oft sogar bei der Bewältigung von Aufgaben und Konflikten hilft.
d) Suchen Sie bei längerfristigem »Stress« mit Ihren Klienten konstruktiv nach Auswegen, wobei es manchmal sinnvoll sein kann, Menschen zunächst aus dem belastenden Kontext herauszunehmen (etwa Arbeitsunfähigkeit, Klinikaufenthalt etc.).
e) Beachten Sie, dass eine psychische Erkrankung Ausdruck einer Überforderung sein kann, Anforderungen der Umwelt (oder auch eigenen) zu genügen.
f) Beachten Sie auch, dass psychische Erkrankungen bei den Betroffenen oft die Fähigkeit zur Anpassung an die Anforderungen der Umwelt beeinträchtigen.
g) Konkrete vorübergehende Hilfe (etwa Aufräumen der Wohnung), Vermittlung nicht vorhandener Fähigkeiten (Ausfüllen von Anträgen), Psychotherapie zur Korrektur ungünstiger Konfliktbewältigungsmechanismen müssen bei Klientinnen und Klienten sowie deren Ressourcen ansetzen und ermöglichen ihnen dann eine besser Anpassungsleistung.
h) Veränderungen der Umgebung (aufklärende Gespräche mit dem Arbeitgeber, der Familie, die Einrichtung längerfristiger Hilfestrukturen wie Betreutes Wohnen, ggf. auch Umsiedlung in ein spezialisiertes Wohnheim) sind oft schwierig, aber manchmal unumgänglich, wenn eine gestörte Kommunikation des Gehirns mit der Außenwelt erst einmal entstanden ist.
i) Seien Sie sich bewusst, dass wir Menschen durch unsere Maßnahmen sehr viel differenzierter, gezielter und effizienter an ganz unterschiedlichen Ecken des beschriebenen Problemkreises eingreifen können als chemische Substanzen (Medikamente), die im Gehirn Rezeptoren blockieren oder aktivieren und die nie ganz ohne Nebenwirkungen sind (wenn auch oft unverzichtbar).
j) Ermutigen Sie die Menschen, aktiv zu werden und notwendige Veränderungen an sich oder der Umwelt einzuleiten. Dabei hilft als Leitidee: Was wir nicht verändern können, sollten wir akzeptieren; was veränderbar ist und verändert werden sollte, sollten wir verändern!

Neurotransmittersysteme und ihre Bedeutung

Hormone und Neurotransmitter können identische Stoffe sein. Als Hormone schwimmen sie im Blut und erreichen auf diesem Wege jene Orte, an denen sie wirksam werden können. Dabei können sie Rezeptoren besetzen, die Erregungsfähigkeit von Zellen herauf- oder herabregulieren oder auch Einfluss auf das genetische Material der Zellen nehmen bzw. damit bestimmte Funktionen ein- und ausschalten. Die uns bekannten Hormone (oder Neurotransmitter) haben unzählige unterschiedliche Funktionen, von denen uns bisher nur einige wenige halbwegs bekannt sind.

Auf der Ebene des Gehirns finden wir die Stoffe als Neurotransmitter, die in den Nervenzellen des Gehirns produziert werden. Dabei werden vier Neurotransmitter und die Systeme, in denen sie wirken, immer wieder hervorgehoben, da sie eine besondere Bedeutung haben. Über diese Neurotransmitter wissen wir bereits einiges und sie spielen bei der Regulation von Verhalten eine bedeutsame Rolle. Es handelt sich um: Acetylcholin, Serotonin, Dopamin und Noradrenalin.

In bestimmten, tiefer gelegenen Strukturen des Gehirns gibt es Ansammlungen von Nervenzellen (»Kerngebiete«), deren Zellen eins gemeinsam haben: Sie produzieren vorwiegend jeweils einen der genannten Neurotransmitter und bringen ihn über die Nervenstränge zu ganz unterschiedlichen Orten im Gehirn, wo er dann aktiv werden kann.

Wir können uns das wie einen Fluss vorstellen, der mit einigen Verzweigungen durchs Land zieht. Nun entstehen im Quellgebiet des Flusses Fabriken. Diese produzieren, nun, sagen wir: ein alkoholisches Getränk. Dieses wird auf Schiffe verladen, die den Fluss entlangfahren und an den Ufern ihre Ware verteilen. Wir werden dabei auf eine angeheiterte Ufergesellschaft stoßen, die Feste feiert, singt und tanzt und sich, gemäß der Wirkung des Alkohols, eher enthemmt verhält. Wird zu viel konsumiert, so kann die Stimmung umschlagen und aus der leichten Fröhlichkeit entstehen Aggressivität, unkontrollierte Gewalt und Zerstörung (siehe auch das Kapitel »Sucht«).

An einem anderen Fluss werden im Quellgebiet Bücher produziert. Die Menschen in Reichweite dieses Flusses werden besonders gebildet sein. Und jene Menschen, die vielleicht um einen Musikfluss herum leben, haben eine besondere Neigung zum Musizieren, zum Singen und Tanzen.

Nun könnten die Fabriken plötzlich aufhören zu produzieren, weil die Zulieferer streiken, weil sie marode werden oder weil die Flüsse austrocknen. Das Leben der Menschen würde sich verändern.

Versuchen wir das Beispiel auf die vier genannten Neurotransmittersysteme anzuwenden:

Bei einer (Zer-)Störung des Neurotransmittersystems für Acetylcholin (ACH) würde die Gedächtnisleistung nachlassen, was im Extremfall zur Demenz führen kann (Verlust vorher bestehender Intelligenz und Gedächtnisleistung), denn ACH spielt bei der Gedächtnisbildung eine besondere Rolle. Wäre das serotonerge System betroffen, dann zeigte sich im Verhalten Gereiztheit, Nervosität, erhöhte Angst und eine Tendenz zu zwanghaftem Verhalten. Bei Beeinträchtigung des noradrenergen Systems fehlt den betroffenen Menschen der Antrieb, die Stimmung sinkt und die Bewertung von Ereignissen ist eher pessimistisch. Diese Symptomatik sehen wir häufig bei depressiven Störungen.

Das dopaminerge System ist etwas komplizierter. Es ist sozusagen ein Vierstromland. Der bekannteste »Strom« ist ein Nervengeflecht, das von der »Pars compacta« der »Substantia nigra« zu den sogenannten Basalganglien zieht. Kommt es hier zu Störungen (Mangel an Dopamin), so können sich die Symptome der Parkinson'schen Krankheit zeigen. Die wichtigsten Symptome sind dann: Schwierigkeiten, in Bewegung zu kommen (Akinese), allgemein erhöhter Tonus der Muskulatur (Rigor) sowie ein Zittern, das insbesondere bei feinmotorischen Handlungen auftreten kann (Tremor). Bei leichteren Formen der Erkrankung kann man durch die Verabreichung von dopaminhaltigen Medikamenten diese Störungen durchaus eindrucksvoll beheben.

Ein weiterer »Strom« des dopaminergen Systems rückt immer mehr in den Fokus der Aufmerksamkeit. Diese Bahnen werden auch als das mesolimbische Belohnungssystem bezeichnet. Die Neurone liegen in der »Area tegmentalis ventralis« (Gebiet des vorderen Daches) und im »Nucleus accumbens«. Die Nervenbahnen ziehen von dort in das vordere Gehirn (präfrontaler Cortex), wo sie über die Ausschüttung von Dopamin unter anderem für »gute« Gefühle sorgen. Und was tun wir nicht alles, um ein gutes Gefühl zu haben?

Eine Aktivierung dieses Systems scheint durch so ziemlich alles zu gelingen, was dem Leben und Überleben dient: durch leckeres Essen, Sex, Erfolg,

Schönheit, Bestätigung usw. Seine Existenz und Funktion ist also eine wichtige Triebfeder für viele Aspekte unseres Verhaltens und letztlich für das Überleben. Funktioniert es nicht mehr, so werden wir freudlos, haben keine Interessen mehr und geben auch unser zielgerichtetes Verhalten auf. Auch dies sind typische Symptome depressiver Störungen.
Dieses System lässt sich allerdings nicht nur durch dem Leben zuträgliche Reize stimulieren, es reagiert auch besonders auf Drogen – manchmal sogar viel stärker als auf die gewöhnlicheren Reize. Heute gehen wir davon aus, dass fast alles, was süchtig macht, über dieses System wirkt. Im Kapitel »Sucht« wird davon noch einmal ausführlicher die Rede sein.

Abbildung 10 Wirkung von psychoaktiven Substanzen am dopaminergen System

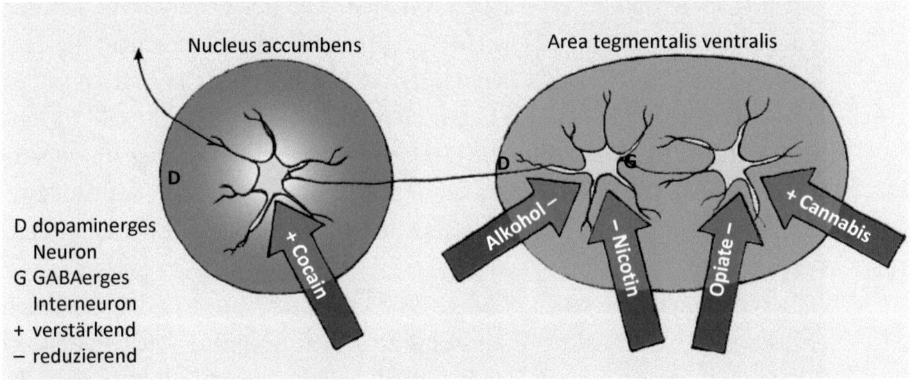

Darüber hinaus sind dopaminerge Kerngebiete mit an der Steuerung der Milchproduktion in den weiblichen Brustdrüsen beteiligt, und zwar indem Dopamin die Produktion von Prolactin hemmt, das an der Brustdrüse die Milchproduktion anregt. Muss nämlich eine Frau zum Beispiel wegen einer Brustentzündung abstillen, so erhält sie oft ein dem Dopamin ähnliches Medikament. Dadurch wird der Milchfluss gestoppt, allerdings kommt es dann eventuell zu verschiedenen Nebenwirkungen. Dieses Phänomen spielt übrigens auch bei vielen Neuroleptika eine Rolle. Da sie das dopaminerge System durch Rezeptorblockade hemmen, kommt es manchmal zu einer Erhöhung des Prolactins. Die betroffenen Patientinnen und Patienten klagen dann über Milchfluss, was sehr unangenehm sein kann.
Zu guter Letzt sind dopaminerge Bahnen und die von ihnen produzierten Neurotransmitter im mesolimbischen System auch für die Bewertung von Erlebnissen, von Wahrnehmungen und für die Erlebnisverarbeitung gene-

rell zuständig. Eine Überaktivität kann zu wahnhaftem Erleben, zu Halluzinationen und fehlerhaften Einschätzungen der Wirklichkeit führen, was beispielsweise bei dem Krankheitsbild der Schizophrenie häufig geschieht. So behandelt man diese Erkrankung auch auf der ganzen Welt mit Medikamenten, die das dopaminerge System bremsen. Als typische Nebenwirkung finden wir allerdings Symptome des Morbus Parkinson, Freudlosigkeit (Anhedonie) und Depressionen sowie manchmal gesteigerten Milchfluss in der weiblichen Brust.

Einige Autoren vermuten, dass die Frage, ob wir die Welt eher rational betrachten und einfach an Zufälle glauben, etwas mit dem Dopamingehalt im Gehirn zu tun hat und liefern dafür auch beeindruckende Untersuchungsergebnisse (Phillips 2002). Der Schweitzer Neurologe Peter Brugger untersuchte zum Beispiel zwei Gruppen von Menschen, die er durch eine Testung voneinander unterschied: Die eine Gruppe bestand aus Personen, die dem Glauben an Übersinnliches eher zugetan waren, während die andere Gruppe aus rational denkenden Skeptikern zusammengesetzt war, die alle Phänomene, die nicht einer rationalen Erklärung zugängig sind, eher für zufällig hielten. Beide Gruppen wurden vor einen Bildschirm gesetzt, auf dem zwischen Geflimmer kurz wirkliche Gesichter oder zufällige Muster eingeblendet wurden.

Die »Gutgläubigen« sahen häufiger als die Skeptiker auch in den zufälligen Mustern Gesichter. Nun verabreichte man den Skeptikern den Botenstoff Dopamin in einer Form, in der er ins Gehirn gelangen konnte, und siehe da, die Skeptiker sahen auf einmal ebenfalls mehr Gesichter in zufälligen Mustern als ohne Dopamin. Dieser Befund ist nicht uninteressant, da es zum Beispiel bei schizophrenen Psychosen oft ebenfalls zu einer Fehldeutung von äußeren Zeichen und Zusammenhängen kommt (beim Wahn) und Medikamente, die das dopaminerge System bremsen, meistens Mittel der Wahl sind (Neuroleptika).

Eindrucksvoll beschreibt auch das Buch »Zeit des Erwachens« von Oliver Sacks, zu welchen komplexen Störungen es kommen kann, wenn durch eine Viruserkrankung dopaminerges Gewebe zugrunde geht, und wie begrenzt unsere Möglichkeiten sind, in dieses hoch komplizierte System mit Medikamenten einzugreifen.

Zusammengefasst heißt das: Unser Gehirn wird sozusagen in verschiedenen Arealen von unterschiedlichen Neurotransmittern geflutet, wobei diese Neurotransmitter in speziellen Nervenzellen produziert werden. Die Neurotransmitter entscheiden mit darüber, wie wir uns fühlen, ob wir mehr oder weniger Angst haben, wie wir wahrnehmen, wie sehr wir motiviert sind und wie unser Gedächtnis funktioniert.

Aktivierung und Hemmung dieser Neurotransmittersysteme geschieht normalerweise im Zusammenhang mit Umweltreizen. Ist eines dieser Systeme oder sind gar mehrere geschädigt (etwa durch eine gestörte Gehirnentwicklung, Verletzungen mit Untergang von Gehirngewebe oder unter dem Einfluss chemischer Substanzen wie Drogen), dann kann es zu Überflutungen oder zu Verödungen in den jeweiligen Stromgebieten kommen. Resultat sind Störungen im Erleben und Verhalten der betroffenen Menschen.

Diese Neurotransmittersysteme sind der Ansatzpunkt gängiger Psychopharmaka. Dabei beeinflussen die Medikamente gegen schizophrene Psychosen überwiegend dopaminerge Systeme, Medikamente gegen Depressionen überwiegend das serotonerge und noradrenerge, manchmal auch dopaminerge System sowie Mittel gegen Demenz meistens das acetylcholinerge System. Die meisten Drogen und Genussmittel wirken auch über diese Systeme, insbesondere über das dopaminerge System.

Anregungen für die tägliche psychosoziale Arbeiten wären entsprechend:

a) Stellen Sie sich vor, wie Sie das dopaminerge Belohnungssystem Ihrer Klientinnen und Klienten aktivieren, indem Sie mit einer kleinen positiven Überraschung eine Freude machen oder bei einem Spaziergang durch den Wald die Schönheit der Natur bewundern.
b) Versuchen Sie sich vorzustellen, wie Sie durch Hilfestellungen zur Tagesstrukturierung und Hinweise bezüglich Überlastungen bei Ihren Klienten zu einer Harmonisierung des serotonergen Neurotransmittersystems beitragen (der Begriff der Harmonisierung wird häufig im Zusammenhang mit der der Wirkung von Medikamenten in der entsprechenden Literatur verwendet).
c) Denken Sie daran, dass Sie durch Aktivierung Ihrer Klienten ggf. deren noradrenerge Systeme in ihrer Funktion stärken.
d) Vergessen Sie nicht: Soziale Interaktionen, das Gespräch, gemeinsame Unternehmungen, Spiele, aber natürlich auch Gehirnjogging vitalisieren die verbliebenen neuronalen Netze, auch das Acetylcholin-System.

Hoffnung, Placebo und Gehirn

Was bedeutet Hoffnung für den therapeutischen Prozess? Was passiert in unseren Gehirnen, wenn wir Hoffnung schöpfen?

»Im letzten Viertel der Nacht kam Jesus auf dem Wasser zu ihnen. Als die Jünger ihn auf dem Wasser gehen sahen, erschraken sie und sagten sinngemäß: ›Ein Gespenst!‹, und schrien vor Angst. Sofort sprach Jesus sie an: ›Fasst Mut! Ich bin's, fürchtet euch nicht.‹

Da sagte Petrus: ›Herr, wenn du es bist, dann befiehl mir, auf dem Wasser zu dir zu kommen.‹ – ›Komm!‹, sagte Jesus. Petrus stieg aus dem Boot, ging über das Wasser und kam zu Jesus. Als er dann aber die hohen Wellen sah, bekam er Angst. Er begann zu sinken und schrie: ›Hilf mir, Herr!‹ Sofort streckte Jesus seine Hand aus, fasste Petrus und sagte: ›Du hast zu wenig Vertrauen! Warum hast du gezweifelt?‹« (Matthäus-Evangelium 14, S. 25 – 31.)

Vertrauen und Glauben tragen uns, wer sie verliert, kann untergehen. Könnte man so die prominente Geschichte aus dem neuen Testament deuten?

Das Therapeutenehepaar Arthur und Elaine Shapiro hält in seinem Buch »The Powerful Placebo« (1997) die Fähigkeit, auf etwas zu hoffen und daran zu glauben, für einen Überlebensvorteil. Dieses Verhalten habe sich im Laufe der Evolution in das genetische Material der Menschen hineingegraben. Menschen, die nicht glauben, hoffen und vertrauen können, haben demnach ein erhöhtes Risiko, in der Geschichte der Menschheitsentwicklung unterzugehen. Überlegen Sie mal, ob das für die heutige Zeit auch noch gelten könnte.

»Mit Placebo behandeln wir nicht«, sagte einer meiner früheren Ausbilder, das sei Betrug. Er vertrat allerdings leidenschaftlich und recht erfolgreich als Klinikleiter ein Therapieverfahren, dessen Wirksamkeit lange Zeit mit keiner vernünftigen Studie belegt werden konnte, an das er aber: glaubte.

Die Widersprüchlichkeit des Themas und das sich daraus ergebende Problem wird an folgendem Beispiel deutlich:

Medikamente und Therapieverfahren, die nicht besser wirken als Placebo (lat. = »ich werde gefallen«), werden in der Regel von den Krankenkassen nicht bezahlt. Nun zeigte aber eine wissenschaftliche Studie, die 2007 im Deutschen Ärzteblatt (Engelhardt 2007) veröffentlicht wurde, dass bei chronischen Schmerzen (Kopf, Rücken, Knie) die Therapieverfahren der Schulmedizin (Medikamente) einer klassischen Akupunktur, aber auch einer sogenannten Scheinakupunktur (Therapeuten ohne spezifische Ausbildung setzen Nadeln in oberflächliche Hautregionen, ohne die Regeln der Akupunktur zu beachten) eher unterlegen waren. Zwischen der Scheinakupunktur und der klassischen Akupunktur wurde in puncto Wirksamkeit kein wesentlicher Unterschied festgestellt.

Die Studie löste eine heftige Debatte aus. Ist Akupunktur überhaupt ein spezifisches Therapieverfahren oder beruht es nur auf Hokuspokus, wenn auch ungelerntes Nadelsetzen zum Erfolg führt? Oder könnten nicht die Nadeln, sondern die persönliche Zuwendung und das Ritual der Akupunktur der entscheidende Faktor für die Wirkung sein? Kann man ein Therapieverfahren, das offensichtlich nicht auf einer spezifischen Wirkung basiert, sondern eher auf einer placebo-artigen Wirkung, als Therapieverfahren zulassen, nur weil es wirkt? Und was macht man mit den in der Schulmedizin etablierten Verfahren, deren Wirksamkeit zwar nachgewiesen ist, aber offensichtlich selbst sogar hinter der Wirksamkeit von placebo-artigen Verfahren liegt?

In zahlreichen Studien ist bereits nachgewiesen worden, dass therapeutische Effekte auf Placebo-Wirkungen zurückzuführen sind. So wurde zum Beispiel eine bei bestimmten Herzbeschwerden übliche Operation (Aufsägen des Brustkorbs, Umwickeln einer Arterie), die über Jahre zum therapeutischen Standard gehört hatte, als Placebo-Effekt entlarvt: Eine größere Anzahl von Patientinnen und Patienten mit entsprechenden Beschwerden erhielt entweder die Operation oder bei ihnen wurde in Narkose nur oberflächlich die Haut aufgeschnitten. Sie wurden sonst in gleicher Weise einige Tage in einer Klinik behandelt und dann mit entsprechenden Nachuntersuchungen entlassen. Im Ergebnis bezüglich der Herzbeschwerden zeigte sich bei beiden Gruppen kein Unterschied (Blech 2007).

Ähnliche Ergebnisse brachten Untersuchungen zu einer arthroskopischen Behandlung bei Beschwerden am Kniegelenk, die in einer Gruppe tatsächlich durchgeführt und in der anderen Gruppe nur vorgetäuscht wurde – ohne relevante Unterschiede im Ergebnis bezüglich der Beschwerden.

Betrachtet man die zum Teil abenteuerlichen Methoden, mit denen frühere und manchmal auch moderne Heiler aufwarten, dann stellt sich schnell die Frage, wie Vertrauen und Hoffnung der Hilfe suchenden Menschen zu erklären sind und wie es kommt, dass Heiler und Helfer in ihren sozialen Gemeinschaften doch oft über ein hohes Ansehen verfügen.

Der Placebo-Effekt könnte bei der Beantwortung dieser Frage eine wichtige

Rolle spielen. Von daher sollten alle Berufsgruppen und Menschen, die im System der Heiler und Helfer aktiv sind, einen Begriff davon haben!

Was wir heute aus den unterschiedlichsten Studien wissen: Es gibt ihn, den Placebo-Effekt. Diese Zuckerpillen haben eine manchmal beachtliche Wirkung. Bei Menschen mit depressiven Störungen liegt der Wirkungsgrad der Placebo-Pille nahe an dem der zugelassenen antidepressiven Medikamente. Derzeit wird auch in Fachkreisen heftig diskutiert, dass bei einer genaueren Untersuchung aller vorliegenden Studien offenbar lediglich für schwere Depressionen ein Unterschied zwischen Placebo-Wirkung und Therapie mit modernen Antidepressiva nachgewiesen werden kann.

Placebo-Studien zeigten zudem, dass große Pillen besser als kleine wirken und Spritzen noch besser helfen als Tabletten.

Eine Gruppe älterer Menschen löste in einer Untersuchung Rechenaufgaben am Computer. Zwischendurch wurden Begriffe eingeblendet, die den Versuchspersonen wegen der Kürze der Einblendungszeit nicht bewusst werden konnten. Für eine Gruppe wählte man Begriffe, die eher eine positive Bewertung von Alter nahelegten (Weisheit, Reife, Kultiviertheit), in der anderen Gruppe hingegen negativ belegte Begriffe (Verwirrtheit, Senilität, Hinfälligkeit). Nun, die Gruppe mit den eingeblendeten positiven Begriffen zeigte deutlich bessere Leistungen beim Rechnen.

Bei Parkinson-Patienten (eine Nervenkrankheit, bei der es wegen eines Ungleichgewichtes zwischen hemmenden und aktivierenden Neuronengruppen im Gehirn zu Verkrampfungen der Muskulatur kommen kann) konnte nachgewiesen werden, dass sogar bestimmte Nervenzellen weniger heftig feuern, während der Patient eine Infusion erhielt, von der er glaubte, dass ein wirksames Medikament darin enthalten sei. In Wirklichkeit war es aber eine neutrale Flüssigkeit ohne Wirkstoff. Abgesehen von den beobachteten Veränderungen an den einzelnen Nervenzellen im Gehirn fühlte der Patient auch eine Besserung seiner Verkrampfung.

Bei Schmerzen, Bewegungsstörungen und Depressionen ist der Placebo-Effekt inzwischen klar nachgewiesen. Auch auf das Immunsystem kann er eine Wirkung haben (Levine u. a. 1978). Aber vieles ist noch nicht erforscht.

Man kann daraus schließen, die Placebo-Wirkung ist ein Effekt, der auf Erwartung und Hoffnung basiert. Je größer und stärker die Erwartung und die Hoffnung, desto größer und stärker ist auch der (heilende) Effekt.

Bei der Vermittlung dieser Art von Hoffnung spielen aus psychologischer Sicht sicherlich einerseits kollektive Überzeugungen (»Tabletten und Spritzen helfen«) eine Rolle. Andererseits bedarf es in der Regel eines menschlichen Übermittelns der Hoffnungen und Erwartungen. Durch die Aktivierung der menschlichen Vorstellungskraft können also Prozesse in Gang gesetzt werden, die den durch Psychopharmaka oder andere Heilverfahren provozierten Prozessen ähneln oder diesen sogar überlegen sind.

»Jede Behandlung ist begleitet von einem psychosozialen Kontext, der das therapeutische Ergebnis beeinflusst«, sagt einer der führenden Placebo-Forscher, F. Benedetti (2005).

Mithilfe der Hirnforschung ist es inzwischen auch gelungen, diese Prozesse etwas besser zu verstehen und in der Bildgebung sichtbar zu machen. Schon 1978 gelang es, nachzuweisen, dass der Placebo-Effekt etwas mit dem körpereigenen Opioidsystem des Menschen zu tun hat. Hierbei handelt es sich um ein komplexes, sich im Gehirn befindliches System, das durch vom Körper selbst produzierte Opioide (natürlich auch von außen zugeführten) aktiviert werden kann und das in erster Linie der Schmerzlinderung und Beruhigung dient. Schaltete man dieses System mithilfe einer Medikation aus, so kam es nicht mehr zu den vorher beobachteten Placebo-Effekten (Levine u. a. 1978). Heute ist klar, dass die körpereigenen Opioidsysteme eine wichtige Rolle bei dem Placebo-Effekt spielen, dass darüber hinaus aber wohl noch einige andere Mechanismen bedeutsam sind, die wir noch lange nicht alle verstanden haben.

Die bildgebenden Verfahren zeigen uns auch, dass sich der Placebo-Effekt anders auf den Stoffwechsel des Gehirns auswirkt als zum Beispiel eine psychotherapeutische oder eine medikamentöse Behandlung. Dabei ist eine Beteiligung des Opioidsystems (Schmerzen) und des dopaminergen Systems (Belohnung und Antrieb) bereits nachgewiesen.

Wenn dem so ist, dann ist der heilende Effekt, der auf dem Funktionieren der psychosozialen Umgebung basiert und der meistens auf der Ebene menschlicher Interaktion vermittelt wird, ein bedeutsames Phänomen, dem unbedingt noch mehr Aufmerksamkeit geschenkt werden muss.

In der bisherigen Forschung wird überwiegend untersucht, was bei der Verabreichung von Scheintherapien im Hirnstoffwechsel abläuft. Was aber auf der Ebene des Gehirns geschieht, wenn einem Menschen durch einen anderen oder durch eine Gruppe Hoffnung vermittelt wird, dass er nicht mehr allein ist, dass er Hilfe bei der Bewältigung der für ihn nicht lösbaren Aufgaben und bei der Bewältigung seiner Erkrankung erhält, wurde selten explizit Gegenstand von Untersuchungen.

Die oben geschilderten Ergebnisse legen allerdings sehr nahe, dass die Effekte ähnlich sein könnten wie die in der Placebo-Forschung beobachteten. Wir können also zunächst davon ausgehen, dass psychosoziale Interventionen ähnlich wie Medikamente oder andere Therapieverfahren auf der Ebene des Gehirnstoffwechsels zu Veränderungen führen, die einen wichtigen Beitrag zur Heilung darstellen. Im günstigen Falle wäre also ein Placebo-Effekt, der Hoffnung weckt, eine effektive Ergänzung zu anderen Therapieverfahren. Und nicht vergessen: Je stärker die geweckten Hoffnungen, desto stärker der Effekt. Dabei ist es wichtig, dass die Vermittler der Hoffnung selbst an die Wirkung ihrer Interventionen glauben.
Versuchen wir das Prinzip an einem Beispiel zu verstehen:

Stellen Sie sich einen Menschen vor, der chronisch Alkohol konsumiert. Er hat sich mit seinem Problem eingerichtet. Vor drei Jahren wurde ihm nach 15 Jahren regelmäßiger Arbeit als ungelernter Arbeiter in einer Maschinenfabrik gekündigt. Einige Versuche, eine neue Tätigkeit zu finden, blieben ohne Erfolg.
Aus Scham wegen der Arbeitslosigkeit und aufgrund seiner ungesunden Lebensweise zieht er sich zunehmend von seinen Freunden und dem sonstigen sozialen Umfeld zurück. Auch aus Langeweile verändert er seine bisherigen Trinkgewohnheiten und beginnt nun schon am Vormittag Alkohol zu konsumieren. Die geleerten Flaschen und Kisten stapelt er aus Scham in seiner Wohnung, sodass er immer weniger Raum zur Bewegung hat.
Nun erhält er überraschend die Aufforderung, an einer Maßnahme zur Wiedereingliederung von Langzeitarbeitslosen teilzunehmen. Hier kommt er erstmals in Kontakt mit einer Sozialpädagogin, die seine Hilf- und Hoffnungslosigkeit erkennt.
Es wird ein Arztbesuch veranlasst, ein Termin zur stationären Entgiftung mit anschließender Entwöhnungsbehandlung vereinbart und mit Unterstützung der sozialen Dienste beginnt der Klient, seine Wohnung von Hunderten von Flaschen zu befreien und wieder bewohnbar zu machen.

Nun kann man sich fragen, warum der geschilderte Prozess erst nach dem Kontakt mit einer psychosozialen Helferin in Gang kam und warum der Klient sich nicht früher selbst um Hilfe bemüht hat. Ein Grund wird sicherlich sein, dass ihm von außen wieder eine Hoffnung vermittelt wurde, die er selbst so nicht mehr haben konnte. Dies setzt natürlich voraus, dass die involvierten Helfer mit den bestehenden Hilfeangeboten vertraut und selbst von der Sinnhaftigkeit der empfohlenen Maßnahmen überzeugt sind. Ohne die sozialtherapeutische, Hoffnung spendende (placebo-artige) Intervention hätte sich mit großer Wahrscheinlichkeit nichts geändert und der destruktive Prozess der substanzabhängigen Zerstörung wäre weitergelaufen. Eine Tablette dagegen gibt es jedenfalls nicht.

Und vielleicht hat ja sogar die Selbsthilfegruppe, die man diesem Klienten für die Zeit nach der Entwöhnungsbehandlung empfehlen würde, einen placebo-artigen Effekt: Allein die Existenz solcher Gruppen zeigt, dass es möglich ist, auch nach langen Phasen des fortgesetzten Suchtmittelkonsums trocken zu sein und zu bleiben und wieder im Kontakt mit Menschen zu sein, die wiederum das Trockensein erwarten und würdigen sowie einige jener Funktionen des Alkohols ohne die destruktiven Begleiterscheinungen übernehmen: sich gegenseitig trösten, Spaß miteinander haben und ein Gefühl von Eingebettetsein geben.

Neurobiologisch hört sich das so an: »Placebo-Erwartungen steigern die funktionale Integration des prefrontalen und limbischen Opioidsystems im Allgemeinen und die Connectivität zwischen rostralem Cingulum und periaquäduktalem Höhlengrau im Besonderen. Diese Regionen des Gehirns sind involviert in die kognitive Regulation von Affekten« (Wagner 2007).

Für die tägliche Arbeit bedeutet das:

a) Seien Sie vertraut mit den Möglichkeiten psychosozialer Interventionen, sodass Sie selbstbewusst und überzeugt an die Macht der Wirkung ihrer Instrumente glauben und dies Hoffnung spendend an Ihre Klientinnen und Klienten vermitteln können. Sie verändern damit das Funktionieren ihrer Gehirne.
b) Seien Sie sich im Klaren darüber, dass Ihre Interventionen auf das Gehirn Ihrer Klienten ähnlich wirken können wie Medikamente und somit wohldosiert sein müssen, wenn Sie keine Nebenwirkungen hervorrufen wollen.
c) Denken Sie auch daran, dass unterschiedliche therapeutische Prinzipien unterschiedliche Systeme des Gehirns ansprechen und dass es ggf. von großer Bedeutung ist, mit anderen Berufsgruppen nicht zu konkurrieren, sondern zu kooperieren.
d) Vergessen Sie nicht: Placebo-artige Effekte sind kein Betrug, sondern das gezielte Ansprechen von Verhaltensmerkmalen, die für das Überleben wichtig sind und die aus guten Gründen im Laufe der Evolution bestehen konnten.

e) Nicht jeder Mensch ist empfänglich für placebo-artige Effekte, genauso wie manche Medikamente nicht bei jedem Menschen eine Wirkung zeigen.

II Psychiatrische Störungsbilder

Neurobiologie – die Grundlage zukünftiger Diagnostik?

Die heute übliche Einteilung und Bezeichnung seelischer Störungen und deren Diagnosen entstand in einer Welt, in der das Wissen um die Strukturen und Funktionen des Gehirns rudimentär war.
Maßgeblich für die Zuordnung zu einer bestimmten Diagnose waren und sind bis heute dabei das Vorhandensein typischer Symptome und ein charakteristischer Krankheitsverlauf. Auf diesen Faktoren beruhen weitgehend auch die heute verwendeten diagnostischen Systeme ICD und DSM.
Neurobiologisch gibt es zu den Diagnosen keine eindeutige Entsprechung, den einzelnen Störungsbildern können keine eindeutigen und exklusiven Gehirnveränderungen zugeordnet werden. Ich halte es für wahrscheinlich, dass sich auch die diagnostischen Einteilung und Begrifflichkeit in den nächsten Jahren mehr an den Ergebnissen der Hirnforschung orientieren und damit grundlegend ändern werden. Spezifische seelische Störungen könnten dann der Störung von Entwicklung und Funktion bestimmter Gehirnstrukturen oder neuronaler Netze zugeordnet werden. Der Ausgangspunkt einer Diagnostik wäre dann ggf. eine differenzierte Untersuchung der Strukturen und der Funktion eines Gehirns. Auffälligkeiten könnten dann mit beobachteten und berichteten Symptomen in Verbindung gebracht werden. Ein therapeutisches Konzept müsste dann die Frage miteinbeziehen, wie die auffälligen Störungen in Struktur und Funktion des Gehirns angegangen und ggf. verändert werden können. Für den aktuellen Text beziehe ich mich auf die gewohnte Terminologie und diagnostische Gruppierung.

Schizophrene Psychosen

Erscheinungsweisen

Die Schizophrenie gibt es nicht. Es handelt sich bei den Störungen, die unter diesem Begriff zusammengefasst werden, um ganz unterschiedliche Erscheinungsformen seelischer Beeinträchtigungen, die allerdings charakteristische Gemeinsamkeiten zeigen.
Die Störungen bzw. Auffälligkeiten liegen im Bereich des Denkens, der Wahrnehmung, der Emotionalität, der Informationsverarbeitung und des komplexen Verhaltens. Sie zeigen oft eine charakteristische Entwicklung im biografischen Verlauf. Erste systematische Beschreibungen der Symptome und möglicher Verlaufsformen finden wir am Ende des 19. Jahrhunderts bei dem deutschen Psychiater E. Kraepelin, der allerdings noch den Begriff der »Dementia praecox« (lat. = »vorzeitige Verblödung«) verwendete. Kraepelin wählte diese beschreibende Bezeichnung, da bei einem Teil der Patientinnen und Patienten eine Art geistiger Abbau auffiel.
Der Schweizer Psychiater E. Bleuler führte später den Begriff der Schizophrenie ein, was häufig als »Spaltungsirresein« übersetzt wird. Mit »Spaltung« ist dabei gemeint, dass neben unauffällig normalem Erleben und Verhalten eine plötzlich auftretende massive Störung in Erscheinung treten kann, sodass beide Seinsweisen des entsprechenden Menschen wie abgespalten nebeneinander existieren.

Auf einem Stationsausflug in einem Bus bestand ein junger Mann mit der Diagnose Schizophrenie darauf, als Beifahrer neben mir zu sitzen. Während der Fahrt unterhielten wir uns angeregt und er äußerte den Wunsch, gerne einmal selbst Auto zu fahren, er wirkte heiter, gelassen und angeregt. Auf der Rückfahrt, nach einem für ihn sicherlich ungewohnt langen und ereignisreichen Tag, wurde er neben mir zunehmend unruhig. Plötzlich forderte er mich dringend auf anzuhalten. Er wolle aussteigen. Er glaube, dass ich eigentlich seine Tante (und nicht der Stationsarzt) sei und dass Böses gegen ihn geplant sei. Ich teilte ihm mit, dass er sich da irre und schaltete ruhige Musik ein, ohne weiter mit ihm zu sprechen. Eine ganze Weile später, er wirkte wieder ruhiger, konnten wir ein ganz normales Gespräch über seine bisherigen beruflichen Erfahrungen, Wünsche und Fantasien beginnen.

Neben den genannten typischen Störungen finden wir zudem sogenannte Ich-Störungen. Die geäußerten Gedanken können sehr assoziativ sein, bis hin zur völligen Unverständlichkeit. Die Wahrnehmung kann verändert sein, wobei besonders das Gefühl, beobachtet zu werden, eine bedeutende Rolle spielt. Es können aber auch Halluzinationen aller Sinne auftreten. Entscheidend ist dabei, dass die betroffenen Menschen nicht mehr unterscheiden können, ob sie mit ihrer Wahrnehmung die Wirklichkeit abbilden oder eben nicht.

Die Gefühle korrelieren oft mit dem Verhalten, zum Beispiel entwickelte der oben erwähnte Patient bei seinem Verdacht, ich sei eigentlich seine Tante, eine große Angst und Unruhe.

Bei der Ich-Störung erleben die Menschen ihre inneren Grenzen als nicht mehr intakt. Sie haben beispielsweise das Gefühl, dass ihre Gedanken gelesen werden können oder von außen beeinflusst werden. Aus dem Gefühl des Bedrohtseins kann es im Extremfall sowohl zu selbstschädigendem wie auch zu fremdschädigendem Verhalten kommen. Immer noch sterben 10 bis 15 Prozent der Menschen mit dieser Störung durch Suizid.

Auf der Symptomebene werden insbesondere die sogenannten positiven (auch »produktiv« genannten) Symptome wie Stimmenhören, Bewegungsstörungen, akute Ängste von den »negativen« Symptomen unterschieden: sozialer Rückzug, allgemein vermindertes Interesse, Verwahrlosung, Störung der Aufmerksamkeit, Arbeitsgedächtnis, Lernen, verbaler Flüssigkeit, Bewegungsgeschwindigkeit. Die negativen Symptome werden auch als »Minussymptomatik« bezeichnet.

Betrachtet man die Krankheitsverläufe, so zeigt sich ein weites Spektrum möglicher Verlaufsformen: Es gibt Verläufe mit einzelnen Episoden vorwiegend positiver Symptome, die nach Abklingen in eine nahezu völlige Gesundheit münden (ca. 20 Prozent), aber auch solche, in denen die Symptome häufig wiederkehren oder auch nie mehr ganz verschwinden und in Form einer chronischen Störung die Person permanent beeinträchtigen.

Es gibt zudem Verlaufsformen, bei denen die positiven Symptome nicht oder nur selten auftreten, sondern die negativen im Vordergrund stehen.

Typisch für den Verlauf ist eine Erstmanifestation im frühen Erwachsenenalter. Ein Krankheitsbeginn im Kindheits- und frühen Jugendalter ist selten. Es konnten bisher keine geschlechtsspezifischen Faktoren entdeckt werden, die das Erkrankungsrisiko beeinflussen. Lediglich der Beginn der Erkrankung liegt bei Frauen statistisch fünf bis acht Jahre später als bei Männern. Allerdings zeigen epidemiologische Untersuchungen, dass das Risiko, an ei-

ner Schizophrenie zu erkranken, mit der Anzahl der Jahre zunimmt, die man als Kind in einer Stadt gelebt hat. Auch gibt es Hinweise dafür, dass Menschen die zu einer Minderheit gehören oder einen Migrationshintergrund mitbringen, häufiger an Psychosen (aber auch an Depressionen) erkranken. Dies könnte mit vermehrtem Stress zusammenhängen, den Menschen in der sozialen Isolation erleben (Gruebner u. a. 2017).
Neben den bereits genannten Symptomen führt die Erkrankung häufig dazu, dass die Betroffenen Wochen bis Monate in Kliniken verbringen müssen. Sowohl im privaten wie auch im beruflichen Bereich werden die Menschen oft erheblich beeinträchtigt. Während etwa 80 Prozent der Patienten zu Beginn ihrer Erkrankung in ungeschützten Arbeitsverhältnissen sind, schaffen es nur etwa 30 Prozent, ein Arbeitsverhältnis im nicht geschützten Bereich zu behalten (Häfner, an der Heiden 2003). Bei den schwereren Verlaufsformen sind die Erkrankten häufig ohne regelmäßige Beschäftigung oder verlieren diese. Sie haben auch häufig Schwierigkeiten bei der Gestaltung privater Beziehungen und leben somit nicht selten in einer Art Außenseiterposition am Rande der Gesellschaft. Einsamkeit, Isolation und sozialer Abstieg sind damit neben den Beschwerden durch die akuten Symptome wahrscheinlich die schwerwiegendsten Folgen.
Wie wichtig menschliche Interaktionen, Anregungen aus der Umgebung und eine aktive Gestaltung des Lebens für das Gehirn und seine Funktionen sind, wurde schon mehrfach erwähnt und ist zentrales Thema dieses Buches.

Dopamin und die Vulnerabilität

Wir können heute mit großer Sicherheit sagen, dass es nicht einen einzelnen isolierten Grund oder Faktor gibt, der die schizophrenen Störungen bedingt. Es müssen mehrere Faktoren zusammenkommen, um die Symptome in Gang zu bringen (»multifaktorielle Genese«), die natürlich letztlich Ausdruck einer veränderten Gehirnfunktion sind. Betrachtet man das Spektrum möglicher Veränderungen im Erleben und Verhalten und die Unterschiedlichkeiten im Verlauf der Störung, so ist es leicht vorstellbar, dass diesem komplexen Störungsbild nicht einfach eine isolierte Schädigung des Gehirns vorausgeht, sondern dass je nach individueller Symptomkonstellation und Verlaufsform unterschiedliche neuronale Netzwerkgruppen in verschiedenem Ausmaß und mit einer variierenden Dynamik betroffen sind.

Bis 1992 sprach man noch von der »endogenen Psychose« (ICD-9), bevor diese Begrifflichkeit mit der Entwicklung der ICD-10 weitgehend aus dem medizinischen Sprachgebrauch verbannt wurde. Hin und wieder taucht der Begriff dennoch auch heute noch auf. Er bedeutet so viel, dass die Erkrankung von innen kommt, es also keine festlegbaren äußeren Verursacher gibt. Gemeint waren damit sowohl Charaktereigenschaften, biografische und psychodynamische Zusammenhänge als auch Störungen von Stoffwechselprozessen auf der Ebene des Gehirns, die allerdings mehr vermutet als bewiesen waren. Anders als bei der Alzheimer'schen Krankheit, dem Morbus Parkinson oder auch der Multiplen Sklerose konnte man bei den Betroffenen lange keine klaren makroskopischen oder mikroskopischen Veränderungen am Gehirn feststellen.
Die Anhänger der psychodynamischen Theorien vermuteten den Auslöser vor allem im Beziehungskontext und erfanden beispielsweise den Begriff der »schizophrenogenen Mutter«. Durch ein typisches Verhalten, so nahm man an, förderten Mütter die Entwicklung ihrer Kinder hin zur Schizophrenie. Diese Hypothese konnte wissenschaftlich nie bestätigt werden, erzeugte nichtsdestotrotz viele Schuldgefühle aufseiten betroffener Mütter.
In der biologischen Orientierung stand lange die sogenannte Dopaminhypothese im Vordergrund. Da Medikamente, die auf Dopaminrezeptoren blockierend wirken (Haloperidol etc.), auch die produktive Symptomatik in vielen Fällen zum Stillstand bringen konnten, folgerte man, dass die Ursache für die Störungen in einer Dysbalance des dopaminergen Stoffwechselsystems zu suchen sei.
Der Psychiatrie eher »feindlich« gesonnene Gruppen (etwa die sogenannte Antipsychiatrie) bestritten wiederum, dass es die Schizophrenie überhaupt gebe und machten eher gesellschaftliche Verhältnisse wie die notwendige Anpassung an die technisierte und an der Produktivität orientierten Welt für etwaige Störungen verantwortlich. Heute gehen wir davon aus, dass genetische Faktoren sowie äußere Einflüsse auf die Entwicklung des Gehirns während der Schwangerschaft und in der Zeit der späteren Reifung des Gehirns (Infekte, Traumata, anhaltender sozialer Stress, Gifte) die Grundlage für eine Verletzbarkeit (Vulnerabilität) legen. Kommen zu der individuellen Verletzbarkeit auslösende Faktoren hinzu (emotionaler oder sozialer Stress, Drogen, hormonelle Umstellung u. a.), so kann das Krankheitsgeschehen angestoßen werden. Je höher die Vulnerabilität ist, desto weniger auffällig müssen die Auslöser sein, um die Störung in Gang zu bringen. Also hatten bei genauerer Betrachtung alle Ansätze ein bisschen recht.

Abbildung 11 Vulnerabilitäts-Stress-Modell

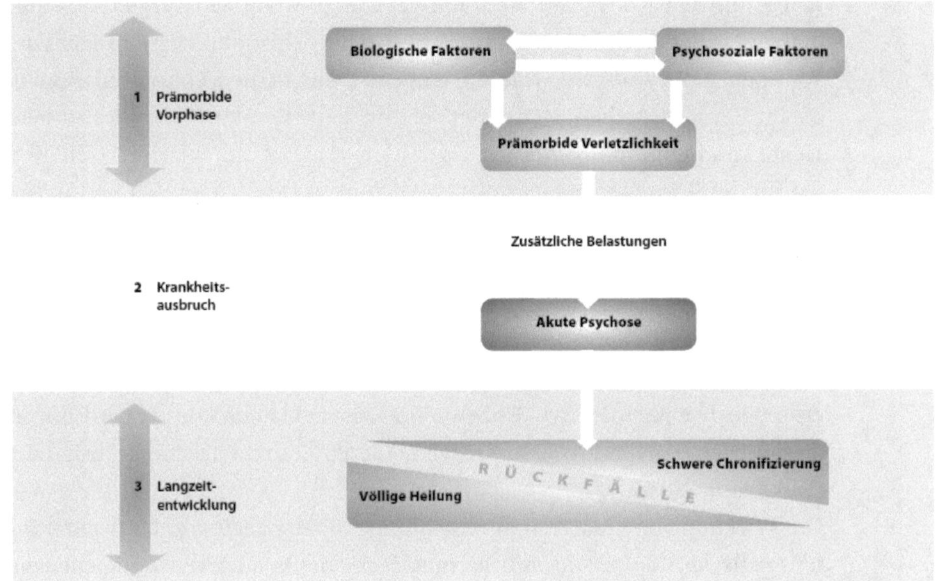

Kandidatengene

Neuigkeiten zu den schizophrenen Störungen gibt es aus den Bereichen der Genetik, aus der neuropsychologischen Forschung, der Volumenmessung des Gehirns und seiner Strukturen, aus der Betrachtung der Zellarchitektur in unterschiedlichen Hirngeweben. Hinzu kommen Erkenntnisse aus der Rezeptorforschung bzw. der Betrachtung von Stoffwechselvorgängen auf Nervenzellebene und ihren Auswirkungen.

Dass die genetischen Voraussetzungen mit eine Rolle bei der Entstehung von Störungen spielen, die in den Formenkreis schizophrener Störungen gehören, steht inzwischen außer Frage. Das Risiko, an einer Schizophrenie zu erkranken, liegt in jeder Gesellschaft bei etwa einem Prozent, und die Häufigkeit bei Männern und Frauen ist gleich. Leidet ein Elternteil unter der Störung, so steigt das Risiko auf etwa 10 Prozent, leiden beide Eltern unter der Störung, so steigt das Risiko der Nachkommen auf 30 Prozent. Eineiige Zwillinge erkranken etwa vier- bis fünfmal häufiger beide an der Störung als zweieiige Zwillinge. Bei Verlaufsformen der Schizophrenie, bei denen die Negativ- oder Minussymptomatik im Vordergrund steht, scheint die Erblichkeit noch stärker ausgeprägt zu sein (Köhler 2005, S. 104).

Indem man die Genkonstellationen der an Schizophrenie erkrankten Menschen mit den Konstellationen von gesunden Menschen vergleicht, kann man feststellen, welche Genkonstellationen bei Schizophrenen häufiger vorkommen. Dies sind die »Kandidatengene«, das heißt Genkonstellationen, die im Verdacht stehen, an der Entstehung der Erkrankung beteiligt zu sein. Heute kann man mit Sicherheit sagen, dass es nicht ein einzelnes Gen gibt, das für die Störungen verantwortlich zeichnet, sondern dass eher bestimmte Kombinationen unterschiedliche Genkonstellationen die Verletzbarkeit erhöhen. Etwa 100 Gene stehen im Verdacht, an unterschiedlichen Stellen im Krankheitsgeschehen beteiligt zu sein. Die verdächtigen Gene spielen zum Teil eine Rolle bei epigenetischen Regulationsvorgängen, bei der neuronalen Plastizität und auch bei der adulten Neuroneogenese. Dies trägt alles mit dazu bei, dass regenerative Prozesse im Gehirn ablaufen können. Störungen dieser regenerativen Prozesse werden heute als Krankheitsursache diskutiert (Falkai u. a. 2015).

Die Wirkung von Genen steht ohnehin in Abhängigkeit von Umweltfaktoren (siehe das Kapitel »Grundlagen aus der Genetik«). Für die therapeutische und sozialarbeiterische Praxis gilt einstweilen, dass die Gene zwar eine Rolle spielen, dass wir diese aber derzeit zumindest nicht genau erkennen. Vermutlich tragen sie dazu bei, dass Plastizität im Gehirn behindert wird. Wenn man die Erfahrung mit einbezieht, dass schizophrene Psychosen häufig im Kontext seelischer Belastungssituationen auftreten, dann ist anzunehmen, dass solche Umweltbedingungen die Aktivierung entsprechender krankheitsfördernder Gene bewirken können und/oder die bereits bestehenden Einschränkungen der Plastizität verstärken.

Training für die »Feinverdrahtung«

Die Neuropsychologie versucht, Auffälligkeiten im Erleben und Verhalten zu beschreiben und diese in Zusammenhang mit Schädigungen oder Funktionsstörungen des Gehirns zu bringen. Leistungen wie Aufmerksamkeit, Gedächtnis, Fähigkeit zur Planung und zum Handeln sowie psychomotorische Fähigkeiten werden im Rahmen neuropsychologischer Untersuchungen getestet.

Ein besonders interessantes Ergebnis neuropsychologischer Forschung ist die Entdeckung, dass Menschen, die unter einer schizophrenen Störung leiden, aber auch häufig deren nicht erkrankte genetisch Verwandten, Auffälligkeiten bei bestimmten Leistungen aufweisen. Die am häufigsten beobachteten Auffälligkeiten sind die Beeinträchtigungen der Daueraufmerksamkeit, der Gedächtnisleistung und der sogenannten Exekutivfunktionen (Planen und Handeln). Die Fähigkeit, sich in andere Personen hineinzuversetzen und deren Perspektive einzunehmen bzw. in die eigenen Überlegungen mit einzubeziehen, kann ebenfalls beeinträchtigt sein. Diese neuropsychologischen Störungen sind sicherlich hauptverantwortlich für soziale Schwierigkeiten der Patientinnen und Patienten.

Herr H., ein etwa 25-jähriger Mann, stellt sich in der Praxis vor. Er kommt auf Anraten einer Klinik, in der er sich während einer psychotischen Episode für einige Tage aufhalten musste. Im Zusammenhang mit dem geschützten Rahmen der Klinik und einer medikamentösen Behandlung mit Neuroleptika hatten sich seine massiven Angstzustände, verbunden mit der Überzeugung, er werde verfolgt und sei Opfer einer Intrige, schnell gelegt. Im Gespräch wirkte er traurig und am Leben verzweifelt. Er sei von den Menschen enttäuscht.

Sowohl im beruflichen wie auch im privaten Kontext war es im Vorfeld der Psychose immer wieder zu Konflikten gekommen. Er erklärte sich diese Konflikte zum Teil damit, dass andere Menschen einfach schlecht seien, ihn ausnutzen oder gegen ihn eingestellt sein würden. Zu diesem Ergebnis kam er, da er immer wieder in Konflikte mit seiner Umgebung geriet. Seine Lebenssituation war dadurch immer einsamer geworden und zu guter Letzt hatte er niemanden mehr, mit dem er sich noch besprechen konnte und der ggf. seine Wahrnehmung relativierte bzw. korrigierte. Verängstigt durch die Einsamkeit wurde er immer unruhiger und konnte schließlich nicht mehr schlafen. Nach einigen Tagen der Schlaflosigkeit meldete sich dann die Psychose mit voller Wucht und führte zu dem stationären Aufenthalt.

Bei genauerer Betrachtung seiner Lebenssituation und seines Verhaltens wurde schnell deutlich, dass es ihm eine ungeheure Mühe bereitete, die Handlungsmotive anderer Menschen nachzuvollziehen und eine Idee davon zu entwickeln, welche Gefühle und auch Reaktionen er bei anderen Menschen durch sein Verhalten auslöste. Man konnte meinen, dass er in Ermangelung eines wirklichen Verständnisses für die Dynamik zwischenmenschlicher Prozesse Halt bei einer einfachen Erklärung suchte: »Die Welt ist bedrohlich, böse und gegen mich eingestellt«. Dieses Erklärungsmodell verhinderte auch, dass er ein differenziertes Bild von seinen eigenen Defiziten bzw. Fähigkeiten entwickeln konnte, was nötig gewesen wäre, um einige der beruflichen und privaten Konflikte zu begreifen und aktiv einer Lösung zuzuführen.

Werden bei Kindern neuropsychologische Auffälligkeiten registriert, so gilt das Ausmaß dieser Auffälligkeiten als wichtiger Hinweis für die Wahrscheinlichkeit, mit der das betroffene Kind später eine Erkrankung entwickeln wird. Wichtig ist hierbei, im konkreten Einzelfall auszuschließen, dass die neuropsychologischen Störungen die Folge einer medikamentösen Behandlung sind.

Da diese Störungen ebenso wie die akuten Symptome der Schizophrenie nicht in einen konkreten Zusammenhang mit auffälligen Gehirnschädigungen gebracht werden können, geht man davon aus, dass die Ursachen in frühen Störungen der Gehirnentwicklung, also in der »Feinverdrahtung« auf der Netzwerkebene liegen.

Tabelle 2 Die häufigsten neuropsychologischen Beeinträchtigungen bei schizophrenen Psychosen

1. Daueraufmerksamkeit
2. Gedächtnisleistung
3. Exekutivfunktionen (Planen und handeln)
4. Empathie (Hineinversetzen in andere, Perspektivwechsel); »Theory of Mind«

Es ist leicht nachvollziehbar, dass Menschen, die unter Störungen des Gedächtnisses leiden, ihre Aufmerksamkeit nicht so gut und lange auf eine Sache richten können und Schwierigkeiten haben, ihre Handlungen vorausschauend zu planen, insbesondere in modernen Gesellschaften mit ihren enormen Anforderungen an das kognitive Funktionsniveau und die Rationalität. Wenn Anforderungen nicht erfüllt werden können, erhöht sich das Risiko, negative Erfahrungen zu machen, unter Stress zu geraten oder auch in Außenseiterpositionen zu kommen.

Spezielle Therapieverfahren (siehe etwa Roder u. a. 1992) setzen genau hier an. Es konnte nachgewiesen werden, dass ein Training defizitärer Fertigkeiten zu einer Leistungsverbesserung führt, wobei die Betroffenen aber meistens nicht die Leistungsfähigkeit von Gesunden erreichen (Lautenbacher, Gauggel 2003). Unterstützende und anleitende Hilfe, wie sie auch in der So-

zialen Arbeit und der Ergotherapie erfolgt, kann demnach einen wichtigen Beitrag zur Behandlung liefern.
Dabei ist es natürlich nötig, sich einen Überblick über die Art und das Ausmaß neuropsychologischer Beeinträchtigungen zu machen, bevor Überlegungen greifen können, wie man ihnen am besten begegnet. Ein zentraler Gedanke ist, dass die Störungen oft dazu führen, dass die betroffenen Menschen über die Isolation in eine störungsverstärkende Lebenssituation geraten. Kann man diesen Prozess umdrehen (etwa durch die Teilnahme an Gruppen, durch die Reintegration ins Arbeitsleben, durch Herstellung eines Verständnisses für die Gestaltung und Auswirkung individueller Störungen beim Betroffenen und in seinem System), dann kann diesen Störungen oft wirkungsvoll begegnet werden und ein konstruktiver Umgang damit wird möglich.

Reduktion des Gehirnvolumens

Schon in den sechziger Jahren konnte man an Röntgenbildern vom Gehirn (nachdem die Hirnflüssigkeit entzogen war und somit die Hohlräume des Gehirns sichtbar wurden) zeigen, dass bei Schizophrenie-Patienten im Vergleich zu Gesunden häufiger ein erweitertes Ventrikelsystem zu finden war. Wenn die Hohlräume größer werden, so schlussfolgerte man, dann könnte das an einer Reduktion des Gehirnvolumens liegen. Diese Annahme wurde in den achtziger Jahren mittels Computertomographie und später mit der Kernspintomographie weitgehend bestätigt. Inzwischen erlauben neue technische Verfahren, einzelne Regionen des Gehirns ziemlich genau zu vermessen. Solche Untersuchungen werden weltweit sowohl an erkrankten Menschen wie auch an gesunden Menschen durchgeführt. Die Ergebnisse werden dann verglichen, wobei durch die internationale Zusammenarbeit Fallzahlen von mehreren Tausend Patienten und Kontrollpersonen zusammenkommen, was die statistische Relevanz der Ergebnisse stärkt.
Gegenüber gesunden Personen fand man bei Menschen mit einer Schizophrenie statistisch häufiger eine Volumenabnahme der Gehirnmasse, und zwar am häufigsten im frontalen (vorderen) Bereich, im Bereich des Temporallappens und auch im Bereich des Hippocampus. Personen, die besonders deutliche Einbußen des Gehirnvolumens zeigten, schnitten bei Tests zur kognitiven Leistungsfähigkeit entsprechend schlechter ab und zeigten auch häufiger eine Minussymptomatik. Das Ausmaß der Volumenminde-

rung stand dabei in einem direkten Verhältnis zu dem Ausmaß der kognitiven Defizite und der Minussymptomatik.
Weiterentwicklungen der Bildgebungstechnik brachten noch zwei weitere interessante Befunde hervor:

- Die Volumenminderung des Gehirns bezieht sich überwiegend auf die graue Substanz, das heißt auf jene Bereiche des Gehirns, in denen die Nervenzellen dicht aneinander liegen und wo sich die Schaltstellen der Nervenzellen befinden. Es gibt allerdings auch Auffälligkeiten in der weißen Substanz, sodass man ursächlich Störungen in den Verbindungen zwischen den einzelnen Hirnregionen vermutet, was als »Disconnection« bezeichnet wird (Falkai u. a. 2015). Beeinträchtigungen in kognitiven und assoziativen Fähigkeiten und Störungen der Sinneswahrnehmung, die bei schizophrenen Störungen vorkommen, passen zu diesen Befunden.
- Die Struktur, in der die Nervenzellen zueinander angeordnet sind, ist bei Menschen, die an Schizophrenie erkrankt sind, in einigen Gehirnbereichen manchmal anders als bei den gesunden Personen ohne entsprechende Auffälligkeiten. Das heißt, die Verschaltungen zwischen den Nervenzellen zeigen nicht die sonst gewohnte bzw. beobachtete Ordnung. Auch diese Auffälligkeit ist mit den beobachteten Leistungseinbußen vereinbar.

Weiterhin konnten neuere Untersuchungen zeigen, dass es (zumindest) bei einem Teil der betroffenen Patientinnen und Patienten zu einem Verlust von grauer Substanz während des Krankheitsverlaufs kommt. Die Ursache dafür ist bisher jedoch unklar. Zwei mögliche Ursachen werden diskutiert: einerseits sogenannte degenerative Prozesse, die zum Zelluntergang führen. Dafür gibt es allerdings anders als zum Beispiel bei der Alzheimer'schen Erkrankung keinen klaren Hinweis. Andererseits könnte eine mögliche Ursache eine Beeinträchtigung bzw. Rückgang der Plastizität sein, die schließlich zu einer Reduktion der grauen Substanz führt.
Da die Plastizität des Gehirns von der jeweiligen Beanspruchung abhängt (bei beanspruchten Hirnregionen kann eine Volumenzunahme gemessen werden), so scheint diese Hypothese plausibel. Man könnte annehmen, dass die von einer Schizophrenie betroffenen Menschen Gefahr laufen, in einen Teufelskreis einzusteigen, der sich wie folgt charakterisieren ließe: Unter anderem bedingt durch (vermutlich unterschiedliche Einwirkungen und Er-

fahrungen entstandene) neuropsychologische Defizite geraten sie vermehrt unter Stress, zeigen ggf. akute Krankheitssymptome und werden in der Folge hospitalisiert und/oder gesellschaftlich isoliert. Dies läuft häufig auf ein zurückgezogenes, sozial depriviertes und wenig aktives Leben hinaus, was wiederum ungünstige Auswirkungen auf die Plastizität des Gehirns haben kann und damit eine weitere Verschärfung der Problematik (Zunahme von Leistungsdefiziten) und des Leidens begünstigt.

Der Erstbeschreiber des Störungsbildes der Schizophrenie wählte den Begriff »Dementia praecox« – die damit verbundene Hypothese ließ sich nicht aufrechterhalten, aber für einen Teil der Betroffenen lässt sich zeigen, dass ihr Hilfebedarf zunehmend steigt. Das dies zumindest zum Teil auch damit zusammenhängt, dass sie insbesondere in der Hospitalisation von wichtigen Anregungen ferngehalten werden und dadurch das Problem des Abbaus von Fähigkeiten künstlich verschärft wird, zeigen die Ergebnisse von Enthospitalisierungsprogrammen, in deren Folge manche Betroffenen wieder erstaunliche Fähigkeiten entwickeln können, die vorher versandet waren. Man weiß zudem nicht genau, inwieweit auch Medikamente im Sinne von Nebenwirkungen langfristig Beeinträchtigungen verursachen können.

So lässt sich Folgendes festhalten: Schizophrenen Erkrankungen liegen wohl Hirnentwicklungsstörungen zugrunde, die sowohl durch genetische Voraussetzungen als auch durch Umwelteinflüsse bedingt sein können. Neuronale Netzwerke sind dabei durch die gestörte Anordnung von Zellen und Synapsen anfällig für Über- und Untersteuerung (Stress) oder Fehlregulation. Gestörte Plastizität, bedingt durch genetische Konstellationen und Umweltfaktoren (insbesondere Stress und Isolation, Vereinsamung) spielen dabei mit hoher Wahrscheinlichkeit eine bedeutende Rolle. Medikamentös lässt sich nur ein Teil der Symptome beeinflussen und dies manchmal leider nur um den Preis schwerwiegender Nebenwirkungen.

Welches aber sind dann die therapeutischen Optionen?

Therapeutisches Fazit

Die therapeutischen Strategien stehen grob gegliedert auf den Säulen Pharmakotherapie, Psychotherapie und Soziotherapie/soziale Unterstützung.

Die pharmakologische Seite der Therapie basiert auf der Beeinflussung unterschiedlicher Rezeptorsysteme, wobei das dopaminerge System (auch das serotonerge System) eine besondere Rolle spielt. Mittels der Psychopharmaka (Neuroleptika) können manche akuten Symptome der Erkrankung meistens gut beeinflusst werden. Für eine effiziente und durchgängige Besserung neuropsychologischer Störungen und der Minussymptomatik gibt es allerdings bisher noch keine befriedigenden medikamentösen Ansätze. Auch muss erwähnt werden, dass sowohl die alten als auch die neuen Generationen von Medikamenten bei etwa gleicher Wirkstärke erhebliche, wenn auch unterschiedliche Nebenwirkungen hervorrufen.

Was die Psychotherapie betrifft, so entwickeln sich aus den unterschiedlichen Schulen heraus in den letzten Jahren spezielle Therapieprogramme, die meistens einen verhaltenstherapeutischen und psychoedukativen Ansatz verfolgen. Gezielte Trainingsprogramme können einzelne Fertigkeiten trainieren helfen. Galt die Psychotherapie bei den alten Psychiatern oft noch als kontraindiziert für Menschen mit einer Schizophrenie, so gewinnt sie heute immer mehr an Akzeptanz. Sie ist jedoch aufwendig und oft finden gerade Patienten mit der Diagnose Schizophrenie keine Therapeuten in ihrer Umgebung.

Für die sozialtherapeutische Arbeit lassen sich aus der neurobiologischen Betrachtung der Störung folgende Schlussfolgerungen ziehen:

Menschen mit schizophrenen Störungen können unter sehr unterschiedlichen Symptomen leiden. Die auffälligen Beschwerden wie Verfolgungswahn, Stimmenhören und irreale Befürchtungen sind dabei nur die Spitze des Eisbergs, die heute allerdings mit Medikamenten oft erfolgreich behandelt werden können. Neuropsychologische Leistungsstörungen (Kognition, Assoziation, soziales Einfühlungsvermögen, Arbeitsgedächtnis) sind nicht so »lärmende« Beeinträchtigungen, die aber sehr schwerwiegende biografische Folgen für die Betroffenen haben können.

Der Verlust des Arbeitsplatzes, soziale Isolation und wirtschaftlicher Niedergang sind häufig Folgen der Erkrankung, wobei die dadurch entstehende Reizarmut und mangelnde Herausforderung, bestimmte Fertigkeiten weiterzuentwickeln bzw. zu trainieren, das Problem verschärfen können. Hier muss die Soziale Arbeit ansetzen, indem über eine genaue Analyse der individuellen Defizite und Ressourcen geeignete Hilfemaßnahmen installiert werden. Das ist schwierig, zumal es herauszufinden gilt, welche Fähigkeiten so massiv eingeschränkt sind, dass sie durch Fremdleistung ersetzt werden müssen, und welche Fähigkeiten lediglich ein intensives Trainieren benötigen, um entwickelt werden zu können. Wie wichtig dabei Hoffnung und Vertrauen sind, habe ich im Kapitel »Die Spiegelung« dargestellt.

Nehmen wir das Beispiel eines inzwischen vierzig Jahre alten Mannes, der seit seinem zwanzigsten Lebensjahr an einer schizophrenen Psychose erkrankt ist. Nach zahlreichen Krankenhausaufenthalten, die vermutlich im Zusammenhang mit dem Absetzen seiner Medikamente und wegen akuter psychotischer Symptome (Stimmenhören, Verfolgungsideen) notwendig wurden, lebt er nun seit etwa zehn Jahren in einer eigenen Wohnung.
Seit Jahren geht er regelmäßig zur Arbeit in eine spezielle Einrichtung für psychisch kranke Menschen. Dort hat er inzwischen spezielle Fertigkeiten in der Herstellung von Drucken entwickelt und ist bei der Erledigung von Aufträgen beteiligt. In Phasen der Instabilität wird seine Tätigkeit vorübergehend von anderen Mitarbeitern übernommen, und sobald er wieder stabil ist, wird er wieder an seinem Arbeitsplatz eingesetzt.
Einmal wöchentlich trifft er sich mit einem Sozialpädagogen, der im Rahmen des Betreuten Wohnens mit ihm Dinge des alltäglichen Lebens klärt, die er allein nicht zu bewältigen vermag. Dazu gehören auch die Erschließung von neuen Freizeitaktivitäten und die Organisation von sozialen Kontakten. Das Ergebnis dieser Bemühungen ist ein nahezu normales, aktives Leben, mit vielen Anregungen und Veränderungen, mit Höhen und Tiefen, zwischenmenschlichen Kontakten und den Möglichkeiten, sich (und sein Gehirn) im Rahmen des Möglichen weiterzuentwickeln. Die sozialtherapeutischen Interventionen sind inzwischen vom Umfang her sehr begrenzt. Versucht man sich vorzustellen, wie die Lebenssituation und der Krankheitsverlauf dieses Menschen ohne entsprechende Hilfestellungen aussehen würden, dann wird die immense Bedeutung solcher Maßnahmen deutlich.

Nicht ohne Grund stehen im Fallbeispiel die Arbeit und Freizeitaktivitäten im Vordergrund. Das isolierte Training einzelner Fertigkeiten bzw. Leistungen ist oft schwierig und wenig sinnvoll. Wenn wir mit Menschen in Interaktion treten, dann werden unendlich viele neuropsychologische Leistungsbereiche automatisch geübt. Im Kontakt mit anderen Menschen üben wir permanent Aufmerksamkeit, Gedächtnis, Verbalisierung, Planung, Handlung, Empathie, und zwar egal, ob wir gemeinsam an einem Projekt arbeiten (gemeinsames Kochen), ein Spiel spielen oder einen Film ansehen und uns anschließend darüber unterhalten. Bewegung, Sport, Theater sind Möglichkeiten zur Empathie-Entwicklung; Witz und Humor, jede Form der intellektuellen Anregung kann hilfreich sein.
Es wird also auch aus neurobiologischer Sicht in der Sozialarbeit weiterhin von enormer Wichtigkeit sein, Situationen zu schaffen, in denen die von

schizophrenen Psychosen betroffenen Menschen aus ihrer Isolation heraustreten und an gesellschaftlichen Prozessen teilnehmen können, um somit Reize zu erhalten, die die Plastizität anregen, ohne akute Krankheitsschübe zu provozieren.

Wie schwierig das auch immer im Einzelnen sein mag, diese Form der Unterstützung darf nie aufhören bzw. muss sicherlich in manchen Regionen noch dringend ausgebaut werden.

Der Stationsausflug hatte auf den zu Beginn des Kapitels beschriebenen Patienten zunächst eine anregende und aktivierende Wirkung. Jedoch versagten am Abend, vielleicht unter dem Einfluss der Reizvielfalt und der ungewohnten Erschöpfung, die Bewältigungsmechanismen. Zudem wurde er mit dem enttäuschenden Faktum konfrontiert, dass er eben nicht wie der Stationsarzt Auto fahren konnte! Auch hinter dem Phänomen, dass der Stationsarzt zur Tante wurde, dürfte sich eine Psychodynamik verbergen. Angst und paranoide Befürchtungen setzten sich bei zunehmender Dunkelheit durch und brachten den jungen Mann in eine gequälte und leidvolle Situation, in der für ihn ein entspanntes Miteinander in der Gruppe nicht mehr möglich war. In diesem Fall konnten die beruhigende Wirkung der Musik und die verbale Bestätigung, dass es keine Gefahr gebe, die Symptome beseitigen – was natürlich nicht immer so leicht gelingt.

Oftmals kommen in einer solchen Situation erst einmal Medikamente zum Einsatz, die eine beruhigende Wirkung haben, die die Ängste nehmen und die Voraussetzung dafür schaffen, dass die betroffenen Menschen trotz ihrer Erkrankung aktiv am Leben teilnehmen können. Konkret heißt das für den Patienten vielleicht auch, ihn bei der Verarbeitung erlebter Einbußen und Einschränkungen zu unterstützen, Trauerarbeit anzuregen.

In der Sozialarbeit wird es neben einer sensiblen Wahrnehmung der individuellen Ressourcen und Defizite darauf ankommen, Belastungsgrenzen und ausbaubare Fähigkeiten jedes einzelnen Klienten zu erkennen. Mit rein hospitalisierenden und pharmakologischen Maßnahmen können wir lediglich Eskalationen von Krisen vermeiden helfen. Das Wissen um die neurobiologischen Vorgänge kann uns aber helfen, von der Oberfläche gezielt tiefere Regionen anzusteuern, indem wir nicht in erster Linie die Beseitigung von Krankheitssymptomen ins Visier nehmen, sondern den Menschen vielfältige Angebote zur Entwicklung ihrer beeinträchtigten Fähigkeiten machen. Und hierbei spielt die Soziale Arbeit natürlich eine außerordentlich wichtige Rolle.

So lassen sich folgende Punkte festhalten:

a) Auch wenn gemeinsame Symptome zur Diagnose schizophrener Störungen führen, die einzelnen betroffenen Menschen zeigen ein jeweils hochindividuelles Muster von Defiziten, aber auch von Ressourcen. Die Erklärung dafür leitet sich aus den ätiologischen Modellen ab. Sowohl die genetischen Voraussetzungen als auch die Umweltbedingungen, die Entwicklungsprozesse des Gehirns bestimmen, sind individuell ausgeprägt.
b) Nur wenn Beeinträchtigungen und Befähigungen von den Helferinnen und Helfern gesehen werden, besteht die Möglichkeit, effiziente Hilfemaßnahmen zu installieren, die nicht zum Versiegen vorhandener Fähigkeiten führen, sondern trotz Krankheitsgeschehen mit Entwicklung (Plastizität des Gehirns!) und sozialer Integration vereinbar sind.
c) Im Kontakt mit den betroffenen Menschen und ihren Familien geht es darum, ein Verständnis für das Wesen der Erkrankung und dann therapeutische Notwendigkeiten zu erarbeiten und sowohl Schuldzuweisungen als auch Selbstvorwürfen konstruktiv zu begegnen.
d) Es darf nicht vergessen werden, dass Defizite nicht allein durch die Erkrankung oder als Nebenwirkungen von Medikamenten entstehen, sondern dass sie auch Resultat einer gut gemeinten, aber in der Auswirkung fatalen Entbindung von Aufgaben der Lebensbewältigung sein können.
e) Insbesondere nach akuten Krankheitsschüben ist es oft erforderlich, über ein spezielles Training (etwa im Rahmen von Ergotherapie) die Menschen wieder an Tätigkeitsfelder heranzuführen und ihnen in dieser Phase Mut zu machen.
f) Hinweise der Patientinnen und Patienten, dass sie sich überfordert fühlen, sollten dringend ernst genommen und nicht als Faulheit oder Charakterschwäche interpretiert werden, denn die Belastungs- und Leistungsfähigkeit kann bei diesen Erkrankungen tatsächlich erheblich eingeschränkt sein. Eine länger andauernde Überforderung würde als andauernder Stress das Rückfallrisiko erheblich erhöhen.
g) Betrachtet man die Vielfältigkeit der durch schizophrene Erkrankungen ausgelösten Störungen des Erlebens und Verhaltens, so ist klar, dass nur ein gleichberechtigtes multidisziplinäres Vorgehen sinnvoll sein kann, wobei zu unterschiedlichen Zeitpunkten jeweils die medikamentöse, die ergotherapeutische, psychotherapeutische oder aber auch die sozialtherapeutische Intervention im Vordergrund der Bemühungen stehen kann.

h) Eine effiziente, frei von hierarchischem und ideologischem Denken gestaltete Kommunikation zwischen den einzelnen Helfersystemen ist unbedingt erforderlich.
i) Es darf nicht vergessen werden, dass einige Menschen trotz idealer Bemühungen im Progress der Erkrankung zunehmend Störungen entwickeln können, die einer umfangreicheren Hilfe bedürfen.
j) Es darf auch nicht vergessen werden, dass heute viele Menschen mit dieser Diagnose ein aktives und sozial integriertes Leben führen können, wenn sie die richtige Unterstützung erhalten.

Angststörungen

Erscheinungsweisen

Angststörungen können sich auf Situationen beziehen (Soziale Phobie, Agoraphobie etc.), auf Objekte (etwa Spinnenphobie oder Hundephobie) oder auch spontan auftreten (vielleicht bei einer nächtlichen Panikstörung). Im letzteren Fall sind es meistens die eigenen Gedanken der Menschen, die ihnen große Angst machen. Psychische Störungen nach ungewöhnlichen Belastungssituationen und Traumata werden auch zu den Angststörungen gezählt. Ebenso Zwangsstörungen, da die betroffenen Menschen meistens erhebliche Angstgefühle entwickeln, wenn sie ihre Zwänge nicht ausführen können.
Wir gehen heute davon aus, dass etwa 10 Prozent der Bevölkerung unter behandlungsbedürftigen Störungen der Angst leiden, wobei der Anteil der Frauen höher liegt. Untersuchungen an Patientinnen und Patienten in Allgemeinarztpraxen ergaben sogar, dass etwa 50 Prozent der Befragten Angst als subjektive Beschwerden angaben, davon 20 Prozent in behandlungsbedürftigem Umfang.
Ich möchte mit einem ausführlichen Fallbeispiel fortfahren.

Eine 34 Jahre alte Mutter von zwei Kindern (sechs und acht Jahre) konsultiert auf Anraten ihres Neurologen die psychiatrisch-psychotherapeutische Praxis. Den Neurologen hatte sie aufgesucht, da schon eine Weile immer wieder Kopfschmerzen auftraten. Im weiteren Bekanntenkreis war jemand an einem Hirntumor erkrankt und sie selbst hat nun auch große Angst, ebenso erkrankt zu sein. Die Untersuchungen bei dem Neurologen und auch Bilder ihres Gehirns ergaben jedoch einen völligen Normalbefund.
In den ersten Gesprächen wird deutlich, dass sie immer noch stark vermutet, an einer unheilbaren und bald tödlich endenden Krankheit des Gehirns zu leiden, die nur noch nicht entdeckt sei.
Obwohl die äußeren Parameter ihrer Biografie und ihres aktuellen Lebens völlig unauffällig wirken (Schule, Ausbildung, Beruf, dann Ehe und Geburt zweier Kinder), zeigen sich bei genauerer Befragung doch einige Besonderheiten:

Sie hat es in ihrem Leben immer vermieden, allein zu leben. Als sie ihre Ausbildung in einer anderen Stadt begann, zog sie aus dem Elternhaus in eine Wohngemeinschaft mit einer angehenden Ärztin. Mit ihr verstand sie sich gut, es gab lediglich Streitigkeiten, wenn es sich mal ergab, dass die Patientin einen Abend allein in der Wohnung sein würde. Sie versuchte das mit aller Gewalt zu vermeiden, und wenn es nicht zu vermeiden war, dann fuhr sie kurzerhand zu ihren Eltern. Alleinsein war ihr anscheinend ein Gräuel.
Die Angst vor dem Alleinsein ist auch in der Ehe zu beobachten, sodass sie bei Dienstreisen ihres Mannes mit den Kindern zu den Eltern fährt. Es gibt aber noch eine Menge anderer Ängste. Das Fahren in einem Fahrstuhl ist ihr nicht möglich und sie schleppt in regelmäßigen Abständen ihre beiden Kinder in den siebten Stock eines Ärztehauses, in dem der Kinderarzt seine Praxis hat, es sei denn, sie kann sich vor dem Aufzug mit einer anderen Mutter verabreden und absichern, dass sie nicht allein im Aufzug fahren muss. Sie hat auch große Angst, über Brücken zu gehen und vermeidet dies, wo sie nur kann. Sie berichtet ferner, dass sie befürchtet, ihre Kinder aus dem Fenster zu werfen – eine ihrer größten Ängste, die sie sonst niemandem erzählen kann, da sie sich allein für den Gedanken unendlich schämt.
Wegen ihrer multiplen Ängste gibt es neben ihrer Familie nur noch wenige soziale Kontakte, und da sie eigentlich lebenslustig und gesellig ist, bedrückt sie das sehr. Sie berichtet von ihren Eltern, dass beide schon immer sehr ängstlich gewesen seien und sie immerfort auf mögliche Gefahren hingewiesen hätten, bis zum heutigen Tag.
Ihren Mann beschreibt sie hingegen als eine Art Draufgänger, der das Gefühl Angst nicht wirklich kenne. Er betreibe viele gefährliche Sportarten (Skifahren, Klettern, Drachenfliegen), obwohl er als junger Mann auf seinem Motorrad mit überhöhter Geschwindigkeit aus einer Kurve geflogen ist und seitdem mit einer nicht unerheblichen Gehbehinderung leben muss. Er arbeitet in leitender Position in einer großen Firma und kommt selbst aus einer Familie, in der Angst und Gefahren kein großes Thema waren.
Eins ihrer Kinder zeigt deutliche Züge eines ausgeprägten Draufgängertums, läuft zum Beispiel schon im Alter von drei Jahren immer mal wieder weg, um dann von Nachbarn zurückgebracht zu werden. Der andere, ihr Liebling, ist ein schüchternes und vorsichtiges Kind, das oft die Nähe der Mutter sucht.

Angst – ein überlebenswichtiges Gefühl, das uns daran hindern kann, zu schnell in die Kurve zu fahren oder den falschen Menschen zu vertrauen, das uns aber auch daran hindern kann, einen Aufzug zu benutzen, für das Leben wichtige Kontakte aufrechtzuerhalten oder notwendige Handlungen auszuführen. Angst – ein Phänomen von existenzieller Bedeutung, ein Zuviel und ein Zuwenig können jeweils Störungen verursachen, wie das obige Beispiel anschaulich verdeutlicht.

Bei einem Übermaß an Angst kann die Anwesenheit vertrauter Menschen eine erhebliche regulative Funktion übernehmen, was zu stabilen Bindungen führt, über das Einengen allerdings auch zu instabilen Bindungen, da die Freiheitsgrade der nicht ängstlichen Menschen möglicherweise erheblich eingeschränkt werden.

Angst ist ein subjektives Gefühl, das wohl am ehesten dann entsteht, wenn wir uns bewusst werden, dass unser Organismus auf Alarm geschaltet ist. Viele Menschen beschreiben zunächst die körperlichen Phänomene (typisch sind Schwindel, Druck auf der Brust, Kloß im Hals, trockener Mund etc.) und sind sich nicht wirklich im Klaren darüber, dass ihr Angstsystem oder Alarmsystem aktiviert ist.

Wird das Angstsystem aktiviert, so hat das, wie bereits erwähnt, Auswirkungen auf den gesamten Organismus. Die Sinnesorgane schicken über entsprechende Nervenfasern (Afferenzen) Informationen an das Gehirn. Diese Informationen werden verschiedentlich umgeschaltet und erreichen zunächst den Thalamus. Von dort aus kommt es zu einer Weiterleitung auf zwei unterschiedlichen Wegen, einem schnellen, »unbewussten« und einem langsamen, »bewussten«. Der schnelle Weg führt (wie eine Autobahn) unmittelbar zum Mandelkern (Amygdala), der langsamere Weg führt (wie eine Landstraße) über die sensorische Hirnrinde, in der es zu einer bewussten Wahrnehmung kommen kann. Von dort geht es wiederum weiter zum Mandelkern.

Außerdem werden die eingehenden Informationen noch mit Erinnerungen abgeglichen, dazu wird die Funktion des Hippocampus benötigt. Schließlich kommt es auch noch zu einer subjektiven bewussten Bewertung der wahrgenommenen Reize, die über vordere Rindenstrukturen des Gehirns läuft. Auch das Ergebnis dieser Bewertung bestimmt mit, wie aktiv der Mandelkern wird.

Der Mandelkern selbst lässt sich in drei eigene Kerngebiete aufteilen: der laterale Kern (hier kommen die Angst erregenden Impulse an), der zentrale Kern (über diesen werden die Impulse an Strukturen weitergeleitet, die zu einer Erregung des Organismus, also zur Aktivierung des Alarmsystems führen) und zuletzt der basale Kern, über den Impulse geleitet werden, die für aktives Handeln sorgen.

Abbildung 12 Die beiden Angst verarbeitenden Systeme in der Amygdala (passiv und aktiv) – Modell für Pathophysiologie und Therapie bei Angsterkrankung (nach LeDoux und Gorman 2001)

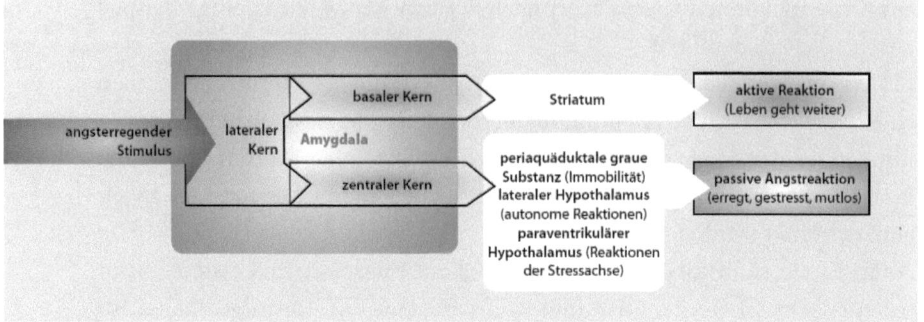

Selbstaktivierung des Mandelkerns

An dem folgenden Beispiel zeigt sich eine exemplarische Angstreaktion. Darüber hinaus wird deutlich, dass der Mandelkern auf unfreundliche Gesichter tendenziell und grundsätzlich mit einer erhöhten Aktivität reagiert, wobei das Ausmaß der Reaktion unter anderem von genetischen Voraussetzungen abhängig ist (Genpolymorphismus in der Promotor-Region des Serotonintransporter-Gens, Hariri u. a. 2002).

Frau A. (23) wird von besorgten Freunden in die psychiatrische Praxis gebracht. Sie selbst sagt zunächst nichts, sondern schaut zu Boden bzw. vermeidet den Blickkontakt. Man mache sich Sorgen um sie, erzählen die Freunde.
Sie gehe seit einigen Wochen nicht mehr allein aus dem Haus und kümmere sich auch nicht mehr ausreichend um ihre Angelegenheiten. Sie sei in letzter Zeit stark abgemagert und habe auch kein Geld mehr, um sich mit Lebensmitteln zu versorgen. Der Freundeskreis ist offensichtlich überfordert und am Ende seiner Möglichkeiten.
Von Frau A. ist schließlich zu erfahren, dass sie schon als Kind recht ängstlich war. Nachdem sich die Eltern getrennt hatten – sie war zu diesem Zeitpunkt 14 Jahre alt –, sei das Leben für sie schwierig geworden. Sie habe sich oft allein und einsam gefühlt, da die Eltern beide sehr mit sich selbst beschäftigt gewesen seien. Obwohl sie früher eine gute Schülerin war, sei sie in der Schule mit den Noten abgerutscht und schließlich nicht mehr hingegangen.

Seitdem habe sie immer mal wieder Anläufe unternommen, einen Schulabschluss zu erreichen, eine Ausbildung anzufangen oder zu jobben, sei jedoch nie längerfristig erfolgreich gewesen. Meistens sei sie aus Angst vor dem eigenen Versagen einfach nicht mehr hingegangen.
In den letzten Jahren lebte sie von Sozialhilfe. Nach einem für sie kränkenden Erlebnis mit einem Mitarbeiter des Sozialamtes (der habe sie sehr unfreundlich und »genervt« behandelt) hat sie längst auch den Weg zum Sozialamt eingestellt, was letztlich zu der aktuellen Situation führte.

Versuchen wir uns nun vorzustellen, was in dem Gehirn dieser Frau abgelaufen sein könnte, als sie ihren letzten Besuch beim Sozialamt hatte:
Frau A. sitzt seit Wochen zu Hause und geht keiner Tätigkeit mehr nach. Der Gedanke, dass sie ihr Leben nicht in den Griff bekommt und die damit verbundene Scham setzen sie immer dann unter Druck, wenn sie daran denkt: Der Mandelkern wird aktiv – durch subjektive Bewertung der eigenen Situation. Sie weiß keinen Ausweg und auf dem Weg zum Sozialamt wächst ihre Angst vor Entwertung und Zurückweisung (weitere Aktivierung des Mandelkerns durch inneres Erleben und subjektive Bewertung, eine sogenannte Erwartungsangst). Auf dem Amt sind viele ihr fremde Menschen, was sie nicht mehr gewohnt ist, und sie erlebt die Menschen als bedrohlich. Sie spürt eine zunehmende Spannung in sich aufsteigen (über den zentralen Kern des Mandelkerns vermittelt, kommt es zu einer Aktivierung des gesamten Stresssystems).
Als sie an die Reihe kommt und in das Gesicht des Sachbearbeiters schaut, der vielleicht nach einigen unerfreulichen Erlebnissen mit anderen Kunden alles andere als freundlich schaut, kommt es zu einer weiteren Aktivierung ihres Mandelkerns, direkt über den schnellen Weg, indirekt darüber, dass sie seine Mimik bewusst wahrnimmt und sich denkt: »Der sieht nicht so aus, als sei er mir freundlich gesonnen«. Seine Frage »Was wollen Sie?« hört sie noch, doch dann spürt sie, wie ihr Herz zu rasen anfängt. Adrenalin überflutet ihren Körper und Noradrenalin ihr Gehirn. Sie erlebt einen starken Druck auf der Brust und hat das Gefühl, keine Luft mehr zu bekommen. Unter dem Einfluss der Stresshormone weiten sich ihre Pupillen und sie sieht ihr Gegenüber nur noch verschwommen. Das von Stresshormonen überflutete Gehirn ist nun zu konstruktiven Leistungen nicht mehr in der Lage. Sie kann sich nicht mehr erinnern, was sie eigentlich sagen wollte, was die Scham und die Angst, sich zu blamieren, erhöht und den Mandelkern weiter anfeuert. Sie dreht sich um und geht so schnell, wie sie kann, aus dem Raum ins Freie

und dann in die vermeintliche Sicherheit zu Hause. Nie wieder wird sie zum Sozialamt gehen, brennt sie sich in ihr Gedächtnis ein (durch die Hippocampusstruktur vermittelt), denn so ein Gefühl will sie nie mehr haben.
Die Nervenbahnen des zentralen Kerns im Mandelkern haben wieder eine Verstärkung erfahren und das Prinzip »Vermeidung« funktioniert nun noch perfekter. Daneben existiert nun die im Gedächtnis abgelegte Erfahrung, dass selbst lebensnotwendige Aktivitäten nicht mehr gelingen, und gesellt sich zu den zahlreichen Erfahrungen, ständig an Lebensaufgaben zu scheitern. Auf der Ebene des Bewusstseins generiert sie Sätze wie »Ich schaffe überhaupt nichts«, »Ich tauge nicht für diese Welt«, »Ich bin nichts wert«, »Ich brauche es gar nicht mehr zu versuchen«.
Mit dem Heraustreten aus der Situation lassen die körperlichen Erregungen etwas nach, der Puls beruhigt sich und die Anspannung wird etwas erträglicher. Frau A. zieht daraus den Schluss, dass es einmal mehr keine andere Möglichkeit gab, als ein angestrebtes Ziel aufzugeben.
Eine medikamentöse Behandlung lehnt die junge Frau ab. Sie hat Angst vor Medikamenten, befürchtet, dass dadurch ihre Persönlichkeit verändert wird, dass sie abhängig wird oder Nebenwirkungen erleidet. Menschen mit viel Angst lehnen aus diesen und ähnlichen Gründen häufig auch die Medikamente ab.
Die Einleitung einer Psychotherapie wird empfohlen. Doch bis eine solche Therapie beginnen kann und Wirkung zeigt, wird einige Zeit vergehen.
Es wird ein Kontakt zu einer psychosozialen Beratungsstelle hergestellt und die junge Frau erhält am nächsten Tag Besuch von einer Sozialpädagogin.
Diese begegnet ihr mit betont freundlicher Mimik und vereinbart mit ihr einen Termin, um gemeinsam das Sozialamt aufzusuchen. Im Vorfeld wird genau besprochen, welche Dinge zu erledigen sind, und die Betreuerin garantiert, dass sie einspringen wird, wenn Frau A. nicht mehr weiterweiß, und nicht eher ruhen wird, bis alle wichtigen Angelegenheiten erledigt sind. Sie wird auch mit der Klientin gemeinsam Telefonnummern von Therapeuten heraussuchen und zu einem ersten Termin mitgehen. Die Betreuerin übernimmt sozusagen vorübergehend die bei der Patientin durch die Angst gelähmten Anteile von Funktionen des Gehirns, bis diese wieder aktiv werden können und durch Erfolge eine Stärkung erfahren.
Die Klientin weiß nun, dass sie nicht mehr allein ist und dass es Möglichkeiten gibt, die anstehenden Probleme zu lösen. Sie kann sich beruhigen, das Stresssystem wird heruntergefahren und sie hat in zunehmendem Maße wieder einen Zugriff auf Strukturen ihres Gehirns, die konstruktives Problem-

lösen ermöglichen. Ihr Mandelkern beruhigt sich und Bahnen im basalen Kerngebiet des Mandelkerns, die aktive Reaktionen verschalten, werden gestärkt. Sie macht die Erfahrung, dass sie durch die Anwesenheit und Hilfe eines Menschen ruhiger wird, sich wohler fühlt und Aufgaben lösen kann, an denen sie allein gescheitert ist. Idealerweise setzt sie diese Erfahrung um, indem sie sich vermehrt um soziale Kontakte bemüht und sich von ihrer vorherigen Einstellung, sie müsse alles allein schaffen (die vielleicht in dem Trennungsszenario der Familie entstanden ist), allmählich verabschiedet.

Therapeutisches Fazit

Angst ist ein überlebenswichtiges Phänomen, das einerseits als körperlich-objektiv (Alarmsituation) und andererseits als subjektives Gefühl erlebt werden kann. Sowohl ein Zuviel als auch ein Zuwenig an Angst können erhebliche Probleme verursachen.
Eine Übersteuerung des Angstsystems spielt bei vielen seelischen Störungen mit eine Rolle. Ein überaktives Angstsystem kann jedwede Kreativität und jedes konstruktive Problemlösen zum Erliegen bringen.
Die Frage, wie hoch die Reaktivität des Angstsystems bei dem einzelnen Menschen ist, hängt von genetischen Voraussetzungen, biografischen Erfahrungen (wobei die frühen Erfahrungen eine besondere Rolle spielen), aber auch von der aktuellen Stressbelastung der Betroffenen ab. Allein die Anwesenheit anderer (als nicht »feindlich« gesinnt wahrgenommener) Menschen kann das Angstsystem herunterregulieren. Ein chronisch hoch reguliertes Angstsystem kann die Neuroplastizität des Gehirns beeinträchtigen, wichtige regenerative Prozesse auf neuronaler Ebene werden gehemmt. Das kann je nach Veranlagung zur Depression oder auch in die Psychose führen.

Für die psychosoziale Arbeit heißt das:

a) Die Vermittlung konkreter Hilfeangebote und die Herstellung neuer Hoffnung, der Angst nicht hilflos und allein ausgeliefert zu sein, ist ein unverzichtbares Instrument in der Behandlung von schweren Angststörungen, wie auch in der Behandlung vieler anderer seelischer Störungen.
b) Neben der konkreten Hilfe in der Sozialen Arbeit ist es auch wichtig, Betroffene zu ermutigen, soziale Bindungen einzugehen (ggf. vorübergehend Selbsthilfegruppen oder therapeutische Gruppen) und dabei anfangs behilflich zu sein.

c) Vergessen Sie nicht: Ein Lächeln oder eine freundliche Geste können das Angstsystem beruhigen. Und es hebt auch Ihre eigene Stimmung.
d) Vergessen Sie auch nicht: Wie bei Medikamenten gewöhnen wir Menschen uns auch an die beruhigende Wirkung von Menschen. Ist eine Stabilität wiederhergestellt, so ist ein behutsames und ausschleichendes »Absetzen« professioneller Kontakte anzuraten, wenn man keinen Rückfall in den Kreislauf der Angst provozieren möchte.
e) In jeder Kultur gibt es eine Vielzahl von etablierten Verfahren, die der Entspannung dienen und Menschen helfen können, aus der Angst und begleitenden körperlichen Zuständen herauszufinden. Es macht Sinn mit Klient*innen auf die Suche zu gehen, welche Verfahren ihnen bereits vertraut sind oder auch welche Verfahren für sie infrage kommen könnten (siehe das Kapitel »Gehirn, Entspannung, Meditation und Achtsamkeit«).

Depressive und bipolare Störungen

Erscheinungsweisen

Wer kennt das nicht? Durch den Tod oder auch durch einen unlösbaren Konflikt wird die Beziehung zu einem vertrauten Menschen zerrissen. Oder ein uns sehr wichtiges »Projekt« scheitert, wir verlieren ein Stück Gesundheit, Geld oder gesellschaftliche Anerkennung, wir werden von Menschen, zu denen wir gerne gehören möchten, zurückgewiesen. Die natürliche Reaktion auf solche und ähnliche Erlebnisse ist Traurigkeit, manchmal auch Verzweiflung und Mut- bzw. Ratlosigkeit, oftmals resultieren daraus Rückzug, Resignation und damit verbunden Inaktivität.
Andersherum: Wir verlieben uns, treffen einen uns wichtigen Menschen nach langer Zeit wieder, wir haben Erfolg, ernten Zustimmung von uns wichtigen Menschen oder gewinnen ein Spiel. Dies wird eher gute Gefühle erzeugen, wir fühlen uns lebendig, leicht und beschwingt, fröhlich und aktiv, wir brauchen weniger Schlaf, trauen uns mehr zu und begegnen dem Leben aktiv, neugierig und mit Zuversicht.
Ein natürlicher Prozess der Wechselwirkung von Umwelt und Gehirn. Die Erfahrungen, die wir mit der Umwelt machen, verändern den Stoffwechsel und die Funktion unseres Gehirns, als Resultat entstehen unterschiedliche Affekte (lat. = »Gemütszustand«). Haben Sie gestern Abend zu lange gefeiert und Ihre Nervenzellen sind ermattet und in ihrer Funktion vielleicht etwas gestört, durch zu viele Reize, vielleicht auch durch einige Stimulanzien (etwa Alkohol, Nikotin), so werden Sie diese Zeilen in einem anderen Gemütszustand lesen, als wenn Sie ausgeschlafen, frisch und neugierig sind.
Man könnte sagen, die Natur hat es so eingerichtet, dass wir auf vitale, das Leben begünstigende und Sicherheit gebende Aspekte eher mit einer guten Stimmung reagieren. Diese finden wir schließlich angenehm und werden alles tun, um diese guten Gefühle möglichst oft erleben zu können.
Die eher traurig stimmenden Erlebnisse (Verlust, Niederlage, Einsamkeit, Wiederholungen, Eintönigkeit, Schmerzen, Hunger, Durst) werden wir in der Regel zu vermeiden suchen, und wenn dies nicht gelingt, dann erfinden wir Menschen uns Rituale, die uns die Bewältigung schwer erträglicher, aber unvermeidlicher Erlebnisse erleichtern (Trauerfeiern u. v. m.).

Unterschiedliche affektive Zustände gehören zu unserem Leben natürlicherweise dazu und spielen für motivationale Prozesse eine enorme Rolle.
Auf der Ebene des Gehirns geht die Erfahrung positiver Belohnungsszenarien tendenziell mit einer gesteigerten Stoffwechselaktivität in der linken präfrontalen Hirnrinde (linker medialer präfrontaler Cortex) einher, während bei negativen Emotionen, Schmerzen und Isolation eher Regionen in der rechten vorderen Hirnrinde (rechter medialer präfrontaler Cortex) aktiv sind (O'Doherty u. a. 2001; Eisenberger u. a. 2003).

Wenn wir von »Störungen der Affekte« sprechen, so handelt es sich um ähnliche wie die oben beschriebenen Phänomene, nur in anderen qualitativen und zeitlichen Dimension. Kommt es bei Krebs zu unkontrollierten Zellwucherungen, so kann es bei einer Störung der Affekte zu unkontrollierbaren Entgleisungen der Gefühle in die eine oder andere Richtung kommen. Grob unterscheiden wir zwischen der Depression und der Manie. Hier wird es überwiegend um Depressionen gehen, da Manien ein vergleichsweise seltenes Phänomen darstellen.
Von einer depressiven Episode reden wir nach ICD-10 dann, wenn entsprechende Symptome länger als zwei Wochen bestehen, für die Diagnose einer manischen Episode reicht bereits eine Woche.
Früher sprach man von »exogenen« (durch äußere Erlebnisse verursachten) und »endogenen« (von innen kommenden) Depressionen, bei denen ein äußeres auslösendes Ereignis nicht identifizierbar war. Diese Einteilung ist heute weitgehend aufgegeben worden.

Tabelle 3 Charakteristika depressiver Episoden nach ICD – 10

Typische Symptome (Kernsymptome)	• Depressive Stimmung • Verlust von Interesse und Freude • Erhöhte Ermüdbarkeit
Andere häufige Symptome (Zusatzsymptome)	• Verminderte Konzentration und Aufmerksamkeit • Vermindertes Selbstwertgefühl und Selbstvertrauen • Schuldgefühl und Gefühl von Wertlosigkeit • Negative und pessimistische Zukunftserwartung • Suizidgedanken, Selbstverletzung, Suizidhandlungen • Schlafstörungen • Verminderter Appetit

Tabelle 4 Charakteristika manischer Episoden nach ICD – 10

Typische Symptome	• Gehobene Stimmung • Gesteigerter Antrieb und Initiative • Vermindertes Schlafbedürfnis
Andere häufige Symptome (Zusatzsymptome)	• Verminderte Konzentration und Aufmerksamkeit • Gesteigertes Selbstwertgefühl und Selbstvertrauen • Größenideen, maßloser Optimismus • Unangemessene Verliebtheit • Gereiztheit und Aggressivität

Die Störungen werden derzeit nach ihrem Schweregrad eingeteilt (leicht, mittel, schwer, ohne und mit wahnhaften Phänomenen) sowie nach ihrer Verlaufsform (unipolar oder bipolar, einfach oder rezidivierend). Weitere Details zur modernen Diagnostik sind am besten in den Handbüchern der gängigen Diagnosesysteme nachzulesen (ICD-10, ab Januar 2022 ICD-11, DSM-V).

Einseitige Entgleisung

Die Auswirkungen auf das Leben der Menschen und ihre Umgebung können sich je nach Verlaufsform und Schwere der Störung sehr unterschiedlich gestalten.
Nehmen wir das folgende Beispiel:

Eine 55-jährige Patientin leidet seit dem 17. Lebensjahr unter wiederkehrenden depressiven Episoden. Sie verbrachte bereits einige Monate in Kliniken, versuchte sich zweimal das Leben zu nehmen, konnte sich allerdings jedes Mal wieder gut erholen. Sie absolvierte mit Unterbrechungen eine Ausbildung in einem großen Betrieb, arbeitete lange in ihrem Beruf und wurde vor zwei Jahren wegen wiederholt andauernder Krankheitsphasen vorläufig berentet. Anfang dreißig hatte sie (wahrscheinlich in einer eher maniformen Phase) ein vermietetes Mehrfamilienhaus gekauft, durch das sie inzwischen zusätzliche Einkünfte erzielt.
Heute gibt es eine gesetzliche Betreuerin, die ihr bei der Regelung ihrer finanziellen Angelegenheiten hilft und sich insbesondere dann einschaltet, wenn die Patientin in einer depressiven Phase Zahlungsaufforderungen

nicht mehr nachkommt, sich insgesamt um nichts mehr kümmert oder wenn sie in einer maniformen Phase durch die Straßen zieht und Geld verschenkt. Sie nimmt regelmäßig Medikamente, die einen Ausbruch der Manie verhindern sollen, und in Phasen der Depression auch Antidepressiva. Sowohl die depressiven wie auch die maniformen Phasen entstehen bei genauerem Hinsehen meistens im Kontext von seelischen Belastungen, die entweder durch berufliche Konflikte oder durch familiäre Probleme ausgelöst werden.

Es handelt es sich hier am ehesten um den Verlauf einer bipolaren Störung. Man könnte annehmen, dass es wechselnd zu einer Hyperaktivität in dem rechten und linken frontalen Rindengebiet kommt, dazwischen gibt es Phasen einer ausgeglichenen Stoffwechsellage.
Ein anderes Beispiel:

Eine junge Mutter, die nach der Geburt ihres ersten Kindes – trotz vorherigem Kinderwunsch und trotz Vorfreude – nichts für ihr Kind empfinden kann, entwickelt eine zunehmende Traurigkeit und Verzweiflung, schämt sich für sich selbst und muss immer häufiger daran denken, dass sie sich am liebsten umbringen würde. Sie zieht sich von allen Kontakten zurück und wird schließlich von ihren Eltern und dem Ehemann in die Klinik gebracht. Dies verstärkt zunächst ihre Gewissheit bezüglich ihrer Wertlosigkeit und sie kommt in eine schwere suizidale Krise. In der Klinik geht es zunächst darum, eine sichere Situation zu schaffen und sie ggf. auch an selbstschädigenden Handlungen zu hindern.
Erst nach rund drei Wochen der Behandlung mit stützenden Gesprächen, Unterstützung bei der Versorgung ihres Kindes und auch antidepressiver Medikation kann sie sich allmählich erholen, nach und nach die Versorgung ihres Kindes wieder übernehmen und schließlich nach Hause entlassen werden.
Zwei Jahre später stellt sie sich erneut in der Praxis vor, allerdings nur, um mitzuteilen, dass es ihr gut gehe und sie inzwischen ein weiteres Kind bekommen habe, ohne dass es zu erneuten Depressionen kam.

Hier kann man sich vorstellen, dass unter dem Einfluss einer massiven lebensverändernden Situation und ggf. auch mitvermittelt durch die veränderte hormonelle Situation sowie vielleicht durch den Stress hoher Selbstansprüche an die Rolle als Mutter eine vorher stabile Stoffwechselsituation des

Gehirns einseitig entgleist. Die Erfahrung, die Krise bewältigt zu haben, mit der neuen Lebenssituation einen Umgang finden zu können und auch die Stabilisierung der hormonellen Situation konnten dabei zur Wiederherstellung der alten Sicherheit und ausgeglichenen Gehirnaktivität beitragen.

Ein Mann Anfang dreißig leidet unter wiederkehrenden heftigen Depressionen. Seine Mutter, die selbst seit Jugendjahren wegen Depressionen in Behandlung ist, lebte zunächst mit ihm und dann mit seinem Stiefvater zusammen. Der Stiefvater war Alkoholiker und der Patient musste früh miterleben, wie dieser seine Mutter und auch ihn im Rausch verprügelte. Die Situation eskalierte und er kam im Alter von acht Jahren in ein Heim. Er absolvierte die Schule, konsumierte allerdings schon früh Alkohol und Haschisch – wahrscheinlich die einzige wirkungsvolle und zuverlässige Beruhigung und Freude, die er sich verschaffen konnte.
Im Alter von zwanzig Jahren kam es zur ersten stationären Behandlung wegen schwerer Depressionen. Zwischen seinen Krankheitsphasen schaffte er es dennoch, die Ausbildung als Krankenpfleger zu absolvieren. Im Berufsalltag und auch im Beziehungsleben führten allerdings schon geringe Konflikte (Kritik, Anforderungen) immer wieder dazu, dass er in depressive Stimmungen rutschte und Behandlungen notwendig wurden.
Aktuell lebt er in einem Wohnheim für Menschen mit seelischen Störungen, arbeitet dort in einer Werkstatt und hat einmal die Woche Gespräche mit einem Sozialtherapeuten, der ihm auch hin und wieder bei der Erledigung wichtiger Angelegenheiten hilft, die er aus eigenem Antrieb nicht bewältigen kann. Er nimmt außerdem regelmäßig an einer Selbsthilfegruppe für Menschen mit depressiven Störungen teil, was er selbst als hilfreich und stabilisierend beschreibt. In Phasen stärkerer Depressivität nimmt er zusätzlich Antidepressiva. Unter diesen Medikamenten, so sagt er, sei die Stimmung erträglicher und die Krisen nicht so tief.

Man könnte sich vorstellen, dass das Gehirn des Mannes aus dem letzten Fallbeispiel schon früh gelernt hat, eher die rechten vorderen Rindenareale zu aktivieren, und diese schon bei geringen Auslösern wieder aktiv werden. Die früh angelegten und nachfolgend immer wieder gefestigten Netzwerke für das negative Gefühlsspektrum tendieren dazu zu dominieren. Ein aktives, den Anforderungen der Umwelt gerecht werdendes Leben mit sozialen Kontakten und beruflichen Erfolgen bedarf bei ihm einer kontinuierlichen Unterstützung von außen. Es ist aber nicht ausgeschlossen, dass er in einem

annähernd idealen Milieu (etwa mit einer liebevollen partnerschaftlichen Beziehung, toleranter beruflicher Umgebung ohne chronische Überforderung) längere Phasen seines Lebens ohne Hilfe auskommt.
Die Verläufe der affektiven Störungen fallen sehr unterschiedlich aus, wobei insgesamt häufiger als bei der Schizophrenie zwischen den Krankheitsphasen längere Phasen völliger Symptomfreiheit bestehen.

Mangelnde synaptische Plastizität

Die Angaben zur Häufigkeit von affektiven Störungen variieren stark. Das liegt daran, dass sich die Zahlen je nach Typ und Verlauf der Störung sowie den angewandten Diagnosesystemen unterscheiden.
An einer bipolaren Störung erkranken 1 bis 5 Prozent der Menschen in ihrem Leben, der Anteil von Frauen und Männern ist etwa gleich hoch. Die Angaben für rein depressive Verlaufsformen liegen deutlich höher. Bis zu 20 Prozent der Frauen und 10 Prozent der Männer erkranken im Laufe ihres Lebens an unipolaren Depressionen. Die Angaben für die schweren Verlaufsformen liegen bei ein Prozent. Bei den unipolaren affektiven Störungen ist das Geschlechterverhältnis 2 : 1 (weiblich : männlich). Nach einmal erlebter Erkrankung erhöht sich das individuelle Wiedererkrankungsrisiko dramatisch auf 50 Prozent bei Depressionen und auf 80 Prozent bei bipolaren Störungen.
Die Ursachen für affektive Störungen sind vielfältig und schließen Organerkrankungen mit ein. Erkrankungen, die mit Nervenzellschädigungen des Gehirns einhergehen (Hirntumore, Morbus Parkinson, Multiple Sklerose, Hirninfarkte bzw. -blutungen), aber auch Erkrankungen gehirnferner Organe (Schilddrüsenfehlfunktionen, Störungen in der Hormonproduktion) sowie Alkohol und Drogenmissbrauch können depressive Störungen auslösen.
Oft wird man allerdings bei der Suche nach diesen äußeren Auslösern nicht fündig.
Eine deutliche familiäre Häufung legt einen Teilfaktor Erblichkeit nahe. Ist ein Elternteil depressiv erkrankt, liegt die Wahrscheinlichkeit, auch zu erkranken, beim Kind bei ca. 20 Prozent und steigt auf 50 Prozent, wenn beide Eltern erkrankt sind. Für die bipolare Störung liegen diese Zahlen um etwa fünf Prozentpunkte höher. Diese Ergebnisse werden durch Zwillings- und Adoptionsstudien bestätigt (Köhler 2005). Eine klare Zuordnung bestimm-

ter Gene zum Krankheitsbild gibt es ebenso wenig wie bei der Schizophrenie. Jedoch zeichnen sich hochinteressante Befunde ab, die Erklärungsmodelle für die Gen-Umwelt-Interaktionstheorien liefern, wie wir später noch sehen werden.

Psychologische Erklärungsmodelle gibt es zahlreiche. Sie reichen von seelischer Traumatisierung über differenzierte Lernmodelle bezüglich des depressionsfördernden Verhaltens und einer entsprechenden Charakterstruktur bis hin zu hochkomplexen Annahmen innerseelischer unbewusster Prozesse, deren Ursprung meist in früher Kindheit vermutet wird. Die dabei empfohlenen therapeutischen Interventionen entsprechen dann dem angenommenen theoretischen Hintergrund der Störung.

Unter neurobiologischen Gesichtspunkten werden derzeit zwei Modelle diskutiert: Einerseits die Monoaminhypothese, die als Modell inzwischen weit verbreitet ist. Dabei geht man von einer Dysbalance im Neurotransmitterhaushalt des Gehirns aus, wobei Noradrenalin, Serotonin und Dopamin die Hauptsubstanzen sind, die als ursächlich bedeutsam betrachtet werden. Die Annahme ist, dass ein Mangel der entsprechenden Neurotransmitter die Rezeptorstrukturen an den Synapsen ungünstig beeinflusst und dadurch eine gestörte Reizweiterleitung entsteht, die in ihren Auswirkungen für die Symptome der Störung verantwortlich ist.

Die zweite, noch jüngere, aber im Aufwind befindliche Hypothese ist die sogenannte »Neuroplastizitätshypothese«. Hierbei geht man davon aus, dass der depressiven Störung eine Beeinträchtigung neuroplastischer Prozesse (Lebenserhaltung und Weiterentwicklung von Nervenzellen sowie deren synaptische Verknüpfung) vorausgeht, was zum Beispiel durch Stress und durch die damit verbundenen hormonellen Reaktionen oder aber auch durch Gifte, Sauerstoffmangel oder Traumata (massiver kurzfristiger Stress) bedingt sein kann.

Da inzwischen in vielfältigen Untersuchungen belegt ist, dass die gängigen antidepressiv wirksamen Substanzen einen positiven Einfluss auf die Plastizität des Gehirngewebes haben, und da auch aktivierende Maßnahmen (körperliche Bewegung, soziale Aktivitäten) bekanntlich Plastizität fördern und eine antidepressive Wirkung zeigen, spricht einiges für diesen Ansatz (Moser u. a. 2007).

Abbildung 13 Funktionelle Domänen des Serotonin- und Noradrenalin-Systems

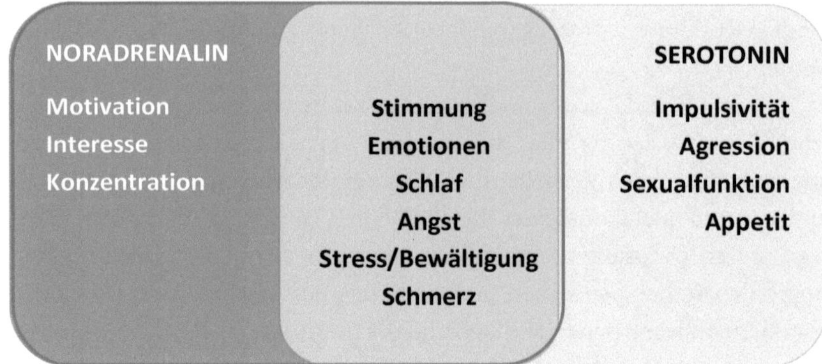

Tabelle 5 Ätiologie depressiver Störungen

Angenommene Auslösefaktoren	Entsprechende Therapieverfahren
Frühe Beziehungsstörungen/Traumata – Selbstwertproblematik – Neigung zu Überforderung wegen überstarkem Bedürfnis nach Lob und Anerkennung	Tiefenpsychologisch fundierte Psychotherapie, Psychoanalyse
Inadäquater Umgang mit Konflikten und Anforderungen, Vermeidung, häufige Niederlagen und Frustration, meistens im Kontext mit Angst	Kognitive Verhaltenstherapie
Domänen der Serotonin- und Noradrenalin-Systeme	Antidepressiva (Serotonin-, Noradrenalin-, Dopamin-Wiederaufnahme)
Schädigung des Nervensystems durch Gifte, stressvermittelte Reaktion des Organismus oder Inaktivität (Neuroplastizitätshypothese)	Entgiftung, Stressreduktion (z. B. durch Krankschreibung, Entspannungsverfahren und Psychotherapie, Kur), Aktivierung (z. B. Sport)

Neuropsychologisch werden Beeinträchtigungen der kognitiven Flexibilität (Wortflüssigkeit etc.) als Besonderheiten affektiver Störungen genannt. Jedoch können auch die Geschwindigkeit von Informationsverarbeitungsprozessen, das Arbeitsgedächtnis, die Genauigkeit bei der Bearbeitung komplexerer Aufgaben, die Aufmerksamkeit, die Reaktionsgeschwindigkeit und noch einige andere unspezifische Leistungen bei depressiven Störungen vermindert sein. In manchen Fällen bleiben die neuropsychologischen Auffälligkeiten auch dann bestehen, wenn die eigentliche depressive Störung nicht mehr auffällig ist (Lautenbacher, Gauggel 2003) und können so das Leben der Betroffenen auch nach der Erkrankung erheblich beeinträchtigen.

Informationen für den Hippocampus

Ähnlich wie bei schizophrenen Psychosen finden sich bei depressiven Störungen auch Veränderungen der Gehirnvolumina, die aber insgesamt geringer ausfallen. Es zeigen sich in verschiedenen Untersuchungen eine lokale Volumenminderung im vorderen Rindengebiet (präfrontalen Cortex), eine Vergrößerung und Stoffwechselüberaktivität des Mandelkerns (Amygdala) sowie Volumenminderung und Durchblutungsänderung im Hippocampus und im cingulären Cortex (Kalus u. a. 2007).
Aus der Forschung an Tieren gibt es interessante Befunde: Werden Tiere künstlich unter Stress gesetzt, entwickeln sie nach einer Zeit Symptome einer Depression. Betrachtet man dann bestimmte Areale des betroffenen Gehirns, so fällt eine gegenüber dem Normalzustand verminderte Zellneubildung insbesondere in der für das Arbeitsgedächtnis wichtigen Struktur des Hippocampus auf. Werden die Tiere während der Stressexposition allerdings mit Antidepressiva behandelt, dann bleibt die Zellneubildung auf einem normalen Stand. Ganz aktuell fanden Forscher sogar heraus, dass unter dem Einfluss von Antidepressiva neuronale Netzwerke wieder verstärkt Plastizität zeigen, deren Zeitfenster für plastische Veränderungen eigentlich schon geschlossen war (Vetencourt u. a. 2008).
Vermutlich ist gestörte synaptische Plastizität und damit verbundener Zelltod von Nervenzellen ein wesentlicher Mechanismus bei der Entstehung depressiver Störungen. Das passt auch zu den Befunden; dass sowohl körperliche Bewegung (Sport), wie auch Lernen ähnlich wie Antidepressiva einen positiven Einfluss auf die Neuroplastizität und gleichzeitig auf den Verlauf einer depressiven Störung nehmen (Kraus u. a. 2017).
Erinnern wir uns an Phineas Gage, dessen vordere Rindengebiete durch seinen Unfall zerstört waren. Ein sinnvolles, zielorientiertes und über die Befriedigung primärer Triebe hinausgehendes Planen und Handeln war ihm nach der Zerstörung frontaler Strukturen seines Gehirns nicht mehr möglich. Wenn wir uns vergegenwärtigen, dass Menschen im Zustand der Depression wenig Aktivitäten zeigen, im Extremfall lediglich im verdunkelten

Raum im Bett liegen und dabei negative Gedanken kreisen, dann ist dies mit dem Befund eines reduzierten Volumens bzw. einer reduzierten Aktivität im vorderen rechten Rindengebiet des Gehirns vereinbar. Ob nun diese Volumenminderung/Stoffwechselinaktivität ein Ergebnis der Inaktivität in der Depression ist oder, anders herum, Einschränkungen der Funktionen dieses Bereichs des Gehirns die Störung verursacht, das ist weiterhin unklar. Es könnten auch zwei sich gegenseitig bedingende Aspekte sein, die jeweils zur Verschärfung des Krankheitsbildes beitragen.

Die beobachtete Größenzunahme und Überaktivität der Amygdala spricht dafür, dass unsere Gehirne sich im Zustand der Depression in einer Art permanenter Alarmbereitschaft befinden, da der Mandelkern im Zusammenhang mit Angstreizen und erlebter Bedrohung aktiviert wird. Wie ein Muskel scheint er unter der ständigen Beanspruchung zu wachsen.

Dies führt wiederum dazu, dass der gesamte Organismus in einer permanenten Alarmbereitschaft ist und von Stresshormonen überflutet wird. Wie zuvor schon erwähnt, führt dabei insbesondere Cortison zu einer Verminderung neurotropher Faktoren (wie BDNF = »Brain Derived Neurotrophic Factor«) und damit kann es in Hirnregionen, in denen Zellwachstum eine bedeutende Rolle spielt, zu Schrumpfungen kommen. Die Hippocampusformation, die in ihrer Funktion wichtig für das Erlernen neuer Gedächtnisinhalte ist (wenn sie beidseitig fehlt, können keinerlei neue Gedächtnisinhalte gespeichert werden), ist davon besonders betroffen. Bei Menschen mit schweren Depressionen zeigt sie ein um 8 bis 19 Prozent geschrumpftes Volumen gegenüber Gesunden (Davidson u. a. 2002). Dieser Befund erklärt auch, dass Menschen mit Depressionen oft über Gedächtnisstörungen klagen und diese manchmal auch in neuropsychologischen Testungen auffällig werden.

In diesem Zusammenhang hat sich der Begriff der »depressiven Pseudodemenz« etabliert. »Pseudo« deshalb, weil die Störungen anders als bei der richtigen Demenz oft zumindest teilweise lediglich vorübergehend bestehen. Eine Untersuchung an Londoner Taxifahrern (die angeblich bis heute die härteste Taxiprüfung der Welt ablegen müssen) zeigte, dass bei ihnen diese Struktur des Gehirns überdurchschnittlich voluminös ausgeprägt ist, was den Schluss nahelegt, dass eine beständige Anforderung, neue Informationen einzuspeichern, auch diese Struktur des Gehirns wachsen lässt (Maguire u. a. 2003).

Menschen mit ss-Genotyp in Gefahr

Ähnlich wie bei der schizophrenen Psychose ist eine konkrete Zuordnung von Genen zu Störungen der Affekte nicht möglich. Auch hier gibt es die sogenannten Kandidatengene, die bei Menschen mit affektiven Störungen öfter Veränderungen zeigen.

Allerdings gibt es zwei interessante Befunde, die wichtig für das Verständnis des Störungsbildes sein können und ein aufschlussreiches Beispiel darstellen, wie Gene und Umwelt gemeinsam Einfluss nehmen können.

Das Gen für den Serotonin-Transporter (also wichtig für Vorgänge der Reizweiterleitung im serotonergen System) liegt in der kurzen (s für »short«) und langen Variante (l für »long«) vor. Daraus ergeben sich drei mögliche Genotypen, der Short-short-Typ (ss) der Long-long-Typ (ll) und der Short-long-Typ (sl).

In den Jahren 2003 (Caspi u. a.) und 2005 (Kendler u. a.) konnte wiederholt nachgewiesen werden, dass Menschen, die mehr als ein schwerwiegendes Lebensereignis erlebt hatten (schwere Krankheit, Trennung, Arbeitsverlust, Tod eines nahestehenden Menschen, Trauma), in Abhängigkeit vom Genotyp, den sie tragen, seltener bzw. häufiger an einer depressiven Episode erkranken.

Während Träger des ll-Genotyps auch bei drei und mehr sehr schweren Lebensereignissen nur geringfügig stärker eine Neigung zeigten, mit Depressionen zu reagieren, nimmt bei den ss-Trägern die Rate derer, die eine depressive Störung entwickeln, mit jedem weiteren schwerwiegenden Erlebnis massiv zu.

Wir müssen also davon ausgehen, dass sich die Symptome einer Depression aus einer Wechselwirkung zwischen Umwelteinflüssen und kombinierten genetischen Variablen heraus ergeben.

Inzwischen gibt es auch Befunde, die darauf hinweisen, dass der obige ss-Genotyp beim gesunden Menschen mit einem erhöhten ängstlichen Temperament verbunden ist, und dass auch eine Übererregbarkeit der Amygdala bei Menschen mit diesem Genotyp beobachtet werden kann. Es wird dabei vermutet und durch entsprechende Messungen von Gehirnstrukturen und Leitungsbahnen belegt, dass durch die Genvariante »ss« eine Art Störung in einem neuronalen Regelkreis entsteht: Die Amygdala wird bei Erregung aktiv, kann aber durch den unter dem sogenannten Knie gelegenen Gürtel (subgenuales Cingulum) in ihrer Aktivität herunterreguliert werden.

Abbildung 14 Gen-Umwelt-Interaktion bei Major Depression und Suizidversuchen (nach Caspi u. a. 2003)

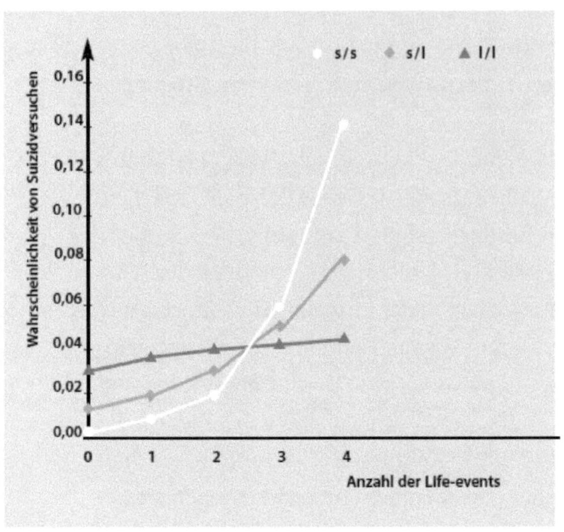

Nervenbahnen, über die eine solche Gegenregulation laufen, sind bei den Trägern des ss-Genotyps weniger stark ausgeprägt, was mit einer ängstlicheren Charaktereigenschaft assoziiert sein kann. Ein solches Gehirn würde also auf Stressoren schneller reagieren und hätte demnach auch ein höheres Risiko, dabei auf depressiv zu schalten. Hier spielen natürlich auch epigenetische Prozesse eine bedeutende Rolle (siehe die Kapitel »Grundlagen aus der Genetik« und »Persönlichkeitsstörungen«)

Eine wichtige Substanz in diesem Zusammenhang ist BDNF (»Brain Derived Neurotrophic Factor«). Hierbei handelt es sich um eine Substanz, die sich auf Wachstum und Überleben von Nervenzellen im Gehirn günstig auswirkt. BDNF ist eine von mehreren bekannten neurotrophen Faktoren, die diese Wirkung zeigen.

Auch hier gibt es zwei unterschiedliche Genotypen (Valval-Typ und Val66met-Typ), die einmal die Produktion eines wirksameren (Valval) und eines weniger wirksamen BDNF (Val66met) steuern. Dabei konnte gezeigt werden, dass Menschen mit dem Genotyp für das weniger wirksame BDNF ebenfalls ein erhöhtes Risiko für Depressionen und ein eher ängstliches Temperament zeigen (Moser u. a. 2007).

Das wiederum passt zu den Befunden, die zeigen, dass unter Stress der BDNF-Gehalt abnimmt, die Wahrscheinlichkeit, an einer Depression zu erkranken, zunimmt, während der BDNF-Gehalt bei freiwilligem Sport, Kalorienreduktion, intellektueller Stimulierung, aber auch durch Antidepressiva und andere »antidepressiv« wirkende Therapieverfahren ansteigt.

Therapeutisches Fazit

Neurotransmittermangel (Serotonin, Noradrenalin, Dopamin), Stress und die damit verbundene Ausschüttung von Cortisol, ein Mangel an neurotrophen Substanzen (BDNF), genetische Voraussetzungen (ss-Genotyp für den Serotonin-Transporter, Val66met-BDNF) in Kombination mit Umweltfaktoren (schwerwiegende Lebenserfahrungen) sowie Durchblutungsstörungen und Auswirkungen von Giften werden heute als mögliche Ursachen für die Entstehung von affektiven Störungen diskutiert. In der Depression kommt es tendenziell zu einer Stoffwechselminderung in Strukturen, die eher positive Gefühle verschalten (linker medialer präfrontaler Cortex), und zu einer Stoffwechselintensivierung in Strukturen, die eher das negative Gefühlsspektrum verschalten (rechter medialer präfrontaler Cortex).

Im gesamten vorderen Rindengebiet werden bei Depressionen Volumenreduktionen festgestellt, die damit erklärbar wären, dass diese Gebiete des Gehirns in der Depression wenig genutzt werden und somit verkümmern können. Der für emotionale Erregung stehende Mandelkern (Amygdala) zeigt in der Depression eine gehobene Stoffwechselaktivität und eine Volumenzunahme. Dies hängt vermutlich damit zusammen, dass Nervenstrukturen, die einer Herunterregulierung bzw. Bremsung des Mandelkerns dienen sollen, in Abhängigkeit vom Genotyp (etwa ss-Allel für Serotonin-Transporter) weniger gut ausgebildet sind. Unter dem daraus resultierenden Stress (und der Ausschüttung des Stresshormons Cortison) kommt es in der gedächtnisrelevanten Hippocampusformation zu Schrumpfungsprozessen, die eine Beeinträchtigung des Arbeitsgedächtnisses mit sich bringen können (»depressive Pseudodemenz«).

Therapeutisch scheint es wichtig zu sein, über die Vermittlung von positiven Erlebnissen und Gefühlen wieder die Netzwerke im linken vorderen Rindengebiet zu aktivieren bzw. durch Aktivierung der Patienten das gesamte Vorderhirn in Schwung zu bringen. Eine Herunterregulierung des Mandelkerns (zuverlässige menschliche Unterstützung, sichere Bindung, Hilfe bei Konfliktlösung, medikamentöse Behandlung), Maßnahmen zur Stressreduktion sowie die Anleitung zu einer gesunden Lebensweise und zu körperlichen Aktivitäten können dann über eine Aktivierung neurotropher Faktoren einen heilsamen Effekt entfalten. Bei ungünstigen Voraussetzungen (etwa mehrfache traumatische Erlebnisse in der Biografie, unsichere Bindungen, wenig soziale Unterstützung und chronische Überforderung, ss-Genotyp für Serotonin-Transporter, Val66met-Variante des BDNF) kann es jedoch sein, dass

die Störung eine gewisse Chronifizierung zeigt und ohne dauerhafte Unterstützung immer wieder Rückfälle entstehen.
Wenn Sie noch nicht überfordert sind und noch keine Stresssymptome zeigen, dann lesen Sie doch jetzt noch einmal die drei Fallberichte am Anfang des Kapitels. Versuchen Sie sich vorzustellen, wie die Gehirne der geschilderten Personen aussehen könnten, wie es jeweils um Mandelkern und Hippocampusformation bestellt sein könnte und welche genetischen Voraussetzungen (als Teilursache!) Sie bei wem vermuten.

Therapeutisch lassen sich folgende Stichworte als wichtig festhalten:

a) Bei affektiven Störungen treten Emotionen und auch Wahrnehmungen in den Vordergrund, die (abgesehen von der Manie) normalerweise als unangenehm empfunden werden (Schmerzen, Angst, Niedergeschlagenheit oder starke Traurigkeit). Aktionen zur Reduktion oder Beseitigung solcher Empfindungen gelingen den Erkrankten dabei nicht mehr in ausreichendem Maße. Betroffene Menschen sind oft schwer krank und brauchen Hilfe!
b) Da ein Verharren in diesen Zuständen eine Art Teufelskreis darstellt, in dem sich die Krankheitsphänomene festigen, ist es wichtig, möglichst früh den Kreis zu durchbrechen, um einer Chronifizierung vorzubeugen. Die Störung muss schnell erkannt werden. Da die Patienten selbst oft nicht mehr aktiv werden, müssen andere aktiv werden!
c) In akuten schweren Krankheitsphasen mit Suizidalität muss zunächst eine sichere Situation hergestellt werden (permanente Begleitung, ggf. Klinikaufenthalt).
d) Neben medizinischen Maßnahmen (Entgiftung, Behandlung körperlicher Begleiterkrankungen, Einsatz von Antidepressiva) kommt der professionellen wie auch nichtprofessionellen menschlichen Unterstützung von Betroffenen eine immense Bedeutung zu.
e) Beruhigendes Begleiten im Sinne eines zuverlässigen Beziehungsangebotes, konkretes Helfen bei vom Patienten nicht zu bewältigenden Aufgaben, Anleitung zur Lösung von Konflikten und Herstellung eines strukturierten und aktiven Tagesablaufs sind wichtige Bausteine im Umgang mit Betroffenen.
f) Die Szenarien, in denen Menschen depressiv werden, sind aufgrund unterschiedlicher Voraussetzungen (genetische Voraussetzungen und Umwelterfahrungen in der Biografie) hochindividuell, wobei lang andau-

ernde Überforderungssituationen grundsätzlich mit einem erhöhten Erkrankungsrisiko verbunden sind.

g) Informationen darüber, wie affektive Störungen entstehen und wie man ihnen begegnen kann, können betroffene Menschen von ihrem Gefühl der Ausweglosigkeit und Hilflosigkeit befreien und den Teufelskreis durchbrechen helfen.

h) Unter Einbeziehung biografischer Daten und wiederholter Reaktionen auf spezifische Belastungssituationen kann eine grobe Einschätzung der Rückfallwahrscheinlichkeit und des daraus abzuleitenden Umfangs nötiger Hilfsmaßnahmen erfolgen.

i) Alles, was die Plastizität des Gehirns fördert (achtsamer Umgang mit Stress, geistige und körperliche Aktivität), hat einen potenziell heilsamen und prophylaktischen Effekt.

j) Vergessen Sie zu guter Letzt nicht, dass Menschen mit ihren Affekten ansteckend sind (siehe das Kapitel »Die Spiegelung«). So lässt sich erklären, dass Patienten in der Manie erstaunlich leicht begeisterte Verkäufer finden, die ihnen trotz zweifelhafter Bonität teure Sportwagen oder Immobilien verkaufen, gleichzeitig der Umgang mit depressiven Menschen zu düsteren Stimmungen und schlimmstenfalls zu eigenen Erkrankungen bei den Helfern führen kann.

Die Welt wird komplizierter und die Menschen werden einsamer. Sie stehen öfter allein vor Problemen, die sie nicht lösen können und die ihre Existenz gefährden. Zwangsläufig werden sie auf solche Situationen mit Angst und Stress reagieren. Mitmenschliche Unterstützung kann Angst nehmen, Stress reduzieren und somit als bedeutsames, wahrscheinlich bedeutsamstes »Antidepressivum« angesehen werden, mit sowohl prophylaktischer als auch akuter Wirksamkeit.

Persönlichkeitsstörungen

Erscheinungsweisen

Was hat das Gehirn mit unserer Persönlichkeit zu tun?
Die Geschichte von Phineas Gage gilt als einer der ersten medizinisch dokumentierten Hinweise für einen klaren Zusammenhang von Gehirn und Persönlichkeit bzw. »Charakter«. Wurde er vor dem Unfall als tugendhafter junger Mann geschildert, der verantwortungsvoll und vorausschauend einen Trupp von Arbeitern beaufsichtigte und anführte, so entwickelte er sich nach dem Unglück zu einem launischen Trunkenbold, der weder Arbeit noch Beziehungen halten konnte und schließlich sozial isoliert starb.
Im Jahr 1966 erschoss der Student Charles Whitman auf dem Universitätsgelände von Austin in Texas wahllos zwölf Menschen. In seinem Gehirn wurde gleich neben der Amygdala ein taubeneigroßer Tumor gefunden.
John, ein 40-jähriger Familienvater, entwickelte eine pädophile Neigung. Es wurde bei ihm ein großer Tumor im vorderen Teil des Gehirns gefunden. Sein Verhalten normalisierte sich nach einer operativen Entfernung. Allerdings zeigte John nach einer Weile erneut pädophiles Verhalten. Eine Untersuchung bestätigte den Verdacht, dass der Tumor sich abermals ausgebreitet hatte (Markowitsch, Siefer 2007).
Spekulationen um Neurobiologie und Gewaltbereitschaft gab es schon zu Lebzeiten Ulrike Meinhofs, die sich zwischen 1962 und 1972 vom wortgewaltigen Sprachrohr der linken Szene zu einer radikalen, gewaltbereiten RAF-Terroristin entwickelte. Als sie im Juni 1972 verhaftet wurde, soll sie eine Ausgabe der Zeitschrift Stern bei sich getragen haben, in der unter dem Titel »Der Tumor im Gehirn der Meinhof« Röntgenbilder von ihrem Gehirn abgedruckt waren. Wegen eines Tumors (Blutschwamm) wurde bei ihr bereits 1962 eine Operation am Gehirn durchgeführt. Einige Zeitgenossen wollen nach diesem Eingriff eine schleichende Veränderung ihrer Persönlichkeit festgestellt haben. Das später von dem Hirnforscher Bernhard Bogerts untersuchte Gehirn zeigte Veränderungen, und zwar sowohl durch den Tumor als auch durch den operativen Eingriff. Bogerts vermutete einen Zusammenhang zwischen den durch Tumor und Operation verursachten Hirnveränderungen und der Persönlichkeitsentwicklung Ulrike Meinhofs (Bogerts 2006; Spitzer 2007 a).

Natürlich gibt es unendlich viele Menschen, die auffällige Charakterzüge bzw. Persönlichkeitsmerkmale zeigen, bei denen keine auffälligen Veränderungen des Gehirns sichtbar sind. Könnte bei diesen Menschen die Feinverdrahtung der neuronalen Netze auf einer nicht sichtbaren Ebene Schaden genommen haben? Oder könnten sie schon bei der Entstehung synaptischer Verbindungen und der Ausbildung neuronaler Netze durch ungünstige Einflüsse beeinträchtigt worden sein? Sind vielleicht alle Persönlichkeitsmerkmale, die wir mit uns durchs Leben tragen, letztlich auf die unter dem Einfluss von Umwelteinflüssen und Genen entstandenen individuellen neuronalen Netzwerkstrukturen und den darin ablaufenden Stoffwechsel zurückzuführen?
Gehen wir noch einmal einen Schritt zurück und befassen uns mit der Frage, was unter »Charakter« bzw. »Persönlichkeit« eigentlich verstanden wird.
Die Begriffe stehen für das komplette individuelle Muster von Denken, Fühlen, Erleben und Handeln eines Individuums. 1936 machten sich zwei englische Wissenschaftler (G. Allport und H. S. Odbert) die Mühe, in einem Wörterbuch jene Begriffe zu zählen, die Aspekte der Persönlichkeit beschreiben. Sie zählten 18.000 Wörter. Das 14-Buchstaben-Wort »Persönlichkeit« zeigt also einen offensichtlich vielschichtigen und facettenreichen Inhalt.
Die Beschäftigung mit dem Charakter des Menschen hat eine lange Tradition. Auf Sokrates geht die Einteilung in die vier Temperamente zurück: Die Choleriker, Melancholiker, Phlegmatiker und Sanguiniker stehen dabei für auffällig hervortretende Eigenschaften und finden zum Teil auch heute noch eine Verwendung. Sie beruhen auf der Annahme der Säftelehre (Humoralpathologie), dass ein Ungleichgewicht der Körpersäfte zu körperlichen, aber auch seelischen Störungen führen kann. Die vier Typen werden wie folgt beschrieben:

- *Choleriker*: leicht erregbar, unausgeglichen, jähzornig
- *Melancholiker*: schwermütig, traurig, kritisch, verlässlich, selbstbeherrscht
- *Phlegmatiker*: langsam, ruhig, schwerfällig
- *Sanguiniker*: heiter, lebhaft, leichtblütig

Bezüglich der Vorstellungen von Persönlichkeit und ihrer Entwicklung hat wahrscheinlich niemand (in unserem Kulturkreis) die Auffassung so sehr geprägt wie S. Freud. Frustriert durch die Kompliziertheit und Unerforschbarkeit des Organs Gehirn, entwickelte er eine davon losgelöste Vorstellung. In seinem Modell ist Erleben und Verhalten bestimmt durch die Macht der

Triebe (Es), durch soziale Normen (Über-Ich) und der dazwischen vermittelnden Instanz (Ich).
Freud betonte den Entwicklungscharakter, das heißt die Dynamik in der Entwicklung von Persönlichkeit. Für ihn sind hauptsächlich im Unbewussten verhaftete Störungen in den psychosexuellen Entwicklungsphasen – die aus ungelösten Konflikten zwischen Trieben und Geboten resultieren – maßgeblich für die Entstehung von krankhaften Persönlichkeitsmerkmalen und anderen seelischen Störungen (Neurosen etc.). Dabei sollen Erinnerung und ein Durcharbeiten der zugrunde liegenden Konflikte im Rahmen der psychoanalytischen Therapie helfen, krankhafte Persönlichkeitsmerkmale zu modifizieren. In der Weiterentwicklung psychoanalytischer Theorien werden sowohl frühe Beziehungsmuster wie auch im späteren Leben stattfindende Erfahrungen als persönlichkeitsbildend angesehen.
Die Lerntheoretiker (Behavioristen) hingegen sehen in der Persönlichkeit die Summe der gesammelten Erfahrungen. Wenn man es genau betrachtet, dann unterscheiden sie sich in ihrer Auffassung natürlich nicht so sehr von den Analytikern, die ihr Modell ja auch auf Erfahrungen aufbauen, gleichwohl den Begriff des Lernens nicht verwenden.

Sozialverhalten und sein Einfluss auf Neurotransmitter

Wenn Sie sich erinnern, dass die Entwicklung des Gehirns in (unterschiedlichen) Zeitfenstern geschieht, die irgendwann mehr oder weniger geschlossen werden (niemals ganz), so ist es auch aus neurobiologischer Sicht wahrscheinlich, dass in der frühen Entwicklung des Menschen auftretende Störungen (etwa durch Traumata, Trennungen, Verwahrlosung oder nicht gelingende emotionale Austauschprozesse im Säuglingsalter) auf das in dieser Phase sehr viel plastischere Gehirn eine nachhaltig schädigende Wirkungen haben können.
In Tierversuchen konnte nachgewiesen werden, dass zum Beispiel der Elternentzug in frühen Entwicklungsstadien zu Veränderungen im Synapsengleichgewicht und auch zu Veränderungen im Neurotransmitterstoffwechsel führt (erhöhte Sensitivität gegenüber Amphetamin, verminderte Freisetzung von Serotonin), und zwar in jenen Strukturen des Gehirns, die bei der Regulation von Emotionen eine wichtige Rolle spielen (Strauß u. a. 2002). Das hatten die Hospitalismusforscher wie auch die Bindungs- und Säuglingsforscher als Phänomene schon lange beschrieben. Und natürlich gibt es

noch die Gene, denen heute neben den Umwelteinflüssen eine je nach Gesinnung kleinere oder größere Bedeutung bei der Entwicklung von Persönlichkeit beigemessen wird.
Dazu ein Beispiel:

Dass wir 23 Chromosomenpaare besitzen, auf denen die Gene lokalisiert sind, ist schon lange bekannt. Insbesondere das Chromosomenpaar 23, in den Formen XX oder XY vorliegend, hat unter den Chromosomen eine gewisse Prominenz entwickelt. So kommt es bekanntlich unter dem Einfluss von XY zu einer »männlichen« Ausgestaltung des Fetus. Der Winzling beginnt etwa ab der achten Schwangerschaftswoche in seinen Keimdrüsen männliche Geschlechtshormone (Testosteron) zu produzieren. Dieses Testosteron beeinflusst die Entwicklung der Organe. Interessanterweise hat man festgestellt, dass unter dem Einfluss von Testosteron auch der Ringfinger stärker wächst als der Zeigefinger, sodass bei Männern häufiger der Ringfinger länger ist als der Zeigefinger, andersherum bei Frauen. Überprüfen Sie das ruhig, bevor Sie weiterlesen. M. Spitzer verweist in seinem Bericht über dieses Phänomen auf einige Studien, die einen Zusammenhang zwischen Charaktereigenschaften und Fingerlänge beschreiben. Demnach gibt es für Männer mit kürzerem Zeigefinger (oder längerem Ringfinger) eine gute und eine schlechte Nachricht: Sie sind mathematisch und musisch begabter, haben aber auch eine größere Chance, an Autismus zu leiden oder aggressiv zu sein.

Die Wirkung von Geschlechtshormonen auf die Entwicklung des Gehirns zeigt sich in unterschiedlicher Ausgestaltung von Nervenbahnen und deren Verknüpfungen, was bei vielen Ähnlichkeiten eben auch zu Unterschieden im Gehirn und damit in den Charakteren von Männern und Frauen führen kann (Spitzer 2007 b).
Wenn wir uns erinnern, dass nicht nur die Geschlechtshormone, sondern auch andere Faktoren wie Stresshormone mitbestimmen, wie die neuronale Verschaltung gelingt, dann wird leicht verständlich, dass Umweltfaktoren wie Stress oder toxische Substanzen ihren Einfluss auf die Ausgestaltung des Gehirns nehmen werden.
Hat das Zeigefinger-Ringfinger-Verhältnis zwar eher eine anekdotische Relevanz, so gibt es jedoch auch interessante Entdeckungen, die uns helfen können, eine Vorstellung von den komplizierten Wechselwirkungen zwischen Umwelt, Genen und Gehirn zu entwickeln und daraus zu lernen – für

das Verständnis von Persönlichkeitsentwicklung, aber auch für den Umgang mit den Persönlichkeiten bzw. ihren Gehirnen.

Eine Forschergruppe um A. Caspi befasste sich mit der Frage, warum manche Kinder, die während ihrer Entwicklung Misshandlungen erfahren hatten, eine verstärkte Tendenz zu gewalttätigem Verhalten und Symptome einer antisozialen Persönlichkeitsstörung zeigten und andere nicht. Dazu wurde eine große Gruppe von Menschen von frühester Kindheit bis ins Erwachsenenalter hinein untersucht. Beim Nachgehen der Frage, welche Faktoren eine Rolle dafür spielen, trotz erlebter Traumata nicht (oder weniger) gewalttätig bzw. antisozial zu werden, fanden die Forscher ein Gen, das bei uns Menschen in unterschiedlicher Form und Funktion vorliegt.

Dieses Gen steuert ein bestimmtes Enzym (Eiweiß, das chemische Reaktionen beschleunigt) mit Namen MAO-A, das eine wichtige Rolle bei den chemischen Prozessen des Neurotransmitterstoffwechsels am Ort der Synapsen spielt.

Je nach genetischer Voraussetzung gibt es dieses Enzym bei uns Menschen in einer hochaktiven und einer niedrigaktiven Variante.

A. Caspi fand heraus, dass Menschen mit der genetisch bedingten aktiveren Form des Enzyms auch bei einem hohen Grad von erlebten Misshandlungen seltener selbst gewalttätiges bzw. antisoziales Verhalten zeigten als die Menschen mit der genetisch bedingten weniger aktiven Enzymvariante. Bei Menschen, die wenige bzw. keine Misshandlungen erlebt hatten, spielte der genetische Unterschied für die Frage der späteren Gewaltbereitschaft und Asozialität allerdings keine wesentliche Rolle (Strauß u. a. 2002).

Diese Studie ist deshalb so wichtig, weil sie die Sinnlosigkeit des über Jahrzehnte geführten Streits über die Frage, ob nun Milieu oder Gene für die Entwicklung von Persönlichkeit entscheidend sind, aufgreift. Nimmt man die Ergebnisse dieser Untersuchung (und natürlich vieler anderer Untersuchungen), so kann man klar sagen, dass beide Lager recht haben. Auch auf die Frage, wie sich so unterschiedliche Persönlichkeitsmerkmale wie Aggressivität und Ängstlichkeit im Laufe der Evolution genetisch durchsetzen konnten, gibt es eine einfache Erklärung: Die Aggressiveren haben sich eher das genommen, was sie wollten (ein Vorteil für Fortpflanzung), die Ängstlicheren wurden weniger oft im Kampf erschlagen (das ist ja auch nicht von Nachteil). Denken Sie darüber nach, welche Vor- und welche Nachteile entsprechende Persönlichkeitsmerkmale in heutigen Gesellschaftsstrukturen haben und was das auch in professionellen Zusammenhängen für den Umgang mit Menschen bedeuten könnte.

Kommen wir zurück zu A. Caspi und seinen Entdeckungen. Es scheint, dass sich Gewaltbereitschaft und antisoziales Verhalten dann besonders stark entwickeln, wenn entsprechende Lebenserfahrungen (hier: Misshandlungen) auf eine bestimmte genetische Voraussetzung (hier: das weniger aktive MAO-A-Enzym) treffen.

Es bleibt uns demnach nichts übrig, als mit allen Mitteln darauf hinzuwirken, dass sich entwickelnde junge Menschen möglichst wenig Misshandlung erfahren (und von protektiven Faktoren umgeben werden), wenn wir das Risiko der Entwicklung von gewaltbereiten Soziopathen vermindern möchten. Dazu bedarf es umfangreicher Hilfeangebote, gerade aus dem Bereich der Sozialen Arbeit. Diese müssen in der Bevölkerung bekannt und für jeden niederschwellig erreichbar sein.

Die Paarung Misshandlung – Gewaltbereitschaft/Soziopathie ist nur ein winziges Beispiel für Zusammenhänge zwischen Umwelt und Persönlichkeit.

Ein Jahr später zeigte A. Caspi mit seinem Team in einer anderen Studie einen ähnlichen Zusammenhang zwischen Gen und Umwelt, und zwar im Hinblick auf die Neigung, Depressionen zu entwickeln oder Suizidversuche zu unternehmen (siehe das Kapitel »Depressive und bipolare Störungen«).

Fokussieren wir auf das Gehirn, dann auf eine einzelne Nervenzelle und schließlich auf die Zellwand der Nervenzelle, die diese zur Synapse hin abgrenzt. In dieser Wand sitzt ein Transporter für den Neurotransmitter Serotonin. Dieser Transporter wird in seiner Aktivität wiederum durch drei bei uns Menschen vorkommende Genkonstellationen (Allele) bestimmt. Sind wir Träger der sogenannten ss-Variante, dann ist der Transporter weniger aktiv, als wenn wir Träger der sl- oder ll-Variante sind (Caspi u. a. 2002). Da der Transporter Serotonin kanalisiert, hat er einen gewissen Einfluss auf die Konzentration dieses Neurotransmitters im synaptischen Spalt.

A. Caspi konnte nun zeigen, dass Menschen, die das ss-Gen tragen, bis zu einem belastenden Lebensereignis (damit waren schwerwiegende Ereignisse wie Verlust von Angehörigen, des Arbeitsplatzes etc. gemeint) nicht häufiger mit Depression oder Suizidalität reagierten als die ll-Genträger. Ab dem zweiten schwerwiegenden Ereignis geht die Schere allerdings auseinander. Die ll-Träger bleiben relativ immun gegen schwerwiegende Lebensereignisse, während sl- und ss-Träger mit zunehmender Anzahl von schwierigen Ereignissen häufiger depressiv und suizidal werden (siehe auch das Kapitel »Depressive und bipolare Störungen«).

Die Aktivität des Serotonin-Transporters scheint also etwas damit zu tun zu haben, ob wir weniger oder mehr an Belastung vertragen, ohne depressiv zu werden. Diese Ergebnisse stimmen mit den Entdeckungen anderer Forschungsgruppen überein, die über psychologische Testung herausgefunden hatten, dass die Träger der ss- und sl-Genvariante im Durchschnitt mehr Ängstlichkeit zeigen als die ll-Genträger.

Erinnern wir uns an die Gehirnstruktur Amygdala, die bei emotionaler Erregung in der Bildgebung des Gehirnstoffwechsels eine Steigerung der Aktivität zeigt. Was erwarten Sie bei der Betrachtung des Mandelkerns von Versuchspersonen, wenn man sie in ss-, sl- und ll-Gentypgruppen einteilt und ihnen während der Untersuchung des Gehirnstoffwechsels emotional belastendes Bildmaterial (etwa Fotos von wütenden Gesichtern) vorlegt? Wenn Sie vielleicht vermuten, dass der Mandelkern der ss- und sl-Genträger unter Provokation deutlich mehr Aktivität zeigt als bei den ll-Genträgern, dann haben Sie Wesentliches verstanden.

Diese Vermutungen bestätigten sich auch in den Untersuchungen anderer Forscher. Einige fanden heraus, dass bei den ll-Genträgern nicht nur unter emotionaler Erregung, sondern auch in Ruhezuständen eine geringere Mandelkern-Aktivität besteht als bei den sl- und ss-Genträgern (Cantli 2007).

Das könnte mit ein Grund dafür sein, warum manche Menschen ruhiger oder unruhiger sind bzw. in der gleichen Situation mehr oder weniger Angst zeigen als andere.

Einen weiteren interessanten Befund liefert uns die Neurobiologie über das Tierchen Flusskrebs und seine Reaktion auf Serotonin. Diesmal geht es darum, inwiefern eine bestimmte soziale Konstellation bzw. Situation die Funktion des Nervensystems verändern kann.

Flusskrebse haben (ähnlich wie wir Menschen) eine Tendenz, untereinander zu rivalisieren. Begegnen sich zwei männliche Tierchen, dann gibt es in der Regel einen Kampf, der zwanzig bis dreißig Minuten dauern kann, bis Sieger und Verlierer feststehen.

Injiziert man nun bei beiden Tierchen den Neurotransmitter Serotonin in die für die Körperhaltung zuständigen Neurone, so reagiert der Siegerflusskrebs mit einer Zunahme seines Dominanzgehabes, der Verlierer reagiert auf die gleiche Injektion mit einer Abnahme des Dominanzverhaltens. Das heißt, der gleiche Neurotransmitter führt in Abhängigkeit von der sozialen Stellung des Krebses zu unterschiedlichen Reaktionen.

Wenn man davon ausgeht, dass einfache Nervensysteme nach einem ähnlichen Prinzip funktionieren wie komplizierte, dann könnte das für den Menschen bedeuten, dass wir in Abhängigkeit von der sozialen Position, in der wir uns gerade befinden, unterschiedliche Persönlichkeitsmerkmale zeigen. Das hieße aber auch, dass unser Gegenüber sich anders verhält, je nachdem, ob wir ihm das Gefühl der Überlegenheit oder der Unterlegenheit vermitteln.

Das Beispiel macht allerdings auch deutlich, dass die einfachen Modelle, mit denen beispielsweise für den Einsatz von Psychopharmaka geworben wird (etwa die Erhöhung des Serotoningehalts im synaptischen Spalt wegen vermuteten Mangels an dieser Stelle bei Depressionen), so nicht stimmen können. Es ist eben alles etwas komplizierter, und neben den Neurotransmittern spielen ganz offensichtlich auch noch andere Faktoren wie die soziale Stellung oder das Gebaren des Gegenübers eine Rolle für die Funktion des Nervensystems.

»Das Ich entsteht am Du«, haben Philosophen immer wieder betont, etwa Martin Buber, eine Aussage, die in der Literatur zur Persönlichkeit immer wieder auftaucht.

Eine außerhalb der Gene gelegene Struktur (sogenannte epigenetische Faktoren) soll uns nun beschäftigen. Dabei geht es sowohl um die Ratte als auch um das Liebeshormon Oxytocin.

Das Oxytocin in uns

Dass es unter Stress bei Menschen und anderen Lebewesen auch zu einer Ausschüttung von Cortisol kommt und dass dieses Hormon kurzfristig einen günstigen Einfluss auf den gestressten Organismus ausübt, das heißt eine größere Leistungsfähigkeit ermöglicht, jedoch mittel- und langfristig mit verantwortlich ist für stressbedingte Schädigungen, wurde bereits erwähnt. Ein kanadisches Forscherteam fand heraus, dass es ein Gen gibt, das im aktiven Zustand dazu führt, die schädigende Wirkung von Cortisol abzufangen, indem es für die Bildung von Cortisol-Rezeptoren sorgt. Das wäre dann so eine Art »Stressbremse«.

Nun ließ sich aber auch beobachten, dass das entsprechende Gen bei neugeborenen Säugetieren durch chemische Anlagerungen am Genschalter abgeschaltet ist. Bei neugeborenen Ratten konnte nachgewiesen werden, dass fürsorgliches Verhalten der Rattenmütter zu einer »Befreiung« des Genschalters führt, sodass dadurch die Stressbremse erst funktionsfähig wird (Bauer 2007).

Übertragen auf den Menschen würde das bedeuten, die Erfahrung von Geborgenheit und Fürsorge beim Neugeborenen könnte die Fähigkeit erhöhen, später mit stressigen Situationen ohne Schädigung zurechtzukommen. Übrigens ein Zusammenhang, den die psychologische Forschung in zahlreichen Studien vorher bereits nahegelegt hatte (siehe etwa die Theorien zur Bindungsforschung).

Nehmen wir nun noch das Oxytocin in den Blick: Es handelt sich dabei um ein Hormon, das in Nervenzellen des Gehirns (Hypothalamus, Nucleus paraventricularis, Nucleus supraopticus), aber auch in den Eierstöcken und den Hoden produziert wird. Lange Zeit wurde es ausschließlich mit der Wehentätigkeit der schwangeren Frau in Verbindung gebracht. Es hat eine aktivierende Wirkung auf die Muskulatur der Gebärmutter und kommt so manchmal zum Einsatz, wenn Geburten ins Stocken geraten (»Wehentropf«).

Inzwischen wissen wir aber aus zahlreichen Versuchen an Tieren und Menschen: Es wird nicht nur bei der Geburt ausgeschüttet, sondern auch bei sexueller Reizung, beim Orgasmus, bei körperlicher Berührung (z. B. Massage). Und es hat eine deutliche Wirkung auf die Psyche: Menschen, die sonst einen unsicheren Bindungsstil zeigen, demonstrieren nach Inhalation von Oxytocin mehr Bindungssicherheit (ein Persönlichkeitsmerkmal verändert sich!?). Das Vertrauen in andere Menschen steigt, was sich etwa auch auf die Bereitschaft bezieht, Geschäfte zu tätigen (Damasio 2005 a; Kosfeld u. a. 2005; Buchheim 2007). Auch die Fähigkeit, sich in andere hineinzuversetzen und deren Gefühle zu erkennen, nimmt unter dem Einfluss von Oxytocin zu (Kosfeld u. a. 2005). Bezogen auf das Gehirn konnte beobachtet werden, dass Oxytocin die Aktivität der Amygdala herunterreguliert (Kirsch u. a. 2005).

Eine Forschergruppe konnte zeigen, dass Kinder, die direkt nach ihrer Geburt ohne mütterliche Fürsorge blieben, im späteren Leben auf körperliche Zuwendung mit einem geringeren Anstieg des körpereigenen Oxytocins reagierten als Kinder, die bei ihren leiblichen Müttern aufwachsen konnten (Fries u. a. 2005), das heißt, sie sind von ihrer Persönlichkeit her eventuell ängstlicher und weniger vertrauensvoll, gehen schwerer Bindungen ein, sind bei Geschäften zurückhaltender und können auch schwerer die Gefühle anderer Menschen erkennen und Empathie zeigen.

Was bedeuten diese Erkenntnisse für den psychosozialen Kontext? Die Forschung steht hier sicherlich noch am Anfang. Einerseits kann es den Umgang mit Menschen oder auch mit sich selbst etwas erleichtern, wenn man eine Vorstellung davon entwickelt, wie die Dinge zusammenhängen. Erklä-

rungen beruhigen uns und führen damit wahrscheinlich ähnlich wie Oxytocin zu einer Herabregulierung des Mandelkerns. Beruhigend ist auch, dass diese Ergebnisse der neurobiologischen Forschung mit den Ergebnissen der psychologischen Forschung (etwa der Zusammenhang früher Entwicklungsstörungen mit späterer Bindungsunsicherheit) übereinstimmen.
Was das Oxytocin anbetrifft, so lässt sich fragen, inwiefern körperbezogene Therapien Menschen mit Ängstlichkeit, unsicherer Bindung und gestörtem Sozialverhalten helfen könnten. Die Erfolge der Reittherapie gehen beispielsweise in diese Richtung.

Serotonin on the run

Eine Schädigung des erwachsenen Gehirns muss nicht, kann aber zu Veränderungen der Persönlichkeit führen, insbesondere wenn die Schädigung im vorderen Bereich des Gehirns liegt oder Strukturen betrifft, die maßgeblich sind für Emotionalität und deren Steuerung (Mandelkern bzw. das gesamte limbische System). Wir müssen also davon ausgehen, dass tatsächlich die Persönlichkeit etwas mit dem Organ Gehirn und seiner Funktion zu tun hat.
Schädigungen durch Tumore oder Unfälle sind oft gut sichtbar bzw. mit vergleichsweise einfachen Untersuchungsmethoden darzustellen. Das ist anders bei der Feinstruktur der neuronalen Netzwerke und den Stoffwechselprozessen, die der Funktion des Gehirns zugrunde liegen. Auch hier können durch technische Untersuchungen manche Funktionen sichtbar gemacht werden, auch wenn vieles noch verborgen bleibt.
Wenn eine grobe Verletzung des Gehirns Auswirkung auf die Persönlichkeit haben kann, dann ist auch damit zu rechnen, dass bei der Entwicklung dieses hoch komplizierten Gebildes Einflüsse eine Rolle spielen, die sich später in Persönlichkeitsmerkmalen des entsprechenden Menschen widerspiegeln. Auch Geschlechtshormone haben einen Einfluss auf die Entwicklung neuronaler Netzwerke und damit wahrscheinlich auch auf die sich entwickelnde Persönlichkeit. Wir müssen davon ausgehen, dass auch andere Hormone wie Stresshormone oder eben Medikamente und Suchtmittel ihren Einfluss auf die Entwicklung des Nervensystems und damit die spätere Persönlichkeit nehmen können. Für einige Substanzen ist dies bereits zweifelsfrei bewiesen. Süchte können demnach die Persönlichkeit verändern.
Neben vielen noch unentdeckten Faktoren entscheidet die Frage, ob wir

den Gentyp für ein aktives oder weniger aktives MAO-A-Enzym in uns tragen, mit darüber, ob wir etwa auf Misshandlungen mit der Entwicklung eines aggressiven und gewalttätigen Charakters reagieren. Und die Frage, ob unser Serotonintransporter durch den Gentyp ss, sl oder ll gesteuert wird, bestimmt mit, wie viele schwierige Lebensereignisse wir bewältigen können, ohne depressiv oder suizidal zu reagieren. Und dies sind nur winzige Beispiele in einem riesigen Universum zum Teil noch unbekannter Faktoren.

Auch die Frage, in welcher sozialen Situation wir uns befinden, hat eine regulatorische Funktion für das Gehirn, wobei der gleiche Neurotransmitter aus der Überlegenheit heraus eher ein dominantes Verhalten und aus der Unterlegenheit heraus ein unterwürfiges Verhalten in Gang zu setzen scheint.

Fürsorgliches Verhalten bestimmt bei neugeborenen Säugetieren die Funktion von Genen maßgeblich mit und dadurch entsteht – zumindest bei der Ratte – eine erhöhte Stresstoleranz. Beim Menschen wird so leichter Oxytocin ausgeschüttet, was wichtig für ein vertrauensvolles Verhalten und für soziale Interaktionen ist. So betrachtet, ist unsere Persönlichkeit also das Resultat aus einem unter Umwelteinflüssen und genetischen Programmen entstandenen neuronalen Netzwerk, das in seiner spezifischen Funktion allerdings wieder durch anderen Gene und Umweltreize mitbeeinflusst wird.

Wird das Netzwerk in seiner Entwicklung gestört, grob geschädigt oder in seiner Funktion durch körpereigene Überproduktion von zum Beispiel Hormonen oder von außen zugeführten Substanzen beeinflusst, so hat das Auswirkungen auf das Erleben und Verhalten des Lebewesen, beim Menschen auf seine Persönlichkeit. Umwelterfahrungen und besonders soziale Interaktionen spielen hierbei neben den Genen eine herausragende Rolle.

Einmal mehr zeigt sich also, wie sehr die Prozesse im Gehirn sozial geprägt sind. Der Begriff »soziales Gehirn« geht übrigens auf den Direktor des National Institute of Mental Health zurück (T. Insel), der mit dieser Formulierung betonen wollte, dass es sich um ein Organ handelt, das auf soziale Interaktion spezialisiert ist und gleichzeitig durch diese in hohem Maße formbar ist.

Die »Big Five«

In der Medizin und Psychologie versteht man unter »Persönlichkeitsstörungen« das Vorherrschen starrer Merkmale im Denken und Handeln, die für die jeweilige Kultur grob untypisch sind und unter denen die betroffene Person und ihr Umfeld leiden. Die Diagnosen dürfen allerdings nur nach dem 18. Lebensjahr gestellt werden, da man früher davon ausging, dass bis zu diesem Alter die Ausreifung des Gehirns überwiegend abgeschlossen ist. Heute gehen wir davon aus, dass dies erst jenseits des 20. Lebensjahres eintritt.
Für die gegenwärtige Diagnosestellung ist es darüber hinaus wichtig, dass keine offensichtliche Schädigung (Tumore etc.) am Organ Gehirn vorliegt, mit der die Störung in Verbindung gebracht werden kann.
Nun ist es ja nicht ganz einfach, feste Verhaltensmuster entweder als »gestört« oder als »normal« einzuschätzen. Das führt dazu, dass die Diagnosen der Persönlichkeitsstörungen von Ärzten und Therapeuten oft unterschiedlich vergeben werden. Sicherlich gibt es eine weite Grauzone zwischen »normalen« und »gestörten« Persönlichkeiten und man muss einen Menschen schon recht gut kennen, um verlässlich einschätzen zu können, an welcher Stelle Verhaltensmuster bzw. Persönlichkeitsmerkmale dauerhaft vorherrschen. Es ist deshalb gar nicht verwunderlich, dass wir unsere Einschätzung eines Menschen hin und wieder revidieren müssen.
Innerhalb der Psychologie gab es seit der antiken Einteilung auf der Basis der 4-Säfte-Lehre zahlreiche Versuche, die Persönlichkeit mit Worten beschreibend in den Griff zu bekommen. Ein modernes und heute häufig verwendetes Konzept zur Kategorisierung von Persönlichkeitsmerkmalen betrachtet fünf Persönlichkeitsfaktoren, die sogenannten »Big Five«. Demnach spannt sich die Persönlichkeit eines Menschen zwischen den Faktoren Neurotizismus, Extraversion, Verträglichkeit, Gewissenhaftigkeit und Offenheit. Jeder dieser Faktoren kann dabei mehr oder weniger stark ausgeprägt sein.

- *Neurotizismus* steht für gespanntes, ängstliches, nervöses, launisches, besorgtes, empfindliches, reizbares, furchtsames, sich selbst bemitleidendes, instabiles und mutloses Verhalten. Dies ist die eine Seite des Spektrums. Dem gegenüber stehen emotionale Stabilität, Ruhe und Zufriedenheit.
- *Extraversion* steht für gesprächig, bestimmt, aktiv, energisch, offen, dominant, enthusiastisch, sozial und abenteuerlustig. Auf der anderen Seite bedeutet es still, reserviert, scheu, zurückgezogen.
- *Verträglichkeit* steht für mitfühlend, nett, herzlich, warm, großzügig, ver-

trauensvoll, hilfsbereit, nachsichtig, freundlich, kooperativ und feinfühlig. Dem gegenüber stehen unfreundlich, streitsüchtig, hartherzig, grausam, undankbar und geizig.
- *Gewissenhaftigkeit* steht für organisiert, sorgfältig, planend, effektiv, genau, vorsichtig sowie am anderen Pol sorglos, unordentlich, leichtsinnig, unverantwortlich, unzuverlässig und vergesslich.
- *Offenheit* schließlich steht für breit interessiert, einfallsreich, fantasievoll, intelligent, neugierig, kreativ sowie dem entgegen für einfältig, stumpf und uninteressiert.

In der Internationalen Klassifikation der Krankheiten (ICD-10) werden acht typische Persönlichkeitsstörungen voneinander unterschieden. Es gibt zudem noch die Möglichkeit, kombinierte Störungen oder vorübergehende Störungen nach Belastungen zu diagnostizieren:

- Paranoide Persönlichkeitsstörung
- Schizoide Persönlichkeitsstörung
- Dissoziale Persönlichkeitsstörung
- Emotional-instabile Persönlichkeitsstörung (Borderline-Störung)
- Histrionische Persönlichkeitsstörung
- Anankastische Persönlichkeitsstörung
- Ängstlich-vermeidende Persönlichkeitsstörung
- Abhängige Persönlichkeitsstörung

Was genau unter dem jeweiligen Typ zu verstehen ist, kann am besten in den Erörterungen der ICD nachgelesen werden.
Vermutlich lässt sich behaupten, dass es einen Menschen, der exakt in die Beschreibung eines dieser Persönlichkeitsmuster hineinpasst, nicht gibt. Dennoch finden wir manchmal bei uns oder anderen Menschen durchgängige Muster von Erleben und Verhalten, die an die Beschreibung der einen oder anderen Störung denken lassen.
Nehmen wir als Beispiel die emotional-instabile Persönlichkeitsstörung, die auch häufig als Borderline-Störung bezeichnet wird. Bezogen auf das Modell der »Big Five« sind damit Menschen gemeint, die insbesondere einen hohen Grad an Neurotizismus zeigen, zwischen Verträglichkeit und Aggressivität stark schwanken, durch ihre Ängstlichkeit oft Einschränkungen beim Faktor Offenheit erleben, durchaus gewissenhaft sein können sowie häufiger zur Introversion neigen.

Mit anderen Worten: Es handelt sich um Menschen, die sehr empfindsam, sensibel, aber auch empfindlich sind und auf Kritik oder Kränkung ggf. sehr heftig und emotional reagieren. Sie leiden oft unter starken Spannungszuständen, die sie häufig mit destruktiven Verhaltensweisen (Suchtmittel, Selbstverletzungen) zu bewältigen versuchen. Im Rahmen heftiger Stimmungsschwankungen sind auch Selbstmordgedanken oder (para-)suizidale Handlungen nicht selten. Da sie (wegen ihrer Empfindsamkeit) leicht in Konflikt mit ihrer Umwelt geraten, insbesondere mit nahen Bezugspersonen, ist der zwischenzeitliche Rückzug (Introversion) ein häufiges Phänomen.

Wenn wir die bisher erörterten Aspekte, die bei der Entwicklung einer Persönlichkeit bedeutsam sind, anwenden, dann hört sich das grob vereinfacht etwa so an:

Nach den Vorstellungen der Psychoanalyse muss bei einer solchen Störung davon ausgegangen werden, dass schon in sehr frühen Entwicklungsstadien Traumatisierungen stattgefunden haben, dass tief sitzende unbewusste Konflikte eine dauerhafte, erhebliche Spannung erzeugen. Aus lerntheoretischer Sicht könnte man annehmen, dass selbst grundlegende Fähigkeiten zur Regulation von Gefühlen nicht gelernt werden konnten, wahrscheinlich weil die Lernsituation schon sehr früh und dann dauerhaft extrem ungünstig war.

Auf der genetischen Ebene würde man vermuten, dass der entsprechende Mensch eher das Gen für eine niedrige MAO-A-Aktivität trägt und gleichzeitig schwere Misshandlungen erlebt hat. Außerdem könnte er gut zu dem ss- oder sl-Gentyp gehören, bei dem der Mandelkern schneller aktiv wird und auch in Ruhephasen mehr Aktivität zeigt. Dazu wäre aber auch noch eine Reihe belastender Lebensereignisse zu erwarten, besonders wenn Suizidalität eine Rolle spielt. Denken wir an die neugeborenen Rattenbabys und ihre Stressbremse, die durch mütterliches Sorgeverhalten erst funktionsfähig wird, so liegt es auch nahe, anzunehmen, dass ein kontinuierlich sorgevolles Bemuttern in der frühen Kindheit selten bis gar nicht stattgefunden hat. Ein eher schwach reagierendes Oxytocin-System wäre anzunehmen.

Sollten Sie einem Menschen begegnen, dem die Diagnose einer emotional-instabilen Persönlichkeit zugeschrieben wurde, dann werden Sie in seiner Biografie einige der genannten Aspekte finden. Eine Bestimmung des genetischen Typs erfolgt bisher allerdings nicht und erscheint auch schon deshalb nicht sinnvoll, weil es ja nur ein Teilchen des Puzzles ist und keine

klaren Konsequenzen hätte, denn die Gene können wir schließlich nicht verändern.
Sie sehen, dass die neurobiologischen Forschungsergebnisse nicht im Widerspruch mit den psychologischen Modellen (Psychoanalyse, Lerntheorie) stehen, sondern diese eher bestätigen oder untermauern – auch wenn sie zuweilen einem therapeutischen Machbarkeitswahn Grenzen gebieten.

Therapeutisches Fazit

Was bedeutet das alles nun für die Frage, wie man mit dem Phänomen Persönlichkeit und seinen Störungen in der Sozialen Arbeit umgehen kann?
Zuallererst scheint es wichtig zu sein, günstige Bedingungen für eine optimale Entwicklung des Nervensystems zu schaffen. Das fängt bei der werdenden Mutter an. Stressige Lebensumstände, Erkrankungen oder auch Gifte können schon im Mutterleib ungünstige Entwicklungen bewirken.
Nach der Geburt wird es wichtig sein, dass einerseits die Bedürfnisse des Körpers nach Ernährung und Pflege befriedigt werden, um körperliche Erkrankungen zu verhindern. Andererseits ist es wichtig, ein Umfeld zu schaffen, in dem eine dem Kind und seinen individuellen Fähigkeiten zur Informationsverarbeitung angemessene Mischung aus Ruhe und Anregung besteht.
Idealerweise erlebt das Kind eine sorgende und liebevolle Fürsorge durch Menschen in seiner Umgebung. Misshandlungen dürfen natürlich nicht stattfinden und es sollte alles dafür getan werden, dass belastende Lebensereignisse nicht zu zahlreich auftreten. Ist das neuronale Netzwerk erst einmal ausgebildet und das Zeitfenster für die Entwicklung der persönlichkeitsrelevanten Gehirnbereiche nach ca. zwanzig Jahren erst einmal angelehnt oder nur noch einen Spalt offen (ganz schließt es sich wohl nie), dann ist es nicht mehr so leicht, grundlegende Veränderungen der Persönlichkeit zu erreichen.
Was die Therapie der Persönlichkeiten anbetrifft, so gibt es zahllose Modelle und Konzepte. Es müsste an dieser Stelle leicht verständlich sein, dass sich mit ein paar Stunden Psychotherapie oder psychosozialen Interventionen nicht so viel ausrichten lässt, wenn einmal eine wirkliche Störung der Persönlichkeit entstanden ist. Für die Behandlung und den Umgang mit entsprechenden Störungen braucht man einen langen Atem, Frustra-

tionstoleranz und man sollte die Ansprüche an Veränderungen nicht zu hoch setzen.
Oft geht es in der Therapie neben dem Versuch, in einigen Bereichen der Persönlichkeit eine Veränderung zu bewirken, eher darum, mit dem Menschen einen Modus zu finden, wie er auch mit seinen spezifischen Persönlichkeitsanteilen durchs Leben gehen kann, ohne sich selbst oder anderen zu viel Leid zuzufügen. Und natürlich sind die immer auch vorhandenen günstigen Aspekte zu beachten und weiterzuentwickeln. Werden die auch auf die Stabilität neuronaler Netzwerke zurückzuführenden eingeschränkten Spielräume des Menschen in Therapien oder Helferszenarien nicht berücksichtigt, so kann es durchaus zu vielen unnötigen Zustandsverschlechterungen und Frustrationen kommen.

So lässt sich festhalten:

a) Interessieren Sie sich für die Entwicklungsgeschichte eines Menschen und seine frühen Beziehungserfahrungen, Sie werden dann eher ein Verständnis für seine Handlungsspielräume und seine Persönlichkeit entwickeln.
b) Fragen Sie nach den Persönlichkeiten der Großeltern, Eltern und Geschwister, Sie können so eine Idee von den genetischen Voraussetzungen und den in der Familie vorherrschenden Lernparadigmen entwickeln.
c) Beachten Sie Hinweise, die für eine Schädigung des Gehirns während der Entwicklung oder auch später sprechen, dadurch können Sie eventuell bestimmte Verhaltensmuster besser verstehen und akzeptieren. Dadurch können Sie auch dazu beitragen, dass Ihre Klienten sich selbst eher annehmen.
d) Helfen Sie werdenden Müttern, möglichst stressfrei und in gesunder Lebensweise die Zeit der Schwangerschaft zu bewältigen.
e) Unterstützen Sie Mütter nach der Geburt darin, zu ihrem Kind eine kontinuierliche, fürsorgliche und zärtliche Beziehung aufzubauen, und vermitteln Sie ihnen, wie wichtig das für die Entwicklung des Kindes (und seines Gehirns) ist.
f) Weisen Sie darauf hin, dass es nur wenige allgemeingültige Regeln für den Umgang mit einem Kind gibt (wegen der genetischen Variabilität) und dass es wichtig ist, individuell auf die Bedürfnisse des Kindes zu reagieren. Sowohl Verwöhnung wie auch Verwahrlosung sind dabei die beiden Extreme, die die Entwicklung von Störungen begünstigen können.

g) Sorgen Sie mit dafür, dass Kinder Möglichkeiten haben, ihr Gehirn zu trainieren (durch Lesen, Erzählen, Sport, Musizieren und kreative Tätigkeiten), denn die meisten Fähigkeiten müssen wir erst erlernen, sonst entwickeln wir sie (also die entsprechenden neuronalen Netze) nie.
h) Seien Sie sich darüber im Klaren, dass bei erwachsenen Menschen die Möglichkeiten einer Persönlichkeitsänderung zwar vorhanden, aber eingeschränkt sind. Oft wird es darum gehen, Lebensverhältnisse zu schaffen, in denen der Mensch mit seiner spezifischen Persönlichkeit in Frieden leben kann.
i) Seien Sie sich darüber bewusst, dass auch Sie Persönlichkeitsmerkmale tragen, mit denen der eine oder andere Klient vielleicht nicht so gut klarkommt. Manchmal ist es dann besser, sich dies einzugestehen und einen anderen Helfer zu suchen.
j) Zuletzt machen Sic sich klar, dass insbesondere bei Krankheiten, die mit einer Degeneration des Nervensystems einhergehen (etwa Morbus Alzheimer), früher oder später mit einer Veränderung der Primärpersönlichkeit gerechnet werden muss.

ADHS

Erscheinungsweisen

Kaum ein anderes Gebiet, das sich mit seelischen Störungen befasst, wurde über Jahre mit so viel Leidenschaft, Emotionalität, Polemik und Hypothesenbildung besprochen wie das Störungsbild ADHS (Aufmerksamkeitsdefizit- und Hyperaktivitätssyndrom). Die Diagnose ADHS verschleiere nur ein gesellschaftliches Problem, das durch eine zunehmende Medikalisierung der Betroffenen im Interesse der Pharmaindustrie verdeckt werde, wobei insbesondere bei Kindern ggf. die Entwicklung von bleibenden Gehirnschäden in Kauf genommen wird – behauptet die eine Seite. Die andere entgegnet: Es handele sich um gestörte Hirnfunktionen, die weitgehend auf genetische Einflüsse zurückzuführen seien und am effektivsten mit Medikamenten und Psychotherapie behandelt werden könnten, wobei es gegenüber Betroffenen und Angehörigen verantwortungslos sei, diese Option nicht zu nutzen.
Zunächst: Wenn die Wissenschaft heftig diskutiert und widersprüchliche oder unterschiedliche Ansätze vertreten werden, dann ist eines klar: Es gibt noch keine Gewissheit. Angesichts der Leidenschaftlichkeit der Debatte stellt sich eine Frage: Könnte es sein, dass die Heftigkeit der Auseinandersetzung etwas damit zu tun hat, dass die Diskutanten vielleicht häufiger selbst mittelbar oder unmittelbar von Aspekten der Störung betroffen sind und demnach etwas unkontrollierter mit ihren Impulsen umgehen?
Nun sind wir uns ja wohl einig, dass auch Aspekte wie Aufmerksamkeit, Kontrolle von Impulsen und der motorischen Aktivität etwas mit dem Gehirn zu tun haben. Bevor wir zu den vorläufigen Ergebnissen der Neurobiologie und Gehirnforschung kommen, zunächst ein Überblick über das Störungsbild und seine »Geschichte«:

Ob der Philipp heute still
Wohl bei Tische sitzen will?
Also sprach in ernstem Ton
Papa zu seinem Sohn,
Und die Mutter blickte stumm
Auf dem ganzen Tisch herum

Doch der Philipp hörte nicht
Was zu ihm der Vater spricht
Er gaukelt
Und schaukelt
Er trappelt
Und zappelt
Auf dem Stuhle hin und her
Philipp, das missfällt mir sehr
(Hoffmann 1844)

Der Nervenarzt Heinrich Hoffmann widmet sich als erster Mediziner mit Humor und Kreativität dem Phänomen des unruhigen und »zappeligen« Kindes. Dabei beschreibt er wesentliche Symptomkonstellationen, die auch heute in den sehr viel trockeneren Diagnoseleitlinien ICD-10 und DSM-IV zum Teil zu finden sind. Hoffmanns Texte entstanden in einer Zeit, in der die medizinisch-psychologische Welt überhaupt erst begann, die psychischen Störungen von Kindern und Jugendlichen wahrzunehmen und zu beschreiben.

Auf der Basis von Untersuchungsergebnissen, die bei Kindern mit geschädigten Gehirnen gehäuft hyperaktives und unaufmerksames Verhalten registrierten, entwickelte sich zunächst der Begriff der »Minimal Cerebral Dysfunction« (MCD), der über Jahrzehnte als Erklärungsmodell für viele Formen individueller Verhaltensauffälligkeiten diente. Dieser ungenauen Begrifflichkeit liegt die grobe Vorstellung zugrunde, dass »Fehlfunktionen« des Organs Gehirn unangepasstes, bzw. »auffälliges« oder »gestörtes« Verhalten nach sich ziehen. Zunehmende Kritik wissenschaftlicher, aber auch gesellschaftlicher Kreise an diesem ungenauen Begriff mit seiner Stigmatisierung und Rollenzuschreibung führte dazu, dass er heute kaum noch verwendet wird.

Kinder mit auffälligem Verhalten blieben jedoch. Die Frage, ob es mehr werden, kann bisher niemand klar beantworten, da die heutigen Diagnosesysteme erst seit einigen Jahren bestehen und mit den alten kaum noch vergleichbar sind. Es liegt aber die Annahme nahe, dass einerseits die veränderten gesellschaftlichen Verhältnisse (zunehmender Leistungsdruck in Schulen, Normierung von Arbeitsprozessen, Effizienzkontrolle, Verbreitung von Arbeitsfeldern, in denen hohe Konzentration gefordert ist und in denen körperliche Bewegung keine Rolle spielt) ein unangepasstes und motorisch unruhiges Verhalten eher auffällig erscheinen lassen und dass es für Menschen mit solchen Verhaltensmerkmalen in einer modernen Wissens- und Informationsgesellschaft weniger Nischen gibt, in denen sie, ohne anzuecken, existieren können. Andererseits verbreitet sich das Wissen um mögliche Abweichungen vom Normalverhalten, auch das Wissen um Diagnosesysteme und Medikamente. Inzwischen werden die Medikamente zahlreich und oft auch undifferenziert eingesetzt, folglich wird wahrscheinlich manch einer, der früher noch als »unruhiger Geist« durchging, heute zum ADHS-Patienten.

Bei der Konzeption derzeit gültiger Diagnosesysteme wird der Begriff der Aufmerksamkeitsdefizit- und Hyperaktivitätsstörung verwendet und es werden feste Kriterien genannt, die erfüllt sein müssen, um die Diagnose zu rechtfertigen.

Nach ICD-10 liegt die Störung bei 4 bis 5 Prozent der Kinder und Jugendlichen vor; kommen hingegen die Kriterien des DSM-IV zur Anwendung, dann verdoppeln sich die Zahlen (Sobanski, Alm 2004). Jungs sind etwa sechsmal häufiger betroffen als Mädchen.

Die Störungen bleiben bei etwa der Hälfte der Betroffenen auch noch im Erwachsenenalter (rund zwei Prozent aller Erwachsenen) nachweisbar und können natürlich auch dort zu Beeinträchtigungen führen. Für die Diagnosestellung wird gefordert, dass die Auffälligkeiten vor dem siebten Lebensjahr bestehen.

Die Hauptauffälligkeiten sind dabei ein »situationsübergreifendes Verhaltensmuster von motorischer Unruhe, Ablenkbarkeit, Impulsivität, verbunden mit klinisch bedeutsamen Beeinträchtigungen im sozialen, schulischen oder beruflichen Funktionsbereich« (Konrad, Herpertz-Dahlmann 2004).

Die Diagnose wird durch eine Beurteilung der konkreten Verhaltensauffälligkeiten im Kontext der Situationen und Biografien der Betroffene gestellt. Testverfahren können zu Hilfe genommen werden, es gibt aber keinen einzigen Test und auch keine körperlichen oder technischen Untersuchungen, über die eine Diagnose zweifelsfrei gestellt werden kann.

Erwachsene suchen seltener wegen der Aufmerksamkeitsstörung oder der Hyperaktivität Hilfe bei professionellen Helfern, sie leiden eher unter seelischen Störungen, bei deren Entstehung die ADHS-Problematik ggf. eine Teilursache darstellt.

Stellen Sie sich ein Kind vor, das wegen seines Verhaltens von anderen Kindern dauernd ausgegrenzt wird, auch von Erwachsenen Ablehnung erfährt und somit insgesamt die Rückmeldung erhält: Du bist nicht in Ordnung so, wie du bist. Es ist leicht vorstellbar, dass die Befindlichkeit nicht unbedingt

die beste ist (d. h. Angst vor Ablehnung oder Depressionen entstehen) oder Zuflucht in Süchten gesucht wird. Betroffene Erwachsene schauen oft auf eine Biografie zurück, in der sich ein häufiges Scheitern im beruflichen und privaten Kontext zeigt. Allerdings können Menschen mit ADHS und besonderen Begabungen durchaus herausragende Leistungen zeigen. In einer 1994 veröffentlichten Titelgeschichte zum Thema ADHS vermutet das Magazin Time, dass Benjamin Franklin, Winston Churchill, Albert Einstein und auch Bill Clinton zu den Betroffenen zu zählen sind. Heute gehen wir davon aus, dass etwa 80 Prozent der von ADHS Betroffenen gleichzeitig auch an anderen seelischen Störungen leiden (»Komorbidität«).
ADHS kann als Risikofaktor für folgende weitere psychische Störungen gelten:

- Depressionen
- Sucht – substanzgebunden und nicht substanzgebunden
- Persönlichkeitsstörung
- Ängste und Zwänge
- Teilleistungsstörungen
- Anpassungsstörungen
  (nach Beziehungsabbrüchen oder bei Arbeitslosigkeit)
- Essstörungen
- Schlafstörungen
- Bipolare Störungen

Sinnvoll erscheint die Einteilung der Störung in primäre und sekundäre ADHS. Dabei bedeutet sekundäre ADHS, dass bei den Betroffenen nachvollziehbare Ursachen für eine Störung der Gehirnentwicklung oder Gehirnfunktion bekannt sind. Solche Störungen sind zum Beispiel bestimmte genetische Konstellationen (»fragiles X-Syndrom«), aber auch Epilepsien sowie Geburtskomplikationen, entzündliche Erkrankungen des Gehirns, Exposition von Drogen und Giftstoffen, Nebenwirkungen von Medikamenten, Verletzungen des Gehirns und andere Erkrankungen, die das Organ Gehirn betreffen. Bei dem primären ADHS sind solche klaren schädigenden Einflüsse nicht bekannt.

Zu wenig Aktivität im Gyrus cinguli

Viele Versuche, am Gehirn eine typische Auffälligkeit zu finden, förderten zwar viele einzelne Befunde zutage, die ein vermindertes Volumen in unterschiedlichen Bereichen des Gehirns beschreiben oder auf verminderte Durchblutung und Stoffwechselaktivität oder eine erhöhte Rezeptordichte hinweisen. Jedoch konnte bis heute keine einzige Auffälligkeit am Gehirn beobachtet werden, mit der man sicher die Diagnose ADHS stellen könnte. Betrachtet man nun, welche Regionen unserer Gehirne bei Aufmerksamkeitsleistungen beteiligt sind, so wundert das nicht, denn Störungen in unterschiedlichen Regionen können ggf. die gleichen oder doch ähnliche Verhaltensänderungen nach sich ziehen, wenn die Netzwerke für Aufmerksamkeitsleistungen betroffen sind.

Lange Zeit dachte man, dass es in bestimmten Bereichen des dopaminergen Systems einen Mangel des Neurotransmitters Dopamin geben müsse, denn bei einigen der Betroffenen verbesserte sich die Symptomatik, wenn man ihnen Medikamente verabreichte, die die Dopaminkonzentration im synaptischen Spalt erhöhten (Amphetamin, Methylphenidat = Ritalin).

Heute wird allerdings auch diskutiert, dass diese Medikamente eigentlich das Dopaminsystem indirekt bremsen und dass die Ursache für die Störung darin zu sehen sei, dass bei den Betroffenen das dopaminerge System zu stark ausgebildet ist (Leuzinger-Bohleber u. a. 2006). Dabei wird vermutet, dass unsichere Lebensbedingungen von Kindern, Inkonsequenz im Erziehungsverhalten, Reizüberflutung und Überforderung mitverantwortlich für die Ausbildung eines solchen überaktiven dopaminergen Systems sein können (Leuzinger-Bohleber u. a. 2006).

Da es in den letzten Jahrzehnten zu einem sprunghaften Anstieg der Verordnung von Methylphenidat gekommen ist, stellt sich natürlich die Frage, ob hier nicht ein Problem, das durch inadäquate Entwicklungs- und Lebensbedingungen für Kinder entstanden ist, im großen Stile mit Tabletten klein gehalten werden soll. Und es stellt sich auch die Frage, ob durch die massenhafte Anwendung dieser Medikamente nicht auch Schäden in den sich entwickelnden Gehirnen entstehen. Dafür gibt es zwar bisher keinen sicheren Beweis, Ergebnisse aus der Tierforschung lassen dies allerdings dennoch vermuten.

Jedenfalls scheint es sinnvoll zu sein, alles Erdenkliche zu unternehmen, um der Entwicklung eines ADHS familiär und gesellschaftlich prophylaktisch entgegenzuwirken und nur im ausreichend untersuchten und fachärztlich begleiteten Einzelfall eine medikamentöse Behandlung anzuwenden (Amft 2006).

Ein Befund aus der Hirnforschung scheint mir noch erwähnenswert, weil er auf plastische Weise eine Modellvorstellung liefert, was in einem von ADHS betroffenen, in diesem Fall erwachsenen Gehirn anders laufen könnte als in einem »gesunden«. Mithilfe der funktionellen Kernspintomographie konnte eine Forschergruppe beobachten, dass die Gehirne von ADHS-Betroffenen und Gesunden bei einer bestimmten Aufgabe unterschiedlich funktionierten. Die Teilnehmenden mussten eine Liste von Farbbegriffen lesen (rot, grün, gelb), wobei die Worte in einer anderen Farbe gedruckt waren als die, die sie bezeichneten. Das Wort »Rot« war also in grün geschrieben etc.
Die Teilnehmenden wurden dann aufgefordert, entweder das Wort zu lesen oder die Farbe zu nennen, in der das Wort geschrieben war – eine Aufgabe, die Konzentration und andere Aufmerksamkeitsleistungen fordert. Bei den »Gesunden« wurde eine zentrale Struktur des Aufmerksamkeitsnetzwerkes (Gyrus cinguli) stark aktiviert, während die ADHS-Betroffenen überwiegend andere Strukturen des Gehirns aktivierten.
Man könnte sich nun vorstellen, dass Menschen mit ADHS zwar auch die gleichen Aufgaben zur Lösung bringen wie andere Personen, allerdings weiter verzweigte neuronale Netzwerke dazu nutzen. Dadurch sind sie langsamer, brauchen mehr Energie, kommen eher unter Druck und stehen auch in einer größeren Gefahr, Fehler zu machen. Stellen Sie sich vor, Sie fahren von Hamburg nach Berlin über München. Sie kommen zwar auch an, werden aber erst einmal mehr Energie verbrauchen und auch das Risiko, zwischendurch einen Unfall oder eine Panne zu erleiden, ist erheblich höher.
Interessanterweise konnte auch gezeigt werden, dass unter dem Einfluss von Methylphenidat (etwa Ritalin) bei den ADHS-Betroffenen dann auch die gleichen Gehirnstrukturen aktiv wurden wie bei den »Gesunden«.

Therapeutisches Fazit

Psychotherapie (Verhaltenstherapie, tiefenpsychologisch fundierte Psychotherapie, Psychoanalyse, Familientherapie), Coaching, Selbsthilfegruppen und Medikamente sind übliche therapeutische Methoden, die heute zur Anwendung kommen. So wären als therapeutische Richtlinien folgende zu nennen:

a) ADHS ist eine Störung, die in sehr unterschiedlichen Ausprägungen auftreten kann. Die Diagnose wird dann gestellt, wenn die Dimension der

Auffälligkeiten bedingt, dass ein Mensch oder seine Umgebung unter den charakteristischen Beschwerden leidet.

b) ADHS kann durchaus mit eine Ursache für seelische Störungen sein bzw. deren Ausbruch begünstigen und sollte immer als Teilaspekt seelischer Erkrankungen mitgedacht werden.
c) ADHS kann primär ohne bekannte bzw. offensichtliche Störung des Gehirns auftreten oder als sekundäre ADHS durch genetische oder hirnorganische Störungen verursacht sein.
d) Dopamin scheint bei diesem Störungsbild eine besondere Rolle zu spielen und eine günstige Ausbildung des dopaminergen Systems, die wahrscheinlich auch von günstigen Umweltbedingungen abhängig ist (stabile Beziehungen, Förderung, aber keine Überforderung, Vermeidung von chronischer Überreizung), kann eventuell eine prophylaktische Wirkung zeigen.
e) Als Therapie kommen unterschiedliche psychotherapeutische Verfahren infrage, wie auch Coaching und Selbsthilfegruppen. Nach gründlicher Untersuchung und unter fachärztlicher Überwachung kann eine medikamentöse Therapie helfen. Wichtig ist eine gute Beratung und Unterstützung der Eltern, möglichst auch der Lehrer, denn viele Verhaltensweisen beim »Zappelphilipp« verstärken sich durch ungünstige Reaktionen (zu starr, zu inkonsequent, zu wenig Raum gebend, zu kontrollierend, zu hilflos etc.).
f) Im pädagogische Bereich ist es wichtig zu wissen, dass Störungen dieser Art weit verbreitet sind, einen erheblichen Leidensdruck erzeugen können, manchmal mit starker Erschöpfung einhergehen, zu seelischen Störungen führen können und oft mit erheblichen psychosozialen Konflikten einhergehen.
g) Es muss vermieden werden, die Betroffenen wegen ihrer Andersartigkeit zu verurteilen (das hilft niemandem).
h) In Teilbereichen kann eine tatkräftige Unterstützung bei der Bewältigung von bestimmten praktischen Lebensaufgaben (also sozialpädagogische Begleitung) von unermesslichem Wert sein.
i) Den betroffenen Menschen verständnisvoll zu begegnen, ihnen durch stabile Beziehungs- und Hilfeangebote zu mehr Ruhe zu verhelfen und sie in der Lebensbewältigung zu unterstützen, das alles ist sicher genauso wichtig, wie sie über die Möglichkeiten von Behandlungen (Psychotherapie, Medikamente und Selbsthilfegruppen) zu informieren und behilflich dabei zu sein, geeignete Maßnahmen in Angriff zu nehmen.

Sucht

Erscheinungsweisen

Ein Thema von immenser Brisanz, leidenschaftlich und kontrovers diskutiert rund um den Globus, verwoben mit philosophischen, politischen, gesellschaftlichen und wirtschaftlichen Aspekten, wie kaum ein anderes: die Sucht.

Esssucht, Trunksucht, Nikotinsucht, Rauschgiftsucht, aber auch Spielsucht, Arbeitssucht, Sexsucht, Kauf- oder Konsumsucht, Reisesucht und Eifersucht, Herrschsucht und Sehnsucht. Und was war mit Schwindsucht (Tuberkulose), Gelbsucht (Hepatitis), Wassersucht (Aszites), Fallsucht (Epilepsie), Bleichsucht (Blutarmut)?

Auch wenn man meinen möchte, der Begriff »Sucht« komme von »suchen« und stehe für das fortgesetzte Suchen nach Befriedigung unterschiedlicher Bedürfnisse (diese Erklärung käme der heutigen Bedeutung des Begriffs sehr nahe), hatte der Begriff ursprüngliche eine andere Bedeutung. Er leitet sich von dem alten germanischen Adjektiv »siech« ab, was so viel wie »krank sein« bedeutet. Das erklärt die Entstehung der alten medizinischen Begriffe Schwindsucht, Gelbsucht etc., die natürlich nichts mit unserem heutigen Verständnis von Sucht zu tun haben.

Heute sprechen wir häufig wird auch von »Abhängigkeitserkrankungen«.

Ein beliebtes Streitthema der Neurowissenschaften ist die Frage nach der Freiheit des Willens. Unzählige Diskussionen und Abhandlungen zu dieser Frage wurden in den letzten Jahren geführt und veröffentlicht. In der Sucht oder Abhängigkeit beklagen Menschen oft einen Drang zur Erfüllung der Sucht, der ihrem eigentlichen Wollen entgegensteht. Die meisten Menschen wissen, wovon die Rede ist, auch wenn sie nicht unter einer krankhaften oder behandlungsbedürftigen Sucht leiden. »Der Geist ist willig, das Fleisch ist schwach«.

Dieses alte Sprichwort weist uns freundlich auch noch auf einen anderen wichtigen Aspekt des Themas hin: Über Jahrhunderte hinweg wurde alles, was mit Sucht und Abhängigkeit in Verbindung steht, als Merkmal von Schwäche, Haltlosigkeit, Charakterlosigkeit oder Lasterhaftigkeit angesehen. Auch wenn der amerikanische Arzt Benjamin Rush schon im 18. Jahrhundert mit Veröffentlichungen über die Wirkungen des Branntweins auf den menschlichen Körper und Geist den Alkoholismus als Krankheit definierte, denken wir beim Thema Sucht auch heute noch oft nicht nur an eine Krankheit. Betroffene Menschen erleben massive Ausgrenzungen und Stigmatisierungen. Wird die gesellschaftliche Abwertung der Sucht als Lasterhaftigkeit vom Süchtigen selbst übernommen (was nicht selten der Fall ist), so kann der Suchtkranke durch Scham zusätzlich eine massive Selbstwertproblematik entwickeln, die ggf. eine erfolgreiche Behandlung zusätzlich erschwert.

Das liegt natürlich nicht nur an dem bekannten Phänomen, überkommene Annahmen gesellschaftlich auch gegen besseres Wissen (in häufig genutzten stabilen neuronalen Netzen) zu konservieren, sondern hat sicherlich auch etwas mit der Destruktivität der Süchte zu tun. Sucht zerstört für jeden gut sichtbar und oft in unmittelbarer Nachbarschaft Leben. Insbesondere bei illegalen Drogen findet der Konsum zudem in der Nähe eines kriminellen Milieus statt, was zusätzliche Probleme mit sich bringt (»Beschaffungskriminalität« etc.).

Bevor ich nun auf das Krankheitsgeschehen eingehe, noch ein Hinweis auf die gesellschaftliche Dimension der Sucht: Natürlich zielt eine am Gewinn und am wirtschaftlichen Erfolg ausgerichtete Gesellschaft (was ja eigentlich vitalen, lebenserhaltenden Motiven entspricht) auf die Beeinflussung menschlichen Verhaltens und damit natürlich auch auf die Manipulation unserer Gehirne. Der Konsum ist wichtig, um die Wirtschaft lebendig zu halten. Aus wirtschaftlichen Gründen soll konsumiert werden, die Sendungen im Fernsehen sollten hohe Einschaltquoten haben und die Websites der zahlreichen Anbieter können nur bestehen und weiterentwickelt werden, wenn möglichst viele Menschen sie nutzen. Für den Einzelnen kann der Konsum allerdings mit erheblichen gesundheitlichen Problemen verbunden sein und ggf. in die Sucht bzw. Abhängigkeit münden. Von einigen Stellen wird gefordert, dass Steuermittel, die aus suchtbezogenen Branchen stammen (Casinos etwa), zumindest teilweise auch wieder zur Bekämpfung der dabei entstandenen Süchte eingesetzt werden sollten.

Illegalität

Das Grundgesetz der BRD gewährt uns mit dem Artikel 2 Absatz 1 ein »Recht auf freie Entfaltung der Persönlichkeit«. Dieses Gesetz wird gerne bemüht, zum Beispiel in der Cannabislegalisierungsdebatte, und zwar als ein »Recht auf Rausch«. In dieser Debatte wird vorausgesetzt, dass wir uns alle gleich frei entscheiden können, ob wir einen Rauschzustand herbeiführen oder nicht. Dass diese These unter neurowissenschaftlichen Gesichtspunkten so nicht haltbar ist, werden wir später sehen.

Durch die BTM-Gesetzgebung (BTM = »Betäubungsmittel«) wurde in unserem Land eine Regelung gefunden, die bei den eine Abhängigkeit erzeugenden Substanzen zu einer Unterscheidung in legale und illegale Drogen führt. Hierbei waren die entscheidenden Kriterien für den Gesetzgeber die Frage der gesundheitsschädigenden Wirkung der Drogen, aber auch die der sozialen Konsequenzen des Konsums. Zum Beispiel blieb Cannabis trotz wiederkehrender Proteste illegal, da es unter anderem als Einstiegsdroge für die sogenannten harten Drogen gilt. Da sich die gesundheitsschädigende Wirkung allerdings nicht wesentlich von der des Alkohols unterscheidet, ist in Deutschland zwar nicht der Handel, aber der Besitz zum eigenen Verbrauch straffrei.

Nun ist der Konsum von Alkohol, Nikotin und anderer Drogen (auch Cannabis) weit verbreitet. Unter dem Begriff »Genussmittel« gibt es eine hohe gesellschaftliche Akzeptanz und einen für Erwachsene uneingeschränkten Zugriff bei hoher Verfügbarkeit. 95 Prozent der Männer und 90 Prozent der Frauen zwischen 18 und 59 Jahren trinken in Deutschland Alkohol. Dabei gelten etwa 1,6 Millionen Bundesbürger zwischen 18 und 64 als alkoholabhängig und weitere 1,4 Millionen betreiben einen gesundheitsschädlichen Alkoholkonsum (DHS Jahrbuch Sucht 2020). In Deutschland sterben jährlich etwa 74.000 Menschen an den Folgen von Alkoholkonsum oder kombinierten Konsum von Alkohol und Tabak. Die ökonomischen Kosten durch Alkoholkonsum werden auf 57,04 Milliarden Euro pro Jahr beziffert, dagegen stehen lediglich 3,185 Milliarden Euro Einnahmen aus alkoholbezogenen Steuergeldern. Die Zahlen für Nikotin sind in den letzten Jahren rückläufig. 26 Prozent der Männer und 19 Prozent der Frauen gelten noch als Raucher. Für 2013 werden 13,5 Prozent der Todesfälle (121.000) auf das Rauchen zurückgeführt. Der gesamtwirtschaftliche Schaden durch Rauchen wird auf 97,24 Milliarden beziffert, davon etwa 30 Milliarden direkte Kosten (z. B. durch Behandlung) und 67 Milliarden indirekte Kosten (z. B. Produktionsausfälle).

Illegale Drogen werden in Deutschland etwa von ca. 400.000 Menschen konsumiert (DHS Jahrbuch Sucht); unabhängig davon, ob es sich um Alkohol, Nikotin oder illegale Drogen handelt, etwa 1 bis 2 Prozent der Men-

schen jeder dieser Gruppen sterben an den Folgen ihrer Sucht (Brandt u. a. 2003).
Über die Verbreitung und Schädlichkeit und ggf. über die tödlichen Folgen der nicht substanzgebundenen Süchte ist es schwer, klare Angaben zu finden. Mit geschätzten 600 Milliarden Jahresumsatz in Europa gehört das Glücksspiel zu den bedeutendsten Wirtschaftszweigen Europas. Es werden jährliche Wachstumsraten von 5 bis 10 Prozent angegeben. Da, wo das Glücksspiel legalisiert wird, wächst die Gemeinde der Süchtigen schnell, ebenso der Bedarf an Behandlung und Unterstützung. In der Literatur finden sich für die Spielsucht Häufigkeitsangaben von 0,5 bis 2 Prozent der Bevölkerung (Berger u. a. 2005).
So gut wie jedes Verhalten kann in einer Art Sucht enden, wenn es obsessiv betrieben wird, andere Lebensbereiche einschränkt und Formen der Zerstörung zur Folge hat.

Ein Mitte 40-jähriger Mann stellt sich in der Praxis vor. Er berichtet, unter Schlafstörungen, massiven Angstzuständen und heftigen Depressionen zu leiden. Manchmal wolle er einfach nicht mehr leben. Bei seiner Arbeit (EDV-Bereich) könne er sich nicht richtig konzentrieren und fühle sich schon seit Wochen überfordert, auch wenn ihm die Arbeit früher Spaß gemacht habe. Er ist in zweiter Ehe verheiratet und lebt mit seiner Frau und zwei Kindern zusammen. Im Gespräch wird schnell deutlich, dass seine Frau kurz davor ist, ihn zu verlassen, worauf er mit heftiger Angst reagiert. Hintergrund ist eine Spielsucht. Seit Jahren besucht er mehrmals wöchentlich Casinos und »Spielhöllen«. Wenn er dann nach den üblichen Verlusten frustriert und in düsterer Stimmung nach Hause geht, ist er gereizt und aufbrausend.
Mit den Problemen des täglichen Lebens steht seine Frau allein da, Geld ist immer knapp und die Zinsen für die angelaufenen Schulden verzehren einen erheblichen Teil des Familieneinkommens. Er selbst leidet erheblich unter den privaten, beruflichen und wirtschaftlichen Problemen. Wenn er das Leiden nicht mehr aushält, dann geht er zum Spielen, das lenkt ab und tut kurzfristig gut. Er berichtet, als Kind habe ihn sein Onkel, in dessen Nähe er sich sehr wohl gefühlt habe, oft mit in eine Gaststätte genommen. Dort habe er oft stundenlang an einem Geldautomat gespielt, was er als sehr angenehm in Erinnerung habe.

In diesem Beispiel zeigt sich, wie Suchtverhalten schon früh eingeübt sein kann. Nehmen wir ein zweites Beispiel dazu:

Eine Frau Anfang fünfzig stellt sich auf Drängen einer befreundeten Nachbarin in der Praxis vor. Sie fühlt sich erschöpft und niedergeschlagen. Ihren Haushalt bewältigt sie kaum noch, geht auch nicht mehr aus dem Haus. Den Kontakt zu Freunden hat sie weitgehend abgebrochen. Sie schämt sich für ihr Aussehen und zu Hause für den verwahrlosten Zustand ihrer Wohnung. Nachdem sie wegen einer Firmenschließung vor zwei Jahren ihren Job verloren hat, ist sie arbeitslos gemeldet und lebt von den entsprechenden Zuwendungen. Eine partnerschaftliche Beziehung gab es in den letzten zehn Jahren nicht mehr. Den Tag verbringt sie mit Fernsehen, bei zugezogener Gardine. Schon am Vormittag trinkt sie das erste Glas Wein, über den Tag verteilt etwa zwei Flaschen. Tut sie das nicht, dann wird sie unruhig, bekommt sehr schlechte Laune und rennt in ihrer Wohnung auf und ab. Ihr Vater, den sie sehr liebte, starb vor einigen Jahren an Leberzirrhose. In der Familie war es üblich, bei Sorgen und Problemen erst mal einen zu trinken.

In beiden Fällen ist das primäre Problem die Sucht, die dafür sorgt, dass andere Symptome (hier Ängste und Depressionen) entstehen bzw. aufrechterhalten werden. Allerdings trifft man oft nach Bewältigung der Suchtproblematik auf primäre Angststörungen und Depressionen, denen mit dem Suchtmittel über lange Strecken im Sinne einer Art Selbstmedikation begegnet wurde. Diese unter der Sucht verborgenen Störungen sind erst dann richtig behandelbar, wenn kein aktives süchtiges Verhalten mehr besteht.
Anders als bei den stoffgebundenen Süchten, bei denen sich der Organismus an eine Substanz gewöhnt, die er eigentlich nicht zum Leben braucht, handelt es sich bei den nicht stoffgebundenen Süchten um ein Verhalten, das natürlicherweise zum Leben gehört, allerdings in den Dimensionen eine Verschiebung hin zum Destruktiven erfährt und damit pathologisch wird. Die Grenzen zwischen süchtigem und »normalem« Verhalten sind sicher fließend und es gibt eine breite Grauzone.
Es ist allerdings auch nicht sinnvoll, jedes verengte Verhalten und jeden Konsum von Suchtmitteln schon als süchtig zu bezeichnen, eine solche Inflationierung des Suchtbegriffs verwischt notwendige Differenzierungen, hilft niemandem und schafft nur erhebliche Verunsicherungen.
Allen Süchten scheint eines gemeinsam zu sein: Die Motivationsebene verschiebt sich. Vitale, der Aufrechterhaltung des Lebens dienende Handlungen wie die Erwerbstätigkeit (zur Existenzsicherung), die Suche nach Gemeinschaft mit anderen Menschen, die Erfüllung von Zärtlichkeit, Erotik und Sexualität, die Sorge um Hilflose (Kinder, Kranke), die Befriedigung der Neu-

gier auf neue Dinge und neues Wissen, Bestrebungen, um die Bedingungen des Lebens zu verbessern und Gefahren zu begegnen, all das verliert in der Sucht seinen natürlichen Facettenreichtum. In den nicht stoffgebundenen Süchten verdichten sich einzelne Verhaltensweisen, andere werden verdrängt. Bei den Süchten können im schlimmsten Fall alle lebenserhaltenden Motive zurückgedrängt sein. Das Verhalten ist dann allein auf die Bemühung reduziert, das Suchtmittel zu beschaffen und konsumieren zu können. Das ist dann ggf. mittel- oder langfristig nicht mehr mit dem Leben vereinbar.

Wird die Entwicklung und das Erleben bzw. Ausleben natürlicher, lebenserhaltender Verhaltensweisen unterdrückt, erschwert oder durch die Präsentation stärkerer Reize (wie beim Kokain) uninteressant (hier spielt die Verfügbarkeit eine große Rolle), so wird der Sucht ein Tor geöffnet, das je nach individueller Veranlagung, Reife, aber auch eventueller Vorschädigung des Gehirns unterschiedliche Ausmaße annehmen kann. Ein ausgewachsener Mensch mit einem intakten frontalen Gehirn, einem ebenfalls intakten sozialen Umfeld, gesellschaftlicher und sozialer Einbindung, ausreichenden Freiräumen für Erholung sowie ausgleichenden und befriedigenden Aktivitäten wird weniger schnell eine Sucht oder Abhängigkeit entwickeln bzw. schneller wieder herausfinden als ein Mensch, bei dem all dies nicht der Fall ist.

Dopaminerge Belohnung

Unsere Gehirne sind von außen einem erheblichen Konsumdruck und damit auch einem Suchtdruck ausgesetzt. Doch was passiert in unseren Gehirnen, wenn wir Lust bekommen zu konsumieren oder wenn wir Menschen süchtig werden?

Es wird in diesem Zusammenhang viel über das dopaminerge Belohnungssystem gesprochen, versuchen wir dieses System näher zu beleuchten:

Schon 1954 versuchten zwei Neuropsychologen (J. Olds und P. Milner) Elektroden in das Gehirn von Ratten zu implantieren. Eigentlich wollten sie eine Struktur im Gehirn untersuchen, die eine Bedeutung für die Wachheit hat (»Formatio reticularis«). Doch die Elektroden wurden versehentlich falsch implantiert, in eine Struktur nämlich, die zum limbischen System gehört: den Hypothalamus. Auffällig war nun, dass die Ratten im Käfig immer wieder zu der Stelle liefen, an der sie zum ersten Mal die Stimulation durch

die Elektrode erlebt hatten. Ganz so, als wäre dort Futter oder eine andere Attraktivität zu finden.
Nun gaben die Forscher den Ratten die Möglichkeit, durch Betätigung eines Hebels selbst die Elektrode zu aktivieren und sich selbst damit zu stimulieren. Die Ratten taten dies leidenschaftlich, bis zu 7000 mal pro Stunde, und zwar bis sie vor Erschöpfung umfielen.
Sie taten auch sonst alles, um an den Hebel heranzukommen, überquerten sogar ein elektrisches Gitter, was hungernde Ratten sonst selbst angesichts von Futter lieber unterlassen (Olds 1958, 1975).
Ähnliche Belohnungszentren wurden später auch bei anderen Tieren nahe oder im Hypothalamus gefunden. Durch vielfältige Untersuchungen konnte festgestellt werden, dass innerhalb dieser Belohnungssysteme die Ausschüttung des Neurotransmitters Dopamin maßgeblich für deren Aktivierung ist (Myers, David 2005).
Es ist bisher nicht ganz eindeutig erforscht, ob die Ausschüttung von Dopamin einfach so viel »Spaß« macht, dass Tiere und Menschen dazu verleitet werden, ihr Verhalten so auszurichten, dass sie den entsprechenden Spaß auch bekommen, oder ob es daneben noch andere Faktoren gibt, die durch die Ausschüttung von Dopamin zu einer Wiederholung des Verhaltens führen.
Wir gehen heute davon aus, dass sich Verhalten dann wiederholt, wenn es zu einer Stimulierung des dopaminergen Belohnungssystems kommt, was meistens auch angenehme Gefühle erzeugt (wenngleich das mit den angenehmen Gefühlen für die Tierwelt ja nur vermutet werden kann).
Schaut man sich nun verschiedene Suchtmittel an, so fällt auf, dass sie eigentlich alle das dopaminerge (Belohnungs-)System aktivieren, wenn auch auf unterschiedlichen Wegen: Kokain hemmt die Rückaufnahme von Dopamin in die präsynaptische Nervenzelle und erhöht somit die Konzentration im synaptischen Spalt. Amphetamine und andere Stimulanzien führen unmittelbar zu einer Freisetzung von Dopamin aus den präsynaptischen Speichern. Opiate und einige Medikamente (Benzodiazepine wie Valium) wirken indirekt, indem sie hemmend auf Strukturen einwirken, die die Dopaminausschüttung hemmen. Somit kommt es zu einer indirekten Aktivierung des dopaminergen Systems. Auch Alkohol und Nikotin stimulieren die Ausschüttung von Dopamin.
Auf der Verhaltens- und Erlebnisebene wurden unzählige Versuche unternommen, um die Aktivierbarkeit des dopaminergen Systems zu erforschen. Das Hören von Musik, die einem Menschen gefällt (Spitzer 2002), der An-

blick eines attraktiven Menschen (Kampe u. a. 2001), ein nettes Wort (Hamann, Mao 2002), der Konsum von Schokolade (Small 2001), beim jungen Mann der Anblick eines Sportwagens, beim Familienvater der Anblick einer familientauglichen Sportlimousine, ein unerwartet positives Ereignis (sozusagen eine Überraschung), ein Geldgewinn, all das führt nachweislich zu einer Aktivierung des dopaminergen Belohnungssystems und folglich zu einem Verhalten, das bestrebt bleibt, eine fortgesetzte Aktivierung des Systems zu ermöglichen. Tritt ein Verhaltensbereich (wie bei der Spielsucht das Prinzip »Belohnung«) in den Vordergrund und verdrängt andere Bereiche, so kann sich eine Verhaltenssucht ausbilden.

Es gibt interessante Hinweise aus Tierversuchen, dass soziale Interaktionen insbesondere bei den sozial höher gestellten (dominanten) Tieren zu einer Veränderung des dopaminergen Systems führen und dass diese Tiere im Experiment weniger schnell eine Kokainabhängigkeit entwickeln (Morgan u. a. 2003).

Auf den Menschen übertragen würde dies bedeuten, dass Mitglieder unterer sozialer Schichten und Menschen in Isolation (was ja insbesondere bei psychischen Erkrankungen häufig der Fall ist) insgesamt anfälliger für Süchte sind.

Insofern lässt sich auch aus der Neurobiologie die Sinnhaftigkeit therapeutischer Wohngemeinschaften, der Förderung von Beziehungsfähigkeit (Selbsthilfegruppen oder Psychotherapie etc.) oder beruflich-integrativer Maßnahmen sehr gut begründen. Solche Projekte und ihre Begleitung durch betreuerisch Tätige sollten forciert und die Konzepte stärker an die jeweiligen individuellen Voraussetzungen angepasst werden.

Ein weiterer wichtiger Aspekt des dopaminergen Belohnungssystems ist sein Einfluss auf das Lernen. Seine Aktivierung scheint das Lernen zu fördern (Miller, Cohen 2001). Dies wundert ja nicht so sehr, denn wenn etwas Spaß macht, dann fällt das Lernen leichter, das weiß jedes Kind.

Allerdings könnte dies bedeuten, dass auch frühes Lernen für die Ausgestaltung der Aktivierungswege des dopaminergen Belohnungssystems eine besondere Rolle spielt und frühe Erfahrungen mit den unterschiedlichen Möglichkeiten, um das System zu aktivieren, ggf. späteres Verhalten festlegen. Ein Kind, das die guten Gefühle beim Verzehr hoch kalorienhaltiger Speisen kennengelernt, aber nie die Erfahrung gemacht hat, dass Sport und Bewegung auch Freude machen können, hat sicherlich ein erhöhtes Risiko, später übergewichtig zu werden.

Auch Menschen, in deren Biografie sich keine suchtfördernden Aspekte fin-

den lassen, können süchtig werden. Wird ein Suchtmittel lange genug regelmäßig konsumiert, so passt sich jedes Gehirn kraft seiner plastischen Fähigkeiten an. Es braucht dann das Suchtmittel, um in einen Funktionsmodus zu kommen, der halbwegs störungsfrei ist, und zeigt plötzlich eher dann Störungen, wenn das Suchtmittel fehlt. Eine fatale Situation, die dazu führt, dass der Konsum dann oft gar nicht mehr dazu dient, einen angenehmen Rauschzustand herzustellen, sondern einfach nur halbwegs normal zu funktionieren. Und dieser Effekt ist auch und ganz besonders bei der Gabe von bestimmten suchterzeugenden Psychopharmaka im Blick zu behalten.
Aber wie kommt es, dass wir nicht alle süchtig werden?

Betrug im Frontalhirn

Warum finden wir in jedem Supermarkt unmittelbar vor der Kasse eine Vielzahl von Süßigkeiten, Zigaretten und oft auch Alkoholika? Die Süßigkeiten zielen auf die unreifen Hirne der Kleinen, die – getrieben von dem Wunsch nach einer schnellen Belohnung – so manches ausgereifte Gehirn (der Eltern etwa) in Aufregung, Verwirrung und Scham bringen. Am leichtesten ist diesem Konflikt zu entkommen, wenn die kindliche Gier sofort befriedigt wird. Aber: Das Kind kann in Ermangelung eines ausgeprägten und voll funktionsfähigen (Frontal-)Hirns noch nicht die Gefahren von Fehlernährung, Karies und anderen Gesundheitsschädigungen absehen. Und in der Hektik des Kassiervorgangs ist auch bei den ausgewachsenen Exemplaren der schnelle Griff zu einem kurzfristige Befriedigung verheißenden Schokoriegel wahrscheinlicher als im entspannten Zustand reiflicher bewusster Überlegungsprozesse.
Erziehungsberechtigte sind hier gefordert, mit ihrem eigenen, hoffentlich ausgereiften Gehirn die noch mangelhaft ausgebildeten kindlichen Frontalhirnfunktionen einerseits zu ersetzen und damit andererseits zu einer angemessenen Entwicklung dieser Strukturen bei ihren Kindern beizutragen. Dabei kommt es idealerweise zu wiederholten Erklärungen, warum die gewünschte Belohnung jetzt nicht erfolgt, damit es beim Kind nicht zu einer isolierten Frustration kommt, sondern ein Verständniszusammenhang entwickelt werden kann, den das Kind verinnerlichen und dann später selbst abrufen kann.
Ein früher Kontakt mit Suchtmitteln ist in diesem Sinne natürlich besonders problematisch und bahnt häufig den Weg für eine spätere Suchtkrankheit,

sodass dadurch die oben beschriebenen notwendigen Prozesse gestört oder auch überhaupt nicht in Gang kommen.

Nun habe ich wiederholt auf den Zusammenhang von Vorschädigung des Gehirns und Sucht hingewiesen. Noch einmal zurück zu Phineas Gage: Man könnte sagen, dass ihm der Unfall durch die Schädigung vorderer (frontaler) Gehirnstrukturen die Fähigkeit nahm, sein Handeln und seine Zukunft sinnhaft zu planen. Dazu gehört auch die Fähigkeit, die schädigende Wirkung fortgesetzten Alkoholkonsums zu realisieren. In dieser Hinsicht wurde er wieder zum Kind, nur dass er niemanden mehr hatte, der für ihn die Kontrolle über sein Verhalten ergänzte.

Insbesondere ein fortgesetzter Alkoholkonsum kann eine schädigende Wirkung auf das Gehirn und seine frontalen Strukturen zeigen (Brandt u. a. 2003), was im fortgeschrittenen Stadium zum kompletten Kontrollverlust führen kann. Durch den Untergang von Nervenzellen ergibt sich ein ähnlicher Effekt wie bei Phineas Gage. So lässt es sich erklären, dass manche Menschen nach jahrelangem heftigem Konsum von Alkohol nur noch wenig Chancen haben, aus eigener Kraft eine Abstinenz aufrechtzuerhalten oder überhaupt ihr Leben wieder selbst in die Hand zu nehmen.

Für die Arbeit mit den unter Süchten leidenden einzelnen Menschen oder Systemen (etwa Familien) sind auf der Grundlage neurobiologischen Wissens folgende Schlussfolgerungen wichtig:

Abhängiges und süchtiges Verhalten bedient sich auf der Ebene des Gehirns Strukturen und Funktionen, die eigentlich dem Überleben dienen. Da es unsere Vorfahren nicht immer leicht hatten mit dem Überleben, handelt es sich hier um ziemlich stabile und feste Strukturen und Funktionen. In der Sucht und Abhängigkeit werden diese Strukturen »getäuscht«. Mit derselben Intensität und unbarmherzigen Konsequenz, mit der Lebewesen um ihr Leben ringen, beginnen sie, sich jetzt um den fortgesetzten Konsum ihrer jeweiligen Suchtmittel zu bemühen oder stellen Verhaltenssüchte in den Vordergrund ihrer Handlungen. Dabei werden zerstörerische Begleiterscheinungen in Kauf genommen.

Gegen diese destruktive Macht anzukommen, kann unglaublich schwer sein.

Bei starken Süchten bleibt oft keine andere Wahl, als zunächst das »betrogene« System zu stören und das vordergründig befriedigende, aber destruktive Verhalten zu unterbinden. Manchmal geht das nur mit äußerem Zwang oder einer nach außen verlegten Kontrolle (wie auf einer geschlossenen Entgiftungsstation eines psychiatrischen Krankenhauses). Bei nicht stofflichen

Süchten kann es sinnvoll sein, den Menschen aus seinem Lebensumfeld herauszunehmen und somit eine Zeitlang die Gewohnheit des Handelns zu unterbrechen. In einer solchen Phase ist es dann sinnvoll und notwendig, dem Leben zuträgliche Verhaltensmuster wieder einzuüben, um den alten Gewohnheitsmustern neue entgegenzusetzen.

Konditionierter Entzug

Hat das Gehirn einmal gelernt, regelmäßig zum Beispiel mit Alkohol versorgt zu werden, kann es zu einem Phänomen kommen, das als »konditionierter Entzug« bezeichnet wird.
Auch nach einer durchgeführten Entgiftung und einer Phase der Abstinenz zeigt sich, dass bei entsprechenden Umweltreizen, die früher mit Alkoholkonsum assoziiert waren, eine Entzugssymptomatik einsetzen kann. Dieses Phänomen wurde auch in Tierversuchen beobachtet und beschrieben (Brandt u. a. 2003).
Es wird angenommen, dass, ähnlich wie bei dem Pawlow'schen Speichelreflex, das Gehirn in einer entsprechenden Umgebung seinen Stoffwechsel auf die Verarbeitung von Alkohol ausrichtet, auch wenn dieser nicht konsumiert wird. Bleibt Alkohol dann weiterhin aus, so erlebt der betroffene Mensch eine Art Entzugssymptomatik und damit ggf. das dringende Bedürfnis, Alkohol zu trinken: natürlich eine Rückfälle begünstigende Konstellation. Dies kann selbst dann passieren, wenn ein »trockener« Alkoholiker eine Gaststätte betritt, in der er früher Alkohol getrunken hat, oder auch wenn er ein alkoholfreies Bier trinkt. Alle Situationen, die mit früherem Suchtmittelkonsum in Verbindung gebracht werden können, sind mit einer erhöhten Rückfallgefährdung verbunden.

Der Sohn einer alleinerziehenden Mutter verbringt viel Zeit auf der Straße. Seine Mutter geht arbeiten, kümmert sich um den Haushalt und ist am Rande ihrer Belastungsfähigkeit. Sie verfügt weder über emotionale noch über materielle Ressourcen, um sich ihrem heranwachsenden Sohn mit seinen Wünschen und Bedürfnissen angemessen zuzuwenden, auch wenn sie beide grundsätzlich eine gute Beziehung zueinander haben. Traurigkeit und Frustrationen, die das Leben mit sich bringt, behält der Heranwachsende für sich, vor allem um seine Mutter zu schützen. Zum Vater gibt es kaum Kontakt.

In der Gruppe seiner Freunde macht der Sohn die Erfahrung, dass Kiffen gegen den Seelenschmerz hilft. Es gilt als cool und sichert ihm, zumindest vorübergehend, Teil einer Gruppe zu sein (immerhin ein wichtiges Überlebensmotiv). Außerdem garantiert es, den Seelenschmerz der Einsamkeit und Trostlosigkeit zu lindern, ohne dass er seine Mutter bemühen muss. Traurigkeit und Frustrationen werden im Rausch als in ihrer Intensität abgeschwächt wahrgenommen. Erfolge (etwa im Sport oder in der Schule) sind nicht mehr so wichtig.
Wird der Konsum nun zukünftig fortgesetzt, so treten allmählich wichtige Impulse im Alltag (Suche nach Freunden, Gemeinschaft, Neugier und Wissbegierigkeit, Bewegungsdrang, der Wunsch nach Spiel und Sichmessen, Freude an Kreativität) in den Hintergrund. Das Leben wird sich schließlich nur noch zurückgezogen und auf regelmäßigen Konsum bedacht in Einsamkeit abspielen. Ist THC nicht verfügbar oder geht das Geld aus, dann wird die Tristesse des Lebens bewusster und spürbarer und drückt sich oft als handfeste Depression aus. Wird die Dosis gesteigert, da die Wirkung wegen Gewöhnung ausbleibt, so können Halluzinationen und Wahnvorstellungen entstehen, nicht selten ist dies der Beginn psychotischer Erfahrungen.

Was ist einem solchen jungen Menschen zu wünschen? Vor einer Verschlimmerung trifft der junge Mann (hoffentlich!) auf Helfer. Dann wird in der Regel eine längerfristige (stationäre) Behandlung notwendig. Zunächst geht es dann darum, dem Organismus das Suchtmittel zu entziehen und eventuell auftretenden Entzugserscheinungen (beim Alkohol etwa Krampfanfälle) vorzubeugen oder zu behandeln. In einer zweiten Behandlungsphase, der sogenannten Entwöhnungsbehandlung, wird versucht, natürliche Verhaltensmuster zu entwickeln oder wiederzuentdecken. Dies ist natürlich extrem schwierig, da die Süchte meistens viel müheloser, schneller und stärker über die Aktivierung des Belohnungssystems gute Gefühle erzeugen.
Es muss beim Süchtigen also auch ein starkes Bewusstsein für die destruktive Kraft der schnellen Bedürfnisbefriedigung entstehen. Gelingt dies nicht, so wird es nach Phasen der äußeren Kontrolle (Entgiftung) zu einem schnellen Rückfall kommen.

Therapeutisches Fazit

Süchtiges Verhalten entsteht durch den Kontakt mit Suchtmitteln oder durch die Ausübung von Handlungen, die mit Erregung und Befriedigung verbunden sind. Dabei spielen die Verfügbarkeit von Suchtmitteln bzw. die Gelegenheit, entsprechendes Verhalten zeigen zu können, sowie die aktuellen Lebensbedingungen und das Vorliegen seelischer Störungen eine suchtfördernde Rolle.

In der Sucht werden Systeme des Gehirns genutzt, die normalerweise existenzielles, überlebenssicherndes Verhalten kontrollieren. Die auf diese Weise betrogenen Systeme führen auf der Verhaltensebene dazu, dass die Suche nach Drogen oder die Ausübung süchtigen Verhaltens eine Intensität erhält, die der des Überlebenskampfes ähnlich ist. Selbst nach längeren Abstinenzphasen kann eine Entzugssymptomatik und damit ein Suchtdruck durch Umgebungsreize ausgelöst werden, was mit einer erheblichen Rückfallgefahr einhergeht. Schädigungen vorderer Hirnstrukturen können die Fähigkeit des Menschen, sein Verhalten zu kontrollieren, erheblich einschränken. Eine besondere Gefährdung besteht gerade bei jungen Menschen, deren frontale Hirnstrukturen noch nicht ausgereift sind und die oft ein starkes Verlangen nach dopaminerger Befriedigung zeigen.

So lassen sich die folgenden Leitgedanken formulieren:

a) Süchte sind keine Schwächen und sind auch keine Schlechtigkeit der betroffenen Menschen, sie sind Ausdruck gestörter Hirnfunktionen, in denen überlebenswichtige Motivationen durch Suchtmittel ersetzt werden und die Funktion des vorderen Gehirns, regulierend einzugreifen, durch mangelnde Ausreifung gestört ist oder durch Schädigung zunehmend beeinträchtigt wird.
b) Wegen der unreifen Frontalhirnstrukturen von Kindern und Jugendlichen ist es bei dieser Gruppe besonders wichtig, entwicklungsfördernde Angebote zu machen (Gruppenerlebnisse, Sport, Musik etc.), sie von Drogen fernzuhalten und ihnen rechtzeitig ein Verständnis für die Wirkungsweisen und Gefahren von Suchtmitteln zu vermitteln.
c) Hat sich eine Sucht entwickelt, dann wird es zunächst immer darum gehen müssen, die betroffenen Menschen zu einer Entgiftung zu bewegen. Wenn sie diese nicht selbst durchführen können, brauchen sie Hilfestellungen, um eine entsprechende Einrichtung (Klinik) aufzusuchen.
d) Nach dem Entzug des Suchtmittels muss es je nach Ausmaß der Schädi-

gung des Gehirns und sonstiger Organssysteme darum gehen, eine Situation herzustellen, in der eine Abstinenz dauerhaft möglich ist. In Einzelfällen kann natürlich auch ein kontrollierter Konsum das therapeutische Ziel sein.

e) Gelingt es, die Betroffenen über die Mechanismen der Sucht aufzuklären, dann kann damit zuweilen erreicht werden, dass sie ein Stück ihrer Selbstachtung wiederfinden und eher bereit sind, geeignete Maßnahmen zur Suchtbehandlung (etwa Entwöhnungsbehandlung oder Besuch einer Selbsthilfegruppe) für sich zu akzeptieren.
f) Menschen, deren frontale Kontrollmechanismen im Zusammenhang mit einer Gehirnschädigung unwiederbringlich verloren sind, brauchen eine äußere Kontrolle, die dauerhaft die eigenen gestörten Kontrollfunktionen ersetzt oder einen Raum, in dem sie geschützt konsumieren können, oder beides.
g) Nur wenn die Dynamik der Sucht und die ihr zugrunde liegenden Mechanismen von Menschen, die mit Süchtigen zu tun haben, verstanden werden, kann eine permanente Frustration im Umgang mit süchtigen Menschen verhindert werden.
h) Im Umgang mit Süchtigen besteht die Gefahr, als Helfer die Funktion einer Ersatzdroge einzunehmen. Dies kann manchmal vorübergehend sinnvoll sein, macht es aber erforderlich, hochsensibel für eigene Belastungsgrenzen zu sein und diese rechtzeitig anzuzeigen.
i) Kommt es zu einer dauerhaften Abstinenz, dann sind die Möglichkeiten, verlorene Fähigkeiten wiederzuerlangen, bei Betroffenen aufgrund der enormen Plastizität des Gehirns manchmal immens. Das sollte die Hoffnung wachhalten.
j) Es gibt keine wirklich wirksamen Medikamente in der Behandlung der Sucht. Die wichtigsten Faktoren in diesem Feld sind Menschen, und zwar Laien wie natürlich auch professionelle Helfer aus den psychosozialen Berufen.

Demenz

Erscheinungsweisen

»Der Mann, dessen Welt in Scherben ging«. Dies ist der Titel eine Buches, in dem der russische Neuropsychologe Alexander Luria auf eine romantische Weise Fallberichte von Menschen mit verletzten, erkrankten oder einfach nur sonderbaren und ungewöhnlichen Gehirnen erzählt. Der Mann, dessen Welt in Scherben ging (die Titelgeschichte), hatte nach einer Kriegsverletzung (eine deutsche Kugel durchschlug das Gehirn des jungen russischen Soldaten) ganz unterschiedliche Ausfälle, wobei die Beeinträchtigung seiner Gedächtnisfunktionen dominierend war.

Ich erwähne diesen Titel und Text, da darin in einer beeindruckenden Weise beschrieben wird, wie es sich anfühlt, wenn die Erinnerungen verschwinden. Die Idee von uns selbst, unseren Angehörigen und der uns umgebenden Welt mit ihren vielfältigen Facetten zerbricht und schließlich ganz verloren geht. Der Protagonist in Lurias Bericht vergleicht diesen Zustand damit, »lebendig tot« zu sein.

Wenden wir uns der beschreibenden wissenschaftlichen Perspektive zu.

Der Begriff »Demenz« kommt aus dem lateinischen »dementia« und bedeutet so viel wie »Verrücktheit«.

Heute sprechen wir von dem demenziellen Syndrom, einer Kombination unterschiedlicher Symptome, die zusammengenommen die Demenz ausmachen. Zum demenziellen Syndrom gehören Störungen des Gedächtnisses, der Orientierung, des Denkens, Fühlens, Planens, gezielten und kontrollierten Handelns. Diese Fähigkeiten müssen vorher vorhanden gewesen sein, sonst verwenden wir eher die Begriffe »Oligophrenie«, Minderbegabung oder geistige Behinderung.

Das Ausmaß der Störung reicht von leichten kognitiven Beeinträchtigungen (Schwierigkeiten dabei, sich an zurückliegende Ereignisse zu erinnern, Wortfindungsstörungen, häufiges Verlegen von Gegenständen) bis hin zur völligen Verwirrung mit Verlust der Sprachkompetenz und Steuerungskontrolle auch über Nahrungsaufnahme oder Ausscheidung.

In der Demenz zeigen wir Menschen wieder »kindliches« Verhalten, verlieren unsere einstmals erworbenen Fähigkeiten und können zu hilflosen Wesen werden.

Tabelle 6 Symptome bei demenziellen Syndromen und mögliche Hilfen

Störungsdimension	Symptome	Notwendige Unterstützung
Kognitive Störungen	Beeinträchtigung der Erinnerungsfähigkeit, Vergessen von Namen, Zusammenhängen und Erlebnissen, Verlegen von Gegenständen, Beeinträchtigung der Einschätzung von Entwicklungen und Folgen eigenen Handelns, Beeinträchtigung des Erfassens komplexer Zusammenhänge, logisches Denken, Orientierung zu Zeit, Ort und Person	Gedächtnisstützen (Zettel, Kalender, Uhren), Unterstützung bei bzw. Regelung der Alltagsangelegenheiten durch Angehörige oder professionelle Helfer
Emotionale Störungen	Wechselnde Affekte, grundlose (?) Angst, Depression, Euphorie	Menschliche Zuwendung, Trösten, Begrenzen, ggf. medikamentöse Unterstützung durch Psychopharmaka
Psychomotorische und andere Störungen	Apraxie, Aphasie, Verlust der Kontrolle über Ausscheidungen	Unterstützung durch pflegerisches Fachpersonal Unterstützung durch pflegerisches Fachpersonal

Die Ursachen für die Entwicklung demenzieller Symptome können vielfältig sein. Neben Schädigungen des Gehirns durch Traumata, Tumore, Infektionen gibt es eine Reihe von degenerativen Prozessen (Untergang von Gehirngewebe), deren Ursachen nicht eindeutig geklärt sind und bei denen der Hauptrisikofaktor das Altern (mit seinen degenerativen Prozessen) darstellt.

Im Jahr 2007 hatte in Deutschland ein neugeborener Junge bereits eine durchschnittliche Lebenserwartung von 76,6 Jahren, ein Mädchen sogar von 82,1 Jahren. Es wird mit einem Anstieg der Lebenserwartung um etwa weitere vier Jahre bis zum Jahre 2050 gerechnet. Das heißt, Menschen werden zukünftig wahrscheinlich immer älter, aber auch häufiger mit dem Problem des demenziellen Verfalls konfrontiert.

Senile Plaques – vom »Untergang« der Nervenzellen

Auch wenn die Ursachen für die Entwicklung einer Demenz vielfältig sein können, in 60 bis 70 Prozent der Fälle handelt es sich um Demenzen vom Alzheimer-Typ, in 20 bis 30 Prozent um vaskuläre Demenzen (auf Durchblutungsstörungen basierend), wobei 10 bis 12 Prozent der Fälle eine Mischform aus beiden Typen bzw. einzelne Sonderformen ausmachen. Auf die seltenen Sonderformen der Demenz will ich hier nicht eingehen.

Im Jahr 1901 begegnete der deutsche Psychiater und Neurologe Alois Alzheimer einer Patientin Namens Auguste Deter, die mit 51 Jahren von ihrem Ehemann wegen psychischer Auffälligkeiten in die Klinik gebracht wurde und deren Krankheitsbild A. Alzheimer zunächst als »die Krankheit des Vergessens« bezeichnete. Er dokumentierte den Verlauf der Erkrankung dieser Patientin und wurde, obwohl inzwischen an einer anderen Klinik beschäftigt, 1906 darüber informiert, dass sie nach einem rapiden weiteren geistigen Abbau an den Folgen des Wundliegens (»Dekubitus«) verstorben sei. Er ließ sich ihr Gehirn zustellen und untersuchte es.

Neben einer allgemeinen Atrophie (Volumenreduktion) der Gehirnmasse entdeckte Alzheimer insbesondere in der Großhirnrinde einen massiven Zelluntergang. Insbesondere die Anzahl der Nervenzellen war stark vermindert und mikroskopisch ließen sich Ablagerungen (Eiweiße) sowohl innerhalb der noch intakten Nervenzellen (Alzheimer'sche Neurofibrillen) als auch zwischen den Zellen (»senile Plaques«) finden. Diese Ablagerungen sind Abbauprodukte aus den untergegangenen Nervenzellen und fördern ihrerseits durch ihre Giftigkeit einen weiteren Zelluntergang in ihrer Umgebung. Später fand man heraus, dass auf der biochemischen Ebene insbesondere die Funktionen der Neurotransmitter Acetylcholin und Glutamat gestört sind (hier setzen heute medikamentöse Therapien an).

Da die beschriebenen Veränderungen in erheblich geringerem Ausmaß in jedem Gehirn vorkommen und auch mit dem Alter zunehmen, scheint die Demenz vom Alzheimer-Typ eine Art beschleunigten Alterungsprozess auf Gehirnebene darzustellen.

Heute sind etwa ein Prozent der 60-Jährigen, 20 Prozent der 80-Jährigen und 40 Prozent der 90-Jährigen von der Erkrankung betroffen (Braus 2004). Nur in seltenen Fällen kann diese Erkrankung eindeutig mit genetischen Konstellationen in Verbindung gebracht werden, so etwa bei der Trisomie 21 (Down-Syndrom) und bei Menschen mit einer bestimmten Genkonstellation auf dem Chromosom 19 (ApoE4-Gen). Bei Menschen mit Down-Syn-

drom finden sich die alzheimertypischen Veränderungen ab dem vierzigsten Lebensjahr fast regelmäßig (Gutzmann 1996).
Was das ApoE4-Gen betrifft, so existiert es bei 10 Prozent der gesunden Normalbevölkerung und zu 30 bis 42 Prozent bei Alzheimer-Patienten. Viele Kranke sind also keine Genträger und viele Genträger nicht erkrankt, es liegt lediglich ein erhöhtes Erkrankungsrisiko vor. Trotz familiärer Häufung der Demenz vom Alzheimer-Typ scheinen Lebensgewohnheiten und noch nicht bekannte Faktoren das Erkrankungsrisiko mit zu beeinflussen.
Hierzu zwei interessante Befunde aus wissenschaftlichen Studien:
Eine französische Forschergruppe hat sich die Ernährungsgewohnheiten von 8000 älteren Menschen über vier Jahre näher angesehen und im Hinblick auf das Risiko, an einer Alzheimer-Demenz zu erkranken, untersucht. Die Ergebnisse wurden Ende 2007 veröffentlicht. Demnach senkte der regelmäßige Verzehr von Obst und Gemüse die Erkrankungsgefahr um 30 Prozent, an Omega-3-Fetten (insbesondere in Fischmahlzeiten enthalten) reiche Speisen senkten das Risiko um noch weitere 5 bis 10 Prozent. Dies traf allerdings nur für jene Menschen zu, die nicht Träger des ApoE4-Gens waren (also für 90 Prozent).
Für andere Nahrungsmittel (Maiskeimöl, Erdnussöl, Schmalz, Fleisch, Wein etc.) konnten keine Zusammenhänge in die eine oder andere Richtung festgestellt werden (Barberger-Gateau u. a. 2007).
Ein amerikanisches Forscherteam untersuchte ebenfalls über den Zeitraum von vier Jahren eine Gruppe von 823 älteren Menschen, die zum Zeitpunkt des Studienbeginns nicht an Alzheimer erkrankt waren. Im Zeitraum der Untersuchung erkrankten 76 der untersuchten Personen an einer Demenz vom Alzheimer-Typ. Dabei fiel auf, dass die einsam lebenden Menschen ein mehr als doppelt so hohes Risiko, an Alzheimer zu erkranken, zeigten als Menschen mit regelmäßigen und intensiven sozialen Kontakten (Wilson u. a. 2007).
Diese beiden Studien legen nahe, dass sowohl Ernährungsgewohnheiten als auch soziale Faktoren (soziale Aktivität versus Einsamkeit) eine bedeutsame Rolle bei der Entstehung von Alzheimer-Demenzen spielen und damit auch wichtige Parameter für die Prävention und Behandlungsplanung sind.
Bei den vaskulären und gemischten Demenztypen ist der Mechanismus der Gehirnschädigung recht einfach nachzuvollziehen. Durch Erkrankungen des Gefäßsystems kann das Gehirn nicht mehr richtig mit Sauerstoff und anderen Nährstoffen versorgt werden, da die Durchblutung beeinträchtigt ist. Ein Untergang von Hirngewebe (damit auch von Nervenzellen) ist die

logische Folge. Hier sind natürlich die »üblichen Verdächtigen« für jede Form der Gefäßschädigung zu nennen: Bluthochdruck, Diabetes, Hypercholesterinämie, Fettleibigkeit, Bewegungsmangel.

Der Verlauf von Alzheimer-Demenz und vaskulärer Demenz kann sich unterschiedlich gestalten. Während bei der von Alzheimer beschriebenen Form ein langsamer und kontinuierlich zunehmender Abbau der Gedächtnisleistung und der kognitiven Fähigkeiten häufiger ist, können bei der vaskulären Form öfter abrupte Verschlechterungen, aber auch Phasen der vorübergehenden Besserung (sogenannte lichte = »luzide Intervalle«) beobachtet werden.

Die Diagnostik der Alzheimer-Demenz kann erst zweifelsfrei durch eine Gewebeuntersuchung und Feststellung der typischen Veränderungen am Gehirn des Verstorbenen gestellt werden. Da es jedoch die häufigste anzutreffende Form von Demenz ist, gehen wir heute von dieser Diagnose aus, wenn andere Gründe für eine Demenz nicht gefunden werden können. Das setzt natürlich umfangreiche und gründliche Untersuchungen voraus. Die Diagnose der vaskulären Demenz kann durch Bildgebung und Gefäßdarstellung mit größerer Sicherheit und frühzeitiger gestellt werden.

Wahrscheinlich werden wir jedoch mit den immer besser werdenden Möglichkeiten, den Stoffwechsel und die Struktur des Gehirns darzustellen, schon bald in der Lage sein, auch schon zu Lebzeiten eine sichere Diagnose beim Alzheimer-Typ zu stellen.

Bestimmte Veränderungen im Gehirnstoffwechsel und auch diskrete Volumenreduktionen in bestimmten Regionen geben schon heute wichtige Hinweise, die in Kombination mit den klinisch auffälligen Symptomen richtungsweisend für die Diagnose sind.

Therapeutisches Fazit

Auf einem unüberschaubaren Markt gibt es eine Vielzahl von Substanzen, die als wirksam angepriesen werden. Nur wenige davon konnten ihren Nutzen in wissenschaftlichen Studien unter Beweis stellen. Dabei handelt es sich hauptsächlich um sogenannte Antidementiva (Galantamin, Rivastigmin, Donezepil, Memantine etc.), die im Gehirn Reizweiterleitungen durch Beeinflussung der Neurotransmittersysteme verbessern können. Dies geschieht über eine Beeinflussung des Acetylcholin- und Glutamatsystems.

Eine wirkliche Besserung der Beschwerden durch diese Medikamente (die übrigens nicht billig sind und auch Nebenwirkungen haben) konnte bisher nicht nachgewiesen werden. Allerdings lässt sich dadurch der Krankheitsverlauf oft abbremsen, sodass Patienten und Angehörige erst später mit den manchmal schwerwiegenden Folgen der Erkrankung konfrontiert werden. Derzeit wird an der Entwicklung von Substanzen gearbeitet, die über eine Aktivierung des körpereigenen Immunsystems nach dem Impfprinzip beim Abbau der schädlichen Eiweißablagerungen behilflich sein sollen. Ein Einsatz solcher Substanzen ist allerdings noch nicht in Sicht.
Für die vaskulären Demenzen gibt es außer den sonst bei Gefäßerkrankungen üblichen durchblutungsfördernden Maßnahmen (etwa Aspirin) und der Beseitigung gefäßschädigender Faktoren (Ernährung, Nikotin, Bewegung) keine spezielle Therapie.
Wenn man den Zukunftsforschern glaubt, dann gibt es auf der ganzen Welt (bis auf einige Regionen in Afrika, die stark von Aids betroffen sind) einen Trend, älter zu werden, weniger Nachkommen zu zeugen und damit zunächst auch einsamer zu werden, allerdings auch wohlhabender und gebildeter (Horx 2005).
In unserer modernen Gesellschaft zeichnet sich ein rasanter Wandel ab und findet seinen bildlichen Ausdruck in der Metamorphose der Gesellschaftspyramide. Bei aller Freude über die verlängerte Lebenszeit, in deren Genuss die meisten von uns kommen werden, zeichnen sich auch Veränderungen ab, denen es zu begegnen gilt.
Die Demenz unterscheidet sich in vielerlei Hinsicht von anderen Alterskrankheiten und Gebrechen. Sind wir Menschen bei Beeinträchtigungen der Organsysteme des Körpers oder auch des Bewegungsapparates auf Hilfen angewiesen, so bleiben wir in der Regel doch lange Zeit noch Herr des Geschehens.
Sophokles (496–406 v. Chr.) lässt in seinem Drama »Ödipus« die Sphinx, die die Stadt Theben belagert, folgende Frage stellen: Am Morgen geht es auf vier Beinen, am Mittag auf zwei und am Abend auf drei. Was ist das? Die richtige Antwort (von Ödipus gewusst) lautet: der Mensch, der zunächst auf allen vieren krabbelt und am Abend seines Lebens einen Stock benötigt.
Dies kann sich bei der Entwicklung einer Demenz anders darstellen.
Da es sich bei den Verlusten der Leistungen des Gehirns in der Regel nicht um Störungen handelt, die durch Technik oder Werkzeug ersetzt werden können, bleibt nur der helfende Mensch als Stütze. Seine Aufgaben sind dabei vielfältig und komplex und erfordern eine permanente Anpassungsleis-

tung. Wer pflegende Angehörige von demenzkranken Menschen kennt, weiß, dass die Anforderungen oft die Leistungsfähigkeit und Leidensfähigkeit der Betreuenden überfordern und diese ihrerseits nicht selten mit körperlichen oder auch seelischen Störungen auf die Belastung reagieren.
Auf der Basis dessen, was wir über das Gehirn, seine Plastizität und nicht zuletzt aus der Alzheimer-Forschung wissen, lassen sich für die Betreuung betroffener Menschen zwei Bereiche unterscheiden. Einmal wird es darum gehen, prophylaktische Maßnahmen zu ergreifen, die das Fortschreiten der Erkrankung möglichst in Schach halten. Der zweite Bereich umfasst alle notwendigen Maßnahmen, die ergriffen werden müssen, um ein Leben in Würde und Menschlichkeit innerhalb unserer komplexen und modernen Gesellschaft für die Betroffenen zu ermöglichen.
Wenn man davon ausgeht, dass nicht zuletzt wegen der Veränderung familiärer Konstellationen immer häufiger die Betreuung der Betroffenen durch professionelle Helferinnen und Helfer stattfinden wird, so werden sich diese den folgenden Aufgaben verstärkt widmen müssen: Prophylaxe und Symptombehandlung, und zwar mit dem Ziel, den Verlauf der Störung bremsend günstig zu beeinflussen.
Beispiele dafür sind:

- Organisation einer Tagesstruktur, Gewährleistung regelmäßiger Nahrungs- und Flüssigkeitszufuhr, Unterstützung im Hinblick auf körperliche und soziale Aktivität sowie bei der konstruktiven Freizeitgestaltung;
- Hilfen bei der Schaffung oder Findung geeigneter Wohnformen sowie die Sicherung einer angemessenen regelmäßigen medizinischen Versorgung;
- Identifizierung der dauerhaften und unwiederbringlichen Leistungsdefizite im Hinblick auf die Gestaltung des Lebens und die Erledigung notwendiger Angelegenheiten, verbunden mit der Einrichtung unmittelbarer Hilfen in den notwendigen Bereichen;
- Unterstützung in bürokratischen Angelegenheiten und bei Ämtergängen, ggf. Einrichtung einer Betreuung, Anregung und Koordinierung ambulanter Pflege oder auch Vorbereitung einer Übersiedlung in eine Pflegeeinrichtung.

Dies stellt enorme Herausforderungen an die koordinativen und konkret helfenden Fähigkeiten Sozialer Arbeit, die neben Sachkompetenz, Flexibilität und Teamgeist auch eigene seelische Stabilität und Kenntnisse zur Wiederherstellung selbiger erfordert. Denn die tägliche Auseinandersetzung mit dem letztlich doch unaufhaltsamen Zerfall kann auch Ängste und bedrückende Gefühle bei Gesunden auslösen.

Festhalten lässt sich zum professionellen Umgang mit demenzkranken Menschen:

a) Demenzen sind fortschreitende Erkrankungen des Gehirns, die alle Bereiche menschlichen Erlebens und Verhaltens stören können. Mit dem Erreichen eines höheren Alters werden sie immer häufiger auftreten.
b) Gesunde Ernährung, körperliche und geistige Aktivität sowie eine Aufrechterhaltung sozialer Kontakte sind neben Medikamenten die einzigen heute bekannten Möglichkeiten, den Krankheitsverlauf günstig zu beeinflussen
c) Wegen des oft erheblichen Ausmaßes der Störung benötigen die Betroffenen und ihre Angehörigen insbesondere menschliche Unterstützung. Nichts kann den Defiziten eines erkrankten Gehirns so effizient begegnen wie ein Mensch mit einem gesunden Gehirn, der um die Ursachen und Auswirkungen dieser Krankheiten weiß und professionell helfen kann.
d) Professionelle Helfer aus Pflege und Sozialarbeit werden eine gute Unterstützung in Teams brauchen und vielleicht auch öfter mal Supervision.

III Erkenntnisse der Hirnforschung

Gehirn, Darm und Ernährung

Darm und Gehirn

»Lasst Nahrung die Medizin sein und Medizin die Nahrung« – Hippocrates (400 v. Chr.)

»Der Mensch ist, was er isst« – Ludwig Feuerbach (1804–1872)

»Liebe geht durch den Magen, Hauptsache gut gegessen, erst kommt das Fressen, dann die Moral [...]« – Volksmund

Dass es eine Wechselwirkung zwischen seelischen Prozessen und der Ernährung gibt, wird niemand bestreiten. Aber was hat Ernährung mit dem Gehirn zu tun? Welche Wechselwirkungen gibt es zwischen dem Gehirn und unserem Verdauungssystem? Gibt uns die Neurobiologie und Hirnforschung Bestätigung für gewohntes Verhalten? Oder Anregungen für den Versuch von Veränderung ?

Von der TV-Zeitschrift bis zum wissenschaftlichen Journal werden wir täglich mit vermeintlich neuen Informationen zu Diäten und Ernährung konfrontiert. Die Übersicht zu behalten, ist schwierig. In den letzten Jahren gab es eine Flut neuer Forschungsarbeiten zum Thema Gehirn und seiner Verbindung zum Darm, zur Wechselwirkung von Ernährung und Gehirnfunktion. In einem Buch über das Gehirn sollten diese Themenbereiche nicht fehlen.

Es gibt viele Situationen, in denen die Erledigung einer Aufgabe wichtiger ist als die Zubereitung von Nahrungsmitteln. Die Ernährung wird schnell zur Nebensache. Das verfügbare Angebot an »schneller Nahrung« in unserer modernen Einkaufswelt hat sich längst an unseren Lebensgewohnheiten orientiert. Die Zeit für die Vorbereitung, Zubereitung und den Verzehr von Nahrungsmitteln ist oft knapp bemessen.

Spreche ich meine Klienten in der psychiatrischen Praxis auf die Art ihrer Ernährung an, berichten sie häufig, dass sie nicht regelmäßig kochen. Sie ernähren sich überwiegend von Müsli oder Butterbroten, kombiniert mit Tiefkühlpizza und Dosensuppe. Das ist billig und erfordert wenig Planung und Aktivität.

Die Zubereitung einer Mahlzeit ist eine komplexe Angelegenheit. Von der Organisation des Einkaufs, über die Zubereitung der einzelnen Nahrungsmittel bis hin zur Fertigstellung eines kompletten Gerichtes sind kognitive Leistungen (Planung, Konzentration, Erinnerungsvermögen) gefordert, die Menschen im Zustand der starken Angst, Depression, Psychose oder Demenz oft nicht erbringen können; und sie können sich oft die frischen Lebensmittel nicht leisten. Häufig berichten mir meine Patienten von Bauchschmerzen, Übelkeit oder sonstigen Verdauungsbeschwerden. Viele meiner insbesondere ängstlichen und depressiven Patienten leiden unter Essstörungen oder auch chronisch entzündlichen Darmerkrankungen. Seit ich mich mit dem Thema beschäftige, bin ich immer wieder erstaunt, wie oft mir Menschen von Problemen mit ihrer Verdauung berichten. Früher habe ich das meistens als wenig relevante Information abgespeichert und innerlich eher dem Zuständigkeitsbereich des Hausarztes/Internisten zugeschoben.
Eine 2019 im Deutschen Ärzteblatt veröffentlichte Studie (Schneider, Erhart u. a. 2019) weist darauf hin, dass die Lebenserwartung von Menschen mit schwerer seelischer Erkrankung, gemeint sind hier schizophrene Psychosen, Depressionen und bipolare Störungen, international bis zu 25 Jahre unter der Lebenserwartung von seelisch gesunden Menschen liegt. In Deutschland wurde je nach Alter, Geschlecht und Erkrankung bis zu 13 Jahre Verlust der Lebenszeit beobachtet. Die Menschen sterben aber überwiegend nicht vorzeitig an ihren seelischen Erkrankungen, sondern an Störungen, die neben dem Suchtmittelkonsum (Nikotin, Alkohol) eng mit Ernährung assoziiert sind (Herz-Kreislauf-Erkrankungen, Diabetes, Adipositas). Es ist schon lange bekannt, dass viele Psychopharmaka als Nebenwirkung zu einer Gewichtszunahme und metabolischen Störungen führen. Weniger bekannt ist, dass Menschen mit seelischen Erkrankungen auch häufig an Magen-Darm-Beschwerden leiden. Das Gehirn hat also offensichtlich etwas mit der Ernährung und dem Darm zu tun – und umgekehrt. Es folgt eine kleine Auswahl von Aspekten aus diesem riesigen, recht neuen und schon jetzt unübersichtlichen Forschungsgebiet.

Ernährung und Entwicklung des Gehirns im Laufe der Evolution

Die ersten Wirbeltiere traten in der Evolution vor ca. 500 Millionen Jahren auf, damals fand das Leben in den Ozeanen statt. Die älteste Bauart von Wirbeltiergehirnen lässt sich auch heute gut an Fischen beobachten. Der Hirnstamm steuert lebenserhaltende Funktionen (Atmung, Verdauung, Herzschlag), das Kleinhirn ist an der Bewegungskoordination beteiligt, das Vorderhirn ist zuständig für Planung, Bewertung und Entscheidung.

Bei den Wirbeltieren kommt es nur bei den Säugern durch eine massive Ausweitung des Vorderhirns zur Ausbildung des Neokortex.

Vor etwa sieben Millionen Jahren trennten sich die evolutionären Wege von Menschen und Affen. Noch vor zwei Millionen Jahren umfasste das Hirn des »homo habilis« etwa 0,6 Liter. Es kam danach zu einer enormen Zunahme des Gehirnvolumens. Etwa vor 190.000 Jahren war das Gehirn des homo sapiens auf 1,4 Liter gewachsen (heute etwa 1,27 Liter beim Mann und 1,13 Liter bei der Frau).

Zu diesem erheblichen Wachstum gibt es mehrere Thesen. Einerseits wird vermutet, dass schwierige Umweltbedingungen (z. B. Klimawandel) im evolutionären Prozess Lebewesen begünstigten, die über ein anpassungsfähiges Problemlöseverhalten verfügten (clever waren). Dabei wird davon ausgegangen, dass mit der Größe der Gehirne auch die Cleverness zunahm. Ein größeres Gehirn benötigt allerdings regelmäßig mehr Energie. Diese Energie in Form von Lebensmitteln in ausreichender Menge zu besorgen, war früher wahrscheinlich eine ziemliche Herausforderung. Das könnte ein Motor für die Evolution von Hirnstrukturen gewesen sein, die komplexe kognitive, psychomotorische und natürlich auch soziale Fertigkeiten ermöglichen.

Eine andere These besagt, dass insbesondere durch eine Ernährungsumstellung auf regelmäßige Fischmahlzeiten die Größe des Gehirns zugenommen habe, ohne, dass daraus zwangsläufig ein verbessertes Problemlösungsverhalten entstand. Demnach blieb das »große« Gehirn über Millionen Jahre »ungenutzt«, bis durch zum Beispiel genetische Varianten die Intelligenz Einzug hielt. Auch der Konsum von Fleisch (Kannibalismus, Fleisch von Tieren, Knochenmark) wird als mögliche Quelle der für die Gehirnentwicklung wichtigen Proteine diskutiert.

Ich vermute, dass all diese Thesen ihre Berechtigung haben. Bemerkenswert ist, dass die Gehirne unserer Vorfahren (vor 190.000 Jahren) etwa 10 Prozent mehr Volumen als unsere heutigen Gehirne hatten. Einen ähnlichen Befund finden wir beim Wildschwein und Hausschwein, bei letzterem wird je nach Autor ein um 20 bis 34 Prozent reduziertes Gehirngewicht gegenüber dem Wildtyp beschrieben (Böndel 2017)

Als Botschaft bleibt zu merken: Die Größe des Gehirns steht mit hoher Wahrscheinlichkeit auch im Zusammenhang mit der Ernährung. Eine Zunahme der eiweißhaltigen Kost (Fisch, Knochenmark, Fleisch) im Speiseplan unserer Vorfahren spielt dabei wahrscheinlich eine Rolle. Heute wissen wir, dass ein großes Gehirn nicht unbedingt intelligent sein muss (siehe das Kapitel »Das sich entwickelnde Gehirn«). Ein intelligentes Gehirn benötigt aber auf jeden Fall Volumen, in dem sich Nervenzellen entwickeln und miteinander verbinden können.

Gehirnvolumen und Wohlstand

Untersuchungen zu einem möglichen Zusammenhang zwischen sozioökonomischem Hintergrund und Gehirnvolumen kamen zu dem erstaunlichen und erschreckenden Ergebnis, dass die Gehirne von Kindern aus ärmeren Familien zumindest in einigen Bereichen (Volumen der Großhirnrinde, Hippocampusformation) ein geringeres Volumen zeigen als bei den Kindern wohlhabender Familien (Noble u. a. 2020). Bekannt ist, dass unter dem Einfluss von chronischem Stress und der damit verbundenen deutlich erhöhten Ausschüttung des Stresshormons Cortisol die Entwicklung des Nervensystems ungünstig beeinflusst wird. Ein gesundes Wachstum des Gehirns ist dann besonders beim sich entwickelnden Gehirn gestört.
Ein Zusammenhang zwischen dem in den Haaren von Kindern gespeicherten Cortisol und dem Bildungsstand sowie der sozioökonomischer Situation der Eltern konnte festgestellt werden: Je weniger gebildet und je ärmer die Eltern, umso mehr Cortisol fand sich in den Haaren der Kinder, aber auch der Eltern (Merz u. a. 2019)
Die in den weiter oben genannten Studien beschriebenen Gehirnregionen (Hippocampusformation und Großhirnrinde) sind unter anderem wichtig für Aufmerksamkeitsfunktionen, kognitive Leistungen, emotionale Kontrolle. Das sind alles psychische Leistungen, die bei der Frage, welchen sozioökonomischen Stand (»Erfolg«) ein Mensch in seinem Leben erreichen kann, eine bedeutende Rolle spielen.
Es scheint so, als hätten Menschen, die in ärmere Familien geboren werden, zumindest statistische und tendenziell schon von ihrer Gehirnausstattung her ein höheres Risiko depressiv zu werden und im Leben weniger erfolgreich zu sein. Wobei sich chronischer Misserfolg und Depression bekanntlich gegenseitig bedingen.
Kinder mit einem niedrigeren Hippocampusvolumen haben erwiesenermaßen ein erhöhtes Risiko an einer Depression zu erkranken (Dahmen u. a. 2018).

Könnte es sein, dass es auch einen Zusammenhang bezüglich unterschiedlicher Ernährung in den ärmeren und wohlhabenderen Familien gibt, sodass Kinder, die eine bessere Ernährung haben, auch bei der Hirnentwicklung besser abschneiden?
Studien, die belegen, dass die Gehirne von wohlhabenden Menschen global größer sind als von »armen« Menschen, habe ich nicht gefunden. Es gibt aber sehr wohl Hinweise dafür, dass die Entwicklung in einigen für die Gestaltung des Lebens bedeutsamen Regionen des Gehirns von Armut/Wohlstand beeinflusst wird.

Bedeutung der Ernährung für das sich entwickelnde Gehirn

In den ersten 1000 Tagen – von der Empfängnis bis etwa zum zweiten Lebensjahr werden nach heutiger Einschätzung auch durch Ernährung wichtige Weichen für die Entwicklung der Nervenzellen und ihrer Vernetzung gestellt, die für den jeweiligen Menschen lebenslange Konsequenzen haben können. Eine Reihe von Studien beschreibt Zusammenhänge zwischen Nahrungszufuhr oder Mangelernährung und der Synthese von Neurotransmittern, Membranen von Nervenzellen sowie Ausbildung, Stoffwechsel und Funktion von Synapsen. All das ist wichtig für die Entwicklung kognitiver Funktionen und für die Fähigkeit, Gefühle zu regulieren. Beides spielt eine sehr bedeutsame Rolle bei der Frage, wie wir uns in der Welt zurechtfinden.
Für die Entwicklung des Gehirns werden Kohlenhydrate, Fette und Proteine benötigt, aber auch Spurenelemente wie zum Beispiel Zink und Jod, Eisen und Vitamin D.
Mangelsyndrome können zu schweren Entwicklungsstörungen des Organismus führen, die auch die Entwicklung und Funktion des Gehirns betreffen. Ein weithin bekanntes Beispiel ist der Kretinismus. Ein meist durch Jodmangel verursachtes Fehlen von Schilddrüsenhormonen führt hier zu einer Beeinträchtigung der Gehirnentwicklung. Als Folge kann geistige Behinderung und erhebliche Intelligenzminderung entstehen. Durch eine systematische Versorgung mit Jod kommt der Kretinismus heute so gut wie nicht mehr vor. Routinemäßig wird in Deutschland jedes Kind bei der Geburt auf eine »Hypothyreose« (Schilddrüsenunterfunktion) getestet.
Auch andere Mangelerscheinungen bei der Mutter können schon während der Schwangerschaft Fehlentwicklungen in der Gehirnentwicklung begünstigen. Leidet die Mutter während der Schwangerschaft zum Beispiel an Vitamin D- oder auch an Eisenmangel, erhöht sich für das heranwachsende

Embryo die Wahrscheinlichkeit, im späteren Leben an Schizophrenie zu erkranken (McGrath u. a. 2017).

Bedeutung des Stillens

Zahlreiche Studien belegen, dass Kinder, die in den ersten drei Monaten gestillt werden, im Vergleich mit nicht gestillten Kindern statistisch eine leicht höhere Intelligenz entwickeln (Rouw u. a. 2018). 2013 konnte erstmals in einer größeren Bildgebungsstudie gezeigt werden, dass Kinder, die gestillt werden, gegenüber den Kindern, die nicht oder nur teilweise gestillt wurden, eine um 20 bis 30 Prozent stärkere Myelinisierung (Ummantelung der Nervenzellen, wichtig für die Vernetzung der Nervenzellen im Gehirn) zeigten. Im Alter von drei bis vier Jahren zeigten diese Kinder auch bessere Leistungen im Sprachvermögen, der Bewegungskoordination und der visuellen Wahrnehmung (Deoni u. a. 2013)

Omega-3 Fettsäuren als Nahrungsbestandteil

Omega-3 Fettsäuren als Teil der Nahrung (enthalten u. a. in Algen und Fisch/Meeresfrüchten) sind schon lange bekannt dafür, dass sie für die Entwicklung und Funktion des Nervensystems eine wichtige Rolle spielen. Kommt es zu einem Mangel in der Ernährung, so erhöht sich das Risiko, zum Beispiel an einer Schizophrenie zu erkranken. Es gibt inzwischen einige Studien, die zu dem Ergebnis kommen, dass eine Nahrungsergänzung mit Omega-3 Fettsäuren einen besseren Schutz vor Psychosen bieten als Placebo oder niedrig dosierte Neuroleptika. In der Wiener Omega-3 Studie (Amminger u. a. 2015) zeigten die Forscher, dass auch bei einer Langzeitbeobachtung über 6,7 Jahre die Nahrungsergänzung von Omega-3 Fettsäuren sowohl das Fortschreiten psychotischer Störungen reduzierte, wie auch das allgemeine Auftreten psychiatrischer Auffälligkeiten statistisch vermindert. In einer neueren Studie von 2019 (Nelson u. a. 2018) konnten diese Ergebnisse allerdings nicht bestätigt werden. Das zeigt noch einmal, wie schwierig es ist, über wissenschaftliche Studien sicher herauszufinden, welche Ernährung bzw. Nahrung einen günstigen oder ungünstigen Einfluss nehmen kann.

Wir müssen davon ausgehen, dass insbesondere in der frühen Phase der Gehirnentwicklung, in der die Mikroarchitektur des Gehirns entsteht, Mangel- oder Fehlernährungen zu Störungen führen können, die sich auf die ganze Lebensspanne eines Menschen auswirken können.

Auch im späteren Leben scheinen manche Nahrungsmittel allerdings noch günstige oder ungünstige Wirkungen auf das Gehirn zu zeigen.
In einer Übersichtsarbeit zum Thema »Nutritional Psychiatry« werden Studien vorgestellt, die einen Zusammenhang zwischen dem Konsum von frischem Obst und Gemüse einerseits und besserer seelischer Gesundheit, Wohlbefinden und Glück fanden. Auch positive Auswirkungen einer mediterranen Diät auf depressive Symptome werden beschrieben. Wenn ältere Menschen antioxidative Polyphenole zu sich nehmen (enthalten z. B. in grünem Tee, Obst, Gemüse, Getreide, Kakao, dunkler Schokolade, Nüsse, Rotwein), sollen sich ihre kognitiven Fähigkeiten verbessern (Adan u. a. 2019). Im Falle von Rotwein gibt es allerdings auch Hinweise, dass der darin enthaltene Alkohol eventuell die günstige Wirkung aufheben könnte. Vermutlich kommt es, wie meistens, auf die Dosis an.

Darm und Mikrobiom

Neben den Hinweisen, dass konkreter Mangel in der Ernährung das spätere Auftreten von seelischen Erkrankungen begünstigt, bekommen wir aber auch immer mehr Informationen über die Bedeutung der im Darm lebenden Keime, Bakterien, Erreger für die Entwicklung und Funktion des Gehirns. Bevor wir uns hier dem Darm zuwenden, müssen wir uns mit den fünf wichtigsten Begriffen vertraut machen:

- *Das Mikrobiom*: die Summe aller im Darm befindlichen Keime (etwa 100 Billionen Bakterien, etwa 1000 unterschiedliche Arten). Eigentlich steht der Begriff Mikrobiom für die gesamten Keime, die in und auf unserem Körper existieren. Für die Bakterien des Darms wird auch der Begriff »Darmflora« verwendet, der nahelegt, dass man die Lebewesen im Darm den Pflanzen zuordnet. Der Begriff Mikrobiom wird aber in der neueren Literatur immer häufiger verwendet, wenn die Bakterien des Darms gemeint sind.
- *Probiotika*: so werden die »guten« Darmkeime genannt. Sie wehren schädliche Keime ab, schützen die Darmwand vor Entzündung und Zerstörung, bilden kurzkettige Fettsäuren und Vitamine, die für die Ausbildung des Immunsystems und die Entwicklung sowie Funktion des Nervensystems eine große Bedeutung haben. Prominenteste Vertreter dieser Gruppe sind Lactobazillen und Bifidobakterien.

- *Präbiotika*: Nahrungsmittel, die der Ernährung der »guten Darmkeime« (= »Probiotika«) dienen und damit deren Vermehrung begünstigen.
- *Psychobiotika*: mit diesem Begriff sind Keime gemeint, die in die Gruppe der Probiotika gehören, also »gute« Keime sind und von denen man annimmt, dass sie eine besonders wichtige Funktion für die Entwicklung und Funktion des Nervensystems haben.
- *Dysbiose*: Bezeichnung für den gestörten Zustand des Mikrobioms. Krankmachende Keime überwiegen, die Darmwand kann angegriffen werden, es können Durchfälle oder auch Blutungen entstehen, Substanzen können über die gestörte Darmbarriere ins Blut gelangen (»leaking gut syndrom«) und darüber im Körper oder auch einzelnen Organen (z. B. Gehirn) zu Entzündungen führen.

Enthält das Mikrobiom des Darms eine Zusammensetzung, in der *Probiotika* und *Psychobiotika* überwiegen, dann könnte das einen positiven Einfluss auf den Organismus und auf die Psyche haben. Konkret könnten Angst und Depressivität schwächer werden. Es gibt bisher wenige aussagekräftige Studien in diesem jungen Forschungsfeld. Die meisten Ergebnisse stammen aus Tierstudien. Nachfolgend einige Beispiele:
Wenn wir Antibiotika einnehmen, dann töten diese nicht nur die Bakterien, gegen die sie angesetzt werden. Sie zerstören auch einen Teil der Darmkeime und verändern damit das Mikrobiom. In einer kleinen Studie konnte gezeigt werden, dass Antibiotika auch einen heilenden Effekt bei Depressionen haben können (Rosenblat, McIntryre 2017).
Im Tierversuch beeindrucken besonders zwei Versuche. Mäuse, deren Darm keimfrei war, wurde der Stuhl von gesunden Menschen und von depressiven Menschen transplantiert. Die Mäuse, die den Stuhl von gesunden Menschen erhielten, zeigten weiterhin ein normales Verhalten. Die Mäuse mit dem Stuhl von depressiven Menschen (dessen Mikrobiom sich auch klar von dem der gesunden Menschen unterschied) zeigten bald ebenfalls depressives Verhalten (Zheng, Zeng u. a. 2016).
Dieses Ergebnis macht nachdenklich. Wir Menschen haben als Embryo in der Gebärmutter einen keimfreien Darm. Erst über die Geburt werden wir mit Keimen ausgestattet und zwar überwiegend mit den Keimen unserer Mütter, mit denen wir im Geburtskanal erstmals in Berührung kommen.
Auch über das Stillen kommen wir in Kontakt mit den Keimen unserer Mütter, die dann an der Ausbildung des Mikrobioms beteiligt sind. Könnte es

sein, dass wir über unsere Mütter (bzw. deren Mikrobiom) zumindest teilweise eine Veranlagung zum Beispiel zur Depression erhalten? Erinnern wir uns an die Forschungsergebnisse, die auf einen Zusammenhang zwischen Hirnentwicklung und Stillen hinweisen. Es ist sehr wahrscheinlich, dass die Einflüsse der Muttermilch auf das Mikrobiom des Darms für die Gehirnentwicklung von Bedeutung sind.
In einem anderen Versuch wurden zwei Gruppen von Mäusen Stress ausgesetzt, die eine Gruppe der Mäuse war keimfrei aufgewachsen, hatte also keine Keime im Darm, die andere Gruppe hatte ein normale Keimbesiedelung, ein normales Mikrobiom.
In beiden Gruppen wurde die Reaktion auf Stress anhand der Messung von Stresshormonen und einer Verhaltensbeobachtung untersucht. Die Gruppe der Mäuse mit dem normalen Mikrobiom im Darm zeigte auf Stress wie erwartet eine Erhöhung der Stresshormone und zugleich ein ängstlicheres und depressiveres Verhalten, während in der Gruppe der keimfreien Mäuse zwar auch eine Erhöhung der Stresshormone beobachtet wurde, das Verhalten der Mäuse aber unverändert blieb, sie zeigten kein vermehrtes ängstliches oder depressives Verhalten (De Palma, Blennerhassett u. a. 2015). Ist die Auswirkung der Stresshormone auf das Verhalten abhängig von den Keimen in unserem Darm? Können wir Angst und Depression über eine Veränderung des Mikrobioms beeinflussen? Dafür gibt es zumindest einige Hinweise (Peirce, Karina Alvina 2019).
Wenn wir älter werden, verändert sich die Zusammensetzung unseres Mikrobioms, insbesondere die Diversität (Vielfältigkeit) der Keime nimmt ab. Es wird diskutiert, ob dies mit eine Ursache für typische altersbedingte Erkrankungen sein könnte, wie zum Beispiel M. Parkinson und auch dementielle Erkrankungen.
Das Mikrobiom jedes Menschen ist in seiner Zusammensetzung individuell. Dabei bestimmen die Nahrungsmittel die den Darm erreichen wesentlich mit, welche Bakterien sich besonders gut entwickeln können. Was wir essen, bestimmt also, welche Keime sich in unserem Darm in welcher Konzentration befinden und die Keime wiederum bestimmen mit, wie unser Immunsystem und unser Nervensystem sich entwickeln und funktionieren.

Was machen wir jetzt mit all diesen zugegeben etwas speziellen Informationen?
Bisher gibt es keine exakten Vorschläge oder allgemeingültigen Diäten. Das liegt auch an der starken Unterschiedlichkeit der Zusammensetzung der

Mikrobiome jedes einzelnen Menschen. Einige Faktoren mit einer eher allgemeinen Bedeutung sollten aber beachtet werden:
Es scheint ratsam zu sein, bei der Ernährung darauf zu achten, dass keine Mangelsituation entsteht, aber auch kein Überangebot. Insbesondere scheinen diese Aspekte für das sich entwickelnden Gehirn eine besondere Bedeutung zu haben.
Ein übermäßiger Zuckerkonsum oder Konsum von Lebensmitteln, die einen hohen Anteil schnell zu verstoffwechselnder Kohlenhydrate haben (z. B. weißes Brot, stark gezuckerte Speisen), fördern einerseits das Wachstum der »bösen« Keime (was zur »Dysbiose« führen kann) und bewirken, dass insulinvermittelt der Blutzuckerspiegel schnell wieder abfällt und dann Heißhunger entsteht, dem wir Menschen in der Regel nicht dauerhaft wiederstehen können. Eine Überernährung und Adipositas sind die häufigen Folgen. Bei Menschen mit Adipositas und krankhaften Folgeerscheinungen des Übergewichts wie Diabetes und Bluthochdruck (dafür steht der Begriff »metabolisches Syndrom«) wird ein anderes Mikrobiom gefunden als bei Menschen, die normalgewichtig und gesund sind. Man spricht hier von westlicher Ernährung und westlichem Mikrobiom, die diese krankhaften Veränderungen begünstigen (Bischoff 2019).
Die »guten« Keime sollten genügend Nahrung bekommen und das gelingt besonders durch den Konsum von Ballaststoffen, die zum Beispiel in Gemüse, Obst, Vollkornprodukten und fermentierten Lebensmitteln enthalten sind.
Eine vielseitige und abwechslungsreiche Kost garantiert am ehesten, dass die Diversität (= »Vielfältigkeit«) des Mikrobioms erhalten bleibt, was nach heutigem Stand der Wissenschaft mit hoher Wahrscheinlichkeit einen Schutz vor den meisten altersbedingten Erkrankungen darstellt.

Stress, Mikrobiom, Darm und Gehirn

Stress beeinflusst ebenfalls das Mikrobiom. Unter Stress verändert sich das Mikrobiom kurzfristig. Es sind Veränderungen der Stoffwechselaktivität des Mikrobioms beschrieben, die sogar noch anhalten, wenn der Stress längst wieder aufgehört hat (Xu u. a. 2020). Kommt es häufig zu einer Aktivierung des Sympathischen Nervensystems (das ist bei Stress der Fall), dann kann es eher zu einer »Dysbiose« kommen. Zum Beispiel Herzkrankheiten und eine verkürzte Lebensdauer werden von Forschern als mögliche Folge beschrieben (De Hert, Detraux u. a. 2018). Dazu noch ein kleiner Ausflug in die Welt der Gehirne – und der Gehirn-Darm-Achse:

Das gesamte Nervensystem lässt sich aufteilen in das »zentrale Nervensystem« (Gehirn und Rückenmark), das »autonome/vegetative Nervensystem« (sympathisches und parasympathisches Nervensystem) und das »enterale Nervensystem«, oder auch Bauchhirn, Darmhirn oder Zweites Gehirn genannt sowie das »periphere Nervensystem«.
Das zentrale, periphere und das vegetative Nervensystem finden an anderer Stelle genügend Beachtung (siehe das Kapitel »Grundlagen« und insbesondere »Gehirn und Außenwelt«), insofern konzentriere ich mich hier auf das »Darmhirn«, das »Zweite Gehirn«.
Das Darmnervensystem ist evolutionsbiologisch älter als das Gehirn. In primitiven Lebewesen ohne Gehirn und vegetativem Nervensystem (Insekten, Schnecken, Meerespolypen) ist es bereits zu finden. Wahrscheinlich ist das zentrale Gehirn aus dem Darmnervensystem entstanden (Hasler 2019).
Der Darm ist mit einem Geflecht aus 100 bis 500 Millionen Nervenzellen durchzogen. Sie sind zuständig für die Regulierung der Durchblutung, der Sekretion von Säften, der Darmbewegungen (Kontraktionen zum Transport des Darminhaltes) und spielen auch eine bedeutsame Rolle bei der Entwicklung und Funktion des Immunsystems.
Die Verbindung des »zentralen Gehirns« mit dem »Darmgehirn« (Gehirn-Darm-Achse) wird durch das autonome/vegetative Nervensystem, Hormone und das Immunsystem hergestellt.
Durch das sympathische Nervensystem (Stressmodus) wird die Durchblutung und allgemeine Funktion des Verdauungstraktes (Speiseröhre, Magen, Darm) heruntergefahren. Das kann bei einer übermäßigen Aktivierung des sympathischen Systems (dauerhafter Stress) zu Schäden an Speiseröhre, Magen oder Darm führen. Durch das parasympathische System (Verdauungsmodus) wird insbesondere über den »Nervus Vagus« die Durchblutung und Funktion des Verdauungstraktes gestärkt. Viele Entspannungsverfahren (Yoga, Meditation, Atemübungen, autogenes Training, vielleicht auch Beten) stärken den Nervus Vagus und üben damit auch einen heilsamen Effekt auf das Verdauungssystem aus.
Über den Nervus Vagus, dessen Fasern zu etwa 80 Prozent vom Darm zum Gehirn ziehen, erhält das Gehirn auch jede Menge Informationen über den Zustand des Darms. Es wird vermutet, dass Zusammensetzung und Aktivität des Darmmikrobioms über den Nervus Vagus seinen Einfluss auf das Gehirn und damit auf seelische Prozesse nimmt.

Vom Stress zum Bauchschmerz

Dauerhafter Stress führt vermittelt durch das sympathische Nervensystem zu einer mangelhaften Durchblutung des Verdauungstraktes. Das begünstigt Entzündungen an Speiseröhre, Magen und Darm. Es kommt auch zu einer Veränderung des Mikrobioms, ggf. verstärkt durch schlechte Ernährung (z. B. fast food), die bei Stress wahrscheinlicher ist. Die Entzündungen und auch damit verbundene Schmerzen stellen einen weiteren Stressor dar. Über die Veränderung des Mikrobioms kommt es zu einer Erhöhung von Ängstlichkeit und Depressivität, was gleichbedeutend ist mit einer reduzierten Stresstoleranz. Ein Teufelskreis.

Ein Mitte 30-jähriger Patient berichtet, er sei schon immer eher ängstlich und zurückhaltend gewesen. Da er gewissenhaft arbeitete, traute man ihm in seiner Firma schnell mehr zu und er erhielt bald eine Leitungsfunktion. Er litt jetzt häufiger an Verdauungsbeschwerden, die er zunächst ignorierte. Nach etwa zwei Jahren wurde bei ihm die Diagnose einer chronischen Darmentzündung gestellt. Etwa zeitgleich erlebte er immer häufiger Phasen mit Angst und gedrückter Stimmung. Als er in meine Praxis kam, bat er mich um die Verabreichung von Antidepressiva, die ihm dann auch tatsächlich etwas halfen. Eine nachhaltige Besserung seiner Beschwerden zeigte sich allerdings erst, als er seine Arbeitszeit reduzierte und in seiner Freizeit anfing seine Hobbys wieder aufleben zu lassen.

Erhöhung der Stressbelastbarkeit (Resilienz) durch Probiotika

In einer koreanischen Studie an 111 Probanden konnte man 2019 feststellen, dass die Verabreichung von sogenannten guten Keimen (Probiotika) als Nahrungsergänzung in Tablettenform zu einer Verringerung von Stress und Angstsymptomen und zu einer Verbesserung von Aufmerksamkeit, Konzentration und kognitiven Funktionen führte (Chong u. a. 2019).
Bei schweren entzündlichen Darmerkrankungen gibt es in der Medizin auch Hinweise, dass Transplantation von Stuhl hilfreich sein kann. Dies sind aber alles therapeutische Verfahren, die sich noch in der Erprobungsphase befinden.
Für den Umgang mit Menschen in seelischen Krisen bleibt zu merken:

- Ernährung spielt für die Entwicklung und die Funktion des Nervensystems eine bedeutende Rolle. Insbesondere in den ersten 1000 Tagen des

Menschen (Empfängnis bis 2. Lebensjahr) werden wichtige Grundlagen der Gehirnentwicklung geschaffen, die für das ganze Leben eines Menschen Bedeutung haben können.

- Eine Mangelernährung ist ähnlich wie eine Überernährung schädlich für die Gehirnentwicklung und begünstigt die Entstehung von seelischen und körperlichen Erkrankungen.
- Das Mikrobiom des Darms spielt für die Entwicklung und Funktion des Gehirns eine bedeutende Rolle, da es mit dem Gehirn in Verbindung steht und auch Nährstoffe und Neurotransmitter (Botenstoffe an der Synapse) produziert, die für Entwicklung und Funktion des Gehirns wichtig sind.
- Das Mikrobiom wird initial durch die Keime der Mutter bestimmt, mit denen das Neugeborene während der Geburt und über das Stillen erstmals in Kontakt kommt.
- Die Zusammensetzung des Mikrobioms wird maßgeblich durch die Ernährung bestimmt.
- Das Gehirn hat über die Darm-Hirn-Achse (Hormone, Nervus Vagus) einen Einfluss auf die Zusammensetzung und den Stoffwechsel des Mikrobioms. Umgekehrt hat das Mikrobiom auch einen Einfluss auf das Gehirn.
- Eine Störung in der Zusammensetzung des Mikrobioms (Dysbiose) kann zu Störungen der Darm-Blut Schranken führen (»leaking gut syndrom«), Entzündungen im Körper hervorrufen und auch zu seelischen Störungen beitragen.
- Ein Rückgang der Vielfältigkeit der Keime (Diversität) wird gehäuft im Alter und bei Erkrankungen des Gehirns (z. B. Demenz) beobachtet und könnte auch mit einer einseitigen und wenig vielfältigen Ernährung im Alter zusammenhängen.

Fazit

Mit Klienten über ihre Ernährungsgewohnheiten zu sprechen, ist von großer Bedeutung, insbesondere bei werdenden Müttern, Familien mit sich noch entwickelnden Kindern, schwer seelisch erkrankten Menschen und älteren Menschen.
Das Angebot von Gruppen zum gemeinsamen Kochen kann einerseits zum Erhalt der Diversität des Mikrobioms beitragen und durch die Existenz und Aktivität in einer Gemeinschaft auch stressreduzierend und anregende wirken.

Wer sich mit dem Thema eingehender beschäftigen möchte, dem empfehle ich die Lektüre von »The Psychobiotic Revolution« (Scott Anderson) oder auch »Die Darm-Hirn-Connection« (Gregor Hasler), »Stabilität kann man essen« (Annett Oehlschläger), »mit Ernährung kann man heilen« (Andreas Michalsen) sowie »der Ernährungskompass« (Bas Kast).

Gehirn, Entspannung, Meditation und Achtsamkeit

In der Ruhe liegt die Kraft

Die meisten seelischen Störungen gelten heute als stressassoziiert, manche sogar als überwiegend stressinduziert. Dabei spielen vermutlich Stresseffekte eine Rolle, die sich ungünstig auf die Plastizität des Gehirns auswirken (siehe das Kapitel »Plastizität«). Das Gleichgewicht zwischen Anspannung und Entspannung ist aus den Fugen geraten, das Gehirn kann nicht mehr richtig abschalten, körperlich bleibt auch im Ruhezustand eine gewisse Anspannung, die oft als unangenehm erlebt wird.

Im gesunden Zustand reicht uns die Nacht zur Erholung oder das Wochenende, der Urlaub. Nach einer angemessenen Pause kann sich das Gleichgewicht und Wohlbefinden wiederherstellen. Gelingt das nicht, dann kann es zu manifesten seelischen und körperlichen Beschwerden kommen. Körperlich sind häufige Symptome zum Beispiel Kopfschmerzen, Schwindel, Verdauungsbeschwerden, Bluthochdruck, auf der seelischen Seite Unruhe, Anspannung, gesteigerte Angst, Panik, Schlafstörungen, Konzentrationsstörungen, innerer Unruhe und Depressionen. Bei einer entsprechenden Veranlagung können auch Psychosen und bipolare Störungen durch Stress aktiviert werden.

Da die Alltagsdrogen (z. B. Alkohol, Nikotin, THC) kurzfristig oft ganz gut gegen einige der genannten Symptome helfen, ist andauernder Stress und seine Folgen oft im Sinne der fortgesetzten »Selbstbehandlung« leicht ein Ausgangspunkt für die Entwicklung von Suchterkrankungen. Auch ärztlich verordnete Beruhigungsmittel und Schlaftabletten können zu Abhängigkeiten und Süchten führen, insbesondere wenn Ärzte diese Gefahr bei ihren Verordnungen nicht beachten oder Patienten durch das Aufsuchen unterschiedlicher Ärzte die Kontrolle umgehen.

Wenn wir auf das therapeutische Spektrum schauen, das wir zur Behandlung von seelischen Störungen zur Verfügung haben, so sind das in erster Linie pharmakologische und psychotherapeutische Verfahren, Elektrokrampftherapie, Magnetfeldstimulation, Lichttherapie, Physiotherapie, Sporttherapie und die große Gruppe der Entspannungsverfahren, dazu zählen heute vor allem: Hypnose, autogenes Training, meditative Verfahren, progressive Muskelentspannung und Biofeedback (Petermann 2020).

Dieses Kapitel ist den Entspannungsverfahren und dabei insbesondere der Meditation gewidmet – dazu liegen am meisten wissenschaftliche Studien vor. Bevor wir uns der Meditation zuwenden, möchte ich auf die Frage eingehen, inwiefern auch andere Therapien mit zu einer Entspannung beitragen können.
Die Pharmakologischen Therapien wirken über die Beeinflussung des Hirnstoffwechsels. In Krisensituationen sind sie oft hilfreich und sinnvoll und bei seelischen Erkrankungen mit schwererem Verlauf ist es häufig notwendig, sie über einen längeren Zeitraum oder gar lebenslang zu verabreichen. Eine heilende Wirkung haben sie selten, bestenfalls können sie über eine Krise hinweghelfen und damit Körper und Seele Zeit geben, die Selbstheilungskräfte wieder zu mobilisieren. Die Gefahr der Abhängigkeitsentwicklung (bei einigen Psychopharmaka) und auch der Nebenwirkungen (bei fast allen Psychopharmaka) nimmt man dabei in Kauf. Die psychotherapeutischen- und Entspannungsverfahren/Meditation sollen helfen, bei Konflikten mit sich selbst und mit der Umwelt bessere Lösungen zu finden. Wenn das funktioniert, kann das sehr effektiv sein. Über die Bewusstmachung früherer schwieriger und verdrängter Erfahrungen (tiefenpsychologisch fundierte Psychotherapie) und auch über das Umlernen und Neulernen von angemesseneren und besseren Denk- und Handlungsstrategien für die Lebensbewältigung (Verhaltenstherapie/Schematherapie) kann es zur Lösung von Konflikten und Entspannung kommen.
Allein die Zuwendung durch einen Menschen, die Möglichkeit, für eine definierte Zeit (heute meistens 50 Minuten, einmal pro Woche) keine Leistung erbringen zu müssen, irgendwo warm, sicher und geschützt zu sitzen, nicht allein zu sein, die Aufmerksamkeit einer anderen Person zu erhalten – all das kann sehr entspannend wirken, was Sie, lieber Leser und liebe Leserin, sicher so gut wissen wie ich. Es ist eine Alltagserfahrung, die nicht mit Literaturzitaten belegt werden muss.
Das Setting der von S. Freud entwickelten Therapieform »Psychoanalyse«, die älteste der »modernen« Psychotherapien, ist bezüglich des Aspektes »Entspannung« auch heute noch weit vorne: Die Patienten werden in der klassischen Analyse im Liegen behandelt, es gibt keinen Blickkontakt mit dem Therapeuten, der hinter den Patienten sitzt. Heute wissen wir durch bildgebende Verfahren sehr gut, dass der Blick in das Gesicht eines Men-

schen im Gehirn Areale aktiviert, die auf der Verhaltensebene emotionale Erregung und Anspannung hervorrufen. Freud hat mit seiner therapeutischen Methode sehr dafür gesorgt, dass zunächst ein Maximum an »Entspannung« während der Therapiesitzungen möglich ist. Durch seine Wahl einer hohen Frequenz (bis zu fünf Mal pro Woche) hat er auch sichergestellt, dass diese Zeit der Entspannung über die Woche verteilt fast täglich zur Verfügung steht.

Während ich diese Zeilen schreibe, frage ich mich, ob wir durch die Weiterentwicklung der Therapien (die heute meistens im Sitzen stattfinden, mit Blickkontakt zum Therapeuten, in der Regel einmal pro Woche oder auch seltener) nicht von vorneherein wesentliche Voraussetzungen für »Entspannung« aus dem Setting entfernt haben. Wahrscheinlich ist das zumindest zum Teil so. Die Psychotherapieschulen würden sich allerdings vermutlich auch sehr wehren, wenn man ihre Wirkung maßgeblich auf den Effekt der »Entspannung« zurückführen würde.

Insofern ist es heute umso wichtiger, den speziellen Entspannungsverfahren mehr Aufmerksamkeit zu schenken und ihnen einen gebührenden Platz im Spektrum der Therapien einzuräumen und sie fester zu verankern.

In einer Welt, die durch ein wachstumsorientiertes Effizienzstreben den arbeitenden Teil der Bevölkerung chronisch unter Leistungsdruck setzt, in der die Menschen, die ohne Arbeit sind, durch ökonomische Notlagen und manchmal auch soziale Ausgrenzung in Anspannung kommen, in der es beständig eine Reihe von erheblichen Bedrohungen gibt (Klima, Epidemien, Terrorismus, Kriege), mit denen wir dank der neuen Medien auch tagtäglich konfrontiert werden, erscheint es besonders wichtig, dass therapeutische Konzepte auch die Vermittlung und Übung von Fertigkeiten bzw. »Skills« beinhalten, mit deren Hilfe wir wieder aus der Angst und Anspannung heraustreten können.

In einigen moderneren Therapieschulen (z. B. dialektisch behaviorale Therapie, kognitive Verhaltenstherapie) ist die Vermittlung von solchen Skills fester Bestandteil der Therapie.

Die innere Haltung

Neben den Effekten durch Zuwendung, durch körperliche Entspannung, durch bessere Konfliktlösung und durch die Anwendung von konkreten Techniken zur Entspannung, gibt es aber noch einen überaus wichtigen Bereich, der bisher noch keine konkrete Erwähnung gefunden hat – der Bereich der »inneren Haltung«. Die innere Haltung ist keine Technik, sie ist eine auf Überzeugung und Glauben basierende Form der Kognition und Informationsverarbeitung. Ich sehe sie in der Nähe von Werten und Idealen, mit denen wir dem Leben begegnen. Der Stoff, aus dem auch Religionen sind. Interessanterweise hat in den letzten 20 Jahren zumindest in der westlichen Welt die achtsame und auf Akzeptanz setzende Haltung in der therapeutischen Landschaft eine enorme Bedeutung gewonnen. Die Begriffe Achtsamkeit und Akzeptanz stehen im therapeutischen Sinne für einen gegenwartsbezogenen, liebevollen, aufmerksamen, bedürfnisorientierten und nicht wertenden Umgang miteinander. Unveränderliches (z. B. die Vergangenheit, Grenzen oder auch chronische Erkrankungen) werden akzeptiert. Wo Veränderungen erwünscht und möglich sind, werden sie leidenschaftlich angestrebt. Daniel J. Siegel kennzeichnet in seinem Buch »Das achtsame Gehirn« die achtsame Haltung mit den vier Ziffern COAL – C für curiosity (Neugier), O für openness (Offenheit), A für acceptance (Akzeptanz) und L für love (Liebe). Vier Buchstaben kann man sich merken und die eigene Haltung bei Bedarf reflektieren. Mit der Neugier interessieren wir uns über unseren eigenen engen Horizont hinaus, die Offenheit ist dafür eine Voraussetzung. Damit werden eigene Konzepte ständig überprüft und Entwicklung bleibt möglich. Über die Akzeptanz kann es gelingen, sich mit Unveränderlichem abzufinden, so können Ressourcen konstruktiv verwendet werden und verschleißen sich nicht durch das Auflehnen gegen Zustände oder Erlebnisse, die nicht veränderbar sind. Stellen Sie sich vor, Sie schütten auf einer Party ein Glas Wasser um. Sie können sich jetzt darüber ärgern und anfangen sich selbst zu beschimpfen. Sie können aber auch in guter englischer Art sagen: »shit happens«, einen Lappen holen und sich weiter amüsieren, was sicher entspannender ist.

Mit Liebe ist der liebevolle Umgang mit sich selbst und dem Gegenüber gemeint. Mich erinnert das an die christliche Aufforderung »liebe Deinen Nächsten, wie Dich selbst«. Auch unter psychologischen Gesichtspunkten ist das sicher eine Haltung, die der Beziehung zu sich selbst und dem Gegenüber dienlich ist. Mit einer solchen Haltung lassen wir uns nicht im Job verheizen und benötigen nicht unbedingt Suchtmittel zur Beruhigung und Entspannung. Auch anderen Menschen würden wir nichts abverlangen, was sie schädigen könnte.

Man kann sich eher entspannen, wenn man nicht mehr dauernd gegen Unveränderbares anrennt, wenn man seine Grenzen und die der anderen aufmerksam wahrnimmt und sie beachtet. Wenn man liebevoll die eigenen Bedürfnisse im Blick hat, aber auch einen offenen und akzeptierenden Blick für die Bedürfnisse der anderen behält, dann gibt es zwangsläufig weniger Konflikte und weniger Spannung. Dazu gehört auch der Umgang mit den eigenen Fehlern und den Fehlern der anderen. Wichtig ist, dass auch eine solche Haltung eingeübt werden muss und oft mit anderen (z. T. unbewussten) Haltungen konkurriert.

COAL steht für vieles, was uns im modernen Alltagsleben gerne mal abhandenkommt. Der Ursprung achtsamer Ideen wird in Asien, in den Lehren des Buddhismus verortet. Die Ideen wurden in den 80er Jahren in den USA insbesondere durch den Arzt und Forscher Kabat Zinn auf die Behandlung von Stresserkrankungen angewendet und inzwischen umfangreich weiterentwickelt.

Eine besondere Bedeutung für das globale therapeutische Geschehen bekommt die achtsame Haltung (z. B. im Sinne von COAL) und auch das Erlernen von Entspannungstechniken meines Erachtens, da die Haltung von jedem Menschen eingenommen werden kann. Es gibt keine Begrenzung auf Berufsgruppen mit eingeschränkten Kapazitäten, die nur einem bestimmten Klientel zur Verfügung stehen. Auch das Erlernen von Entspannungsverfahren und eine Ausbildung als Lehrer entsprechender Skills ist nicht zwangsläufig (wie z. B. die Psychotherapeutenausbildung) an eine konkrete akademische Vorbildung gekoppelt. Das ist eine enorme Chance für Menschen, die ohne einen akademischen Hintergrund mit Menschen arbeiten, sich selbst und anderen Gutes zu tun.

Inzwischen gibt es auch eine Reihe von digitalen Anleitungen zur Meditation, zum Beispiel über Apps. Von meinen Patienten habe ich gelernt, dass sie zumindest für den ein oder anderen eine hilfreiche Gelegenheit darstellen, sich ohne große Mühe und Kosten an das Thema Entspannung und Meditation zu wagen. Auch wenn ich vermute, dass das Erlernen in einer realen Gruppe von Menschen eine intensivere und nachhaltige Erfahrung darstellt, als sich von seinem elektronischen Gerät anleiten zu lassen, halte ich es für wahrscheinlich, dass dadurch zumindest ähnliche Effekte erreicht werden (siehe auch das Kapitel »Gehirn und digitale Welten«).

Es gibt jedoch auch kritische Stimmen zur achtsamen und auf Akzeptanz und Entspannung basierenden Haltungen und Techniken: Wenn sich die Menschen mit den bestehenden Verhältnissen einfach nur arrangieren und als Individuen Mittel und Wege finden, Belastungen auszuhalten und Emotionen zu regulieren, könnte das dazu führen, dass gesellschaftliche Fehlentwicklun-

gen (z. B. ein exzessives Effizienzstreben der Arbeitswelt) einfach akzeptiert werden. Emotionen, grade die Emotionen von Gruppen sind seit jeher ein starker Motor für Entwicklung und Veränderung innerhalb von Gesellschaften gewesen. Eine Gruppe von maximal entspannten Individuen, die tendenziell alles, was sie vorfindet, akzeptiert, wird wohl kaum anstehende Veränderungen einleiten (siehe z. B. Ronald Purser, McMindfulness 2019).
Als Arzt und Therapeut fühle ich mich allerdings erst einmal verpflichtet, dem hilfesuchenden und vermeintlich erkrankten Individuum beizustehen, wobei es sicher großen Sinn ergibt, auch solche gesamtgesellschaftlichen potenziellen Auswirkungen von Haltungen/Therapien mit im Blick zu behalten.

Was geschieht bei Entspannung und Meditation im Gehirn?

Beginnen wir mit der »Entspannung«. Was passiert mit uns, wenn wir Entspannungsverfahren anwenden?
In seinem Buch »Entspannungsverfahren« (2020) beschreibt Prof. Petermann die physiologischen Kennzeichen einer Entspannung. Auf der neuromuskulären Ebene nimmt der Tonus (Anspannung) der Skelettmuskulatur ab, die Reflexe werden schwächer. Dies geschieht aber nicht allein dadurch, dass wir die Muskeln entspannen. Durch Aktivitäten des Gehirns kann es zu einer Vorspannung der Muskulatur kommen (geschieht durch Verschaltung über das Rückenmark). Diese Vorspannung kann allein dadurch entstehen, dass wir uns im Geiste eine bestimmte Bewegung vorstellen. Wollen wir uns wirklich entspannen, müssen also möglichst alle Impulse des Gehirns, die unsere Muskulatur auf Vorspannung bringen könnten, herabreguliert werden. Geistige Vorstellungen von jedweder Handlung, Aktivität oder Bewegung sind da eher hinderlich.
Auf der kardiovaskulären Ebene kommt es zu einer Erweiterung der Gefäße, insbesondere in der Peripherie (z. B. Haut). Das Herz schlägt langsamer, der Blutdruck wird gesenkt. Hierbei spielt der »Nervus Vagus« als Teil des parasympathischen Nervensystems eine bedeutsame Rolle. Die Wurzeln dieses Nervs stehen in enger Verbindung mit einigen Zentren des Gehirns. Bezüglich der Atmung kommt es meistens zu einer Abnahme der Atemfrequenz, dies resultiert aus dem vermindertem Sauerstoffbedarf im Zustand der Entspannung. Bei Wahrnehmung von Gefahr und im Aktivitätsmodus wird der Parasympathikus herunter reguliert bzw. in seiner Aktivität gehemmt.

Sein Gegenspieler, der »Nervus Sympathikus«, und eine über das Gehirn gesteuerte Ausschüttung von Stresshormonen können bei Gefahrenalarm die Gefäße enger stellen und das Herz schneller schlagen lassen sowie den Blutdruck hoch regulieren. Die Atemfrequenz geht wieder hoch.
Auch andere physiologische Veränderungen (Einfluss auf Magen-Darm-Trakt, Cholesterinspiegel, Blutzuckerspiegel, Immunsystem, Schilddrüsenfunktion) können bei Entspannung beobachtet werden. Meistens ist das Gehirn bei der Regulationen der Systeme involviert.

Aktivität des Gehirns

Mithilfe der Elektroenzephalographie können wir elektrische Aktivität im Gehirn messen. Schon lange ist bekannt, dass bestimmte Veränderungen der elektrischen Aktivität des Gehirns eine Voraussetzung dafür ist, dass zum Beispiel die oben genannten Entspannungsreaktionen auftreten können (Petermann 2020, S. 53). Prof. Petermann berichtet in seinem Buch von einigen Untersuchungen zur Hypnose, die nahelegen, dass Gehirnregionen, oder besser gesagt neuronale Netze, die uns normalerweise zum kritischen Denken, zur Realitätsprüfung oder Handlungskontrolle dienen, über die Hypnose herabreguliert werden. Gibt der Hypnotiseur dann seine Instruktionen, können diese leichter ihre Wirkung entfalten. Auch die häufig eingesetzte Wirkung der Hypnose in der Schmerztherapie basiert wahrscheinlich auf einer gezielten Herabregulation neuronaler Netze, die normalerweise einer Verbindung der Schmerzreize mit den Gefühlszentren dienen. Dieses Phänomen nennen wir in anderen Zusammenhängen auch »Dissoziation« (Gefühle können insbesondere bei übermäßiger Beanspruchung abgespalten werden). Menschen, die zur Dissoziation neigen, haben häufig multiple traumatische Erlebnisse hinter sich. Sie haben das Dissoziieren im Zusammenhang mit dem Erleben der Traumata häufiger geübt. Sie haben dann manchmal das Problem, dass sie aus dem Zustand der Dissoziation nicht mehr gut heraus finden können.
Die »Suggestibilität« (Fähigkeit, sich hypnotisieren zu lassen, zu dissoziieren) einzelner Menschen ist stark unterschiedlich. Eine Erklärung dafür liegt vermutlich darin, dass die neuronalen Netze in jedem Gehirn unterschiedlich ausgebildet und verknüpft sind.
Die meisten systematischen Untersuchungen, die ich zum Gehirn und »Entspannungsverfahren« finden konnte, beziehen sich auf Meditation und

Achtsamkeitstraining. Es gibt auch einige Untersuchungen zu Yoga. Hier werden neben den Effekten von Meditation auch Effekte von körperlicher Bewegung und Atmung untersucht.

Persönlich vermute ich, dass auch andere Entspannungsverfahren ähnliche Effekte haben, wenn sie regelmäßig angewendet und geübt werden. Neuere entsprechende Studien dazu konnte ich leider nicht finden.

Bei Untersuchungen der elektrischen Gehirnaktivität im Zusammenhang mit transzendentaler Meditation fand man heraus, dass ein regelmäßiges Praktizieren dieser Meditation von mehr als drei Jahren zu einer dauerhaften Veränderung der elektrischen Aktivität in bestimmten Gehirnarealen führt (Aftanas, Glocheikine 2001). Inzwischen gibt es auch eine Reihe von Befunden aus der Bildgebung, die dafür sprechen, dass insbesondere Gehirnstrukturen die der Aufmerksamkeitskontrolle und der Emotionsregulation dienen, in ihrer Funktion und auch in Punkto Zunahme an »grauer Substanz« (das spricht für eine Zunahme an synaptischer Verschaltung) durch langjähriges Meditieren eine Veränderung erfahren.

2003 konnte in einer kleinen kontrollierten Studie gezeigt werden, dass durch ein achtwöchiges Training in achtsamkeitsbasierter Meditation die Stimmung besser wird, Stress und Angstgefühle zurückgehen und ein größeres Wohlbefinden entsteht. Die Probanden in der Meditationsgruppe und in der Kontrollgruppe (keine Behandlung) erhielten in dem Untersuchungszeitraum auch eine Grippeimpfung. Die Immunantwort in der Meditationsgruppe fiel deutlich stärker aus als in der Kontrollgruppe.

An den Gehirnen der Meditationsgruppe konnte im linken vorderen Gehirnbereich gegenüber der Kontrollgruppe eine Zunahme von Hirnaktivität nachgewiesen werden (Davidson, Kabat-Zinn u. a. 2003). Bei depressiven Störungen wurde in zahlreichen Studien eine Minderaktivität in genau diesem Gehirnbereich beobachtet. Diese Minderaktivierung normalisiert sich, wenn die Depression vorüber ist (Navarro u. a. 2002).

Eine Zusammenfassung der wissenschaftlichen Literatur zur Neurobiologie von Meditation und Achtsamkeit (Stand 2014) berichtet von folgenden Ergebnissen: Bei Untersuchungen zur Gehirnaktivität während des Meditierens konnte eine Zunahme von Stoffwechselaktivität in Gehirnarealen festgestellt werden, die für die Steuerung von Motivation, Belohnung, Aufmerksamkeit, Interozeption (Wahrnehmung aus der Innenwelt des Körpers) und autonomer Funktionen (wie z. B. Kontrolle der Emotionen) zuständig sind. Dazu gehören Teile des präfrontalen Cortex (PFC), des anterioren cingulären Cortex (ACC), des orbotiofrontalen Cortex (OFC) und der Insula.

Gleichzeitig nimmt die globale Aktivität des Gehirns ab, sodass insgesamt eine Steigerung der Effizienz des Gehirns vermutet wird (wichtige Areale sind aktiver, unwichtige weniger aktiv).
Die Amygdala (Mandelkern – reguliert insbesondere Angstgefühle) wird herabreguliert und schrumpft sogar im Rahmen von Achtsamkeitstraining. Subjektiv kommt es bei den Menschen dazu, dass sie weniger Stress empfinden. Teile der Hirnrinde, die für Aufmerksamkeit, Gedächtnis, für die Wahrnehmung der Innenwelten und Verarbeitung von Sinnesreizen sowie für die Selbst- und Autoregulation zuständig sind, können durch regelmäßiges Meditieren an Volumen zunehmen, also dicker werden. Die elektrische Aktivität des Gehirns zeigt schon nach kurzen Übungszeiten eine Veränderung. Dabei treten bestimmte elektrische Erregungsmuster typischerweise auf, wenn der Meditierende bestimmte Erlebnisse hat (z. B. Glückszustände, Einheitserlebnisse).
Durch das Meditieren bzw. »Üben« in Aufmerksamkeit, Körpergewahrsein, Emotionsregulation und Selbstregulation und die damit verbundene Stärkung der neuronalen Netze in weißer und grauer Substanz, kommt es zu einer Verlangsamung von Alterungsprozessen in diesen Netzwerken. Die entsprechenden Funktionen werden trainiert und können sich verbessern.
Auch Gehirnareale, die für das Resonanzerleben im sozialen Kontext eine Bedeutung haben (Spiegelneuronen Areale, temporale Regionen) werden gestärkt. Auf der Verhaltensebene entspricht das einer Zunahme von Mitgefühl, Offenheit und Gleichmut.
Eine Stärkung des temporoparietalen Übergangs und Aktivierung des posterioren cingulären Cortex fördert vermutlich das Erkennen von Wichtigem.

»Fragen bleiben, aber wir können festhalten, dass Achtsamkeit die Fähigkeit zur Selbstwahrnehmung und zur Regulation der Hirnaktivität (Selbst/Autoregulation) scheinbar verbessert und damit Freiheitsgrade der Verhaltenssteuerung erhöht« bemerkt der Autor am Ende seines Artikels (Esch 2014).

Yoga

Wenn die Hirnforschung bei achtsamkeitsbasierten Meditationen so deutliche Befunde findet, was ist dann über die Effekte von Yoga zu berichten? Yoga ist schließlich eine der populärsten Verfahren in der westlichen Welt zur (Wieder-)Herstellung von Entspannung und Wohlbefinden. Im Yoga vereinen sich moderate körperliche Aktivität, Meditation und Atemübung.

Körperliche Aktivität gilt schon lange und gesichert als wirksam in der Verbesserung von Merkfähigkeit, Kognition, der Fähigkeit zu planen, Entscheidungen zu treffen, Aufmerksamkeit zu erzeugen und Emotionen zu regulieren. Eine Volumenzunahme von grauer Substanz in frontalen und temporalen Regionen des Gehirns ist beschrieben. Die Befunde gelten aber insbesondere für aerobes Training und Krafttraining (beste Effekte werden beschrieben, wenn beides zusammen ausgeübt wird), für Dehnungsübungen konnten die entsprechenden Veränderungen in Gehirnstruktur und Funktion nicht gefunden werden (Kramer, Colcombe 2018).
In den letzten 10 Jahren gibt es eine große Anzahl von Untersuchungen zu den Auswirkungen von Yoga auf die Gesundheit und auch das Gehirn. Positive Effekte bei Diabetes, Herz-Kreislauf-Erkrankungen und Störungen des Bewegungsapparates werden beschrieben.
Bezüglich der seelischen Gesundheit werden positive Effekte bei Angststörungen, Depressionen, Stress und allgemeinen seelischen Beschwerden beschrieben. Die Aufmerksamkeitsleistungen werden besser und die Geschwindigkeit der Informationsverarbeitung nimmt zu. Ähnlich wie bei den Meditationen wird auch bei Yoga eine strukturelle und funktionelle Veränderung (Volumenzunahme und gesteigerte Aktivität) im präfrontalen Cortex, cingulären Cortex und in der Hippocampusformation beobachtet. Dennoch wird von den Forschern dringend darauf hingewiesen, dass die Befunde nicht immer klare wissenschaftliche Kriterien erfüllen. Das liegt zum Beispiel daran, dass es viele unterschiedliche Formen des Yoga gibt, die in den Studien nicht sauber getrennt werden konnten. Außerdem ernähren und verhalten sich Yogi im Leben oft auch anders. Auch diese Faktoren beeinflussen bekanntlich die Entwicklung und Funktion von Gehirn mit (Gothe u. a. 2019).

Beten

Die achtsamkeitsbasierte Meditation geht auf buddhistische Rituale zurück, Yoga sowohl auf hinduistische wie auch buddhistische Rituale. Welche Auswirkung könnte denn das »Beten« auf das Gehirn haben? Beten ist schließlich ein komplexes Ritual der christlichen Kultur und Spiritualität, die in der westlichen Welt weit verbreitet ist. Das Beten richtet sich an ein Gegenüber (z. B. Gott, Mutter Gottes), bei ritualisierten Gebeten (z. B. »Vater unser« oder »Mariengruß«) erfordert es eine Gedächtnisleistung und wird oft als Mantra häufig wiederholt; eine Technik, die auch im Buddhismus und Hinduismus zu finden ist.

In einer Studie, in der die elektrische Gehirnaktivität älterer betender Nonnen untersucht wurde, zeigte sich während des Betens eine Verschiebung der elektrischen Aktivität in den okzipitalen Bereich des Gehirns. Es zeigte sich auch, dass mit zunehmendem Alter der Nonnen eine zunehmende Aktivität über dem linken frontalen Gehirn beobachtet werden konnte (was mit positiver Stimmung und Gelassenheit in Verbindung gebracht wird). Die Autoren dieser Studie schlossen daraus, dass auch das Beten vermutlich einen ähnlichen positiven Effekt auf die Struktur und Funktion des Gehirns hat wie andere meditative Verfahren, die allerdings bezüglich dieser Frage eindeutig besser untersucht sind (Barcelona u. a. 2020).

Nun ist es nicht so überraschend, dass die Veränderungen, die durch Meditationsübungen auf der Ebene des Verhaltens beobachtet werden auch eine Entsprechung in der Funktion und sogar Struktur des Gehirns zeigen können. Wo sonst sollten sich die Veränderungen zeigen?

Auch hier sprechen die Forschungsergebnisse für das Modell, dass die neuronalen Strukturen des Gehirns, die durch bestimmtes Verhalten aktiviert werden, sich stabilisieren und die entsprechenden Funktionen dadurch eine Stärkung/Verbesserung erfahren.

Vielleicht kann uns dieses Wissen um die konkrete Möglichkeit, mithilfe von Übungen in Entspannung und Meditation grundlegende und nachhaltige Veränderungen in der Struktur und Funktion des Gehirns zu erwirken, eine besondere Motivation verschaffen. Insbesondere, da die beschriebenen Veränderungen eine bedeutsame Rolle für die Entwicklung und das Erleben von Stress spielen, die vermutlich wichtigste Ursache für die Aktivierung der meisten seelischen Störungen.

Zuletzt – Daniel Siegel erwähnt in seinem Buch »Das achtsame Gehirn« eine Studie (Lazar u. a. 2005), bei der beobachtet wurde, dass es durch Meditation zu einer Vergrößerung einer bestimmten Hirnstruktur kommt, der sogenannten »Inselrinde«. Dieses recht kleine Areal des Gehirns scheint für einige Funktionen eine wichtige Rolle zu spielen. Neben der Beurteilung von Geschmack wird vermutet, dass sie auch wesentlich mitverantwortlich für unsere Fähigkeit zur Empathie ist.

Sollten all diese Vermutungen stimmen, dann wäre es wahrscheinlich, dass meditative Praktiken nicht nur unser eigenes Wohlbefinden verbessern, sondern auch unsere Fähigkeiten Beziehungen positiv zu gestalten und beim Gegenüber Wohlgefühle zu erzeugen.

Fazit

Länger andauernder Stress kann als unangenehm erlebt werden und bei einer entsprechenden Veranlagung sowohl körperliche wie auch seelische Erkrankungen anschieben. Die zugrundeliegenden pathogenen Mechanismen können durchbrochen werden, wenn ausreichend Pausen oder auch entspannende Aktivitäten (Hobbys, Sport) in den Alltag integriert werden. Wenn dies nicht gelingt, besteht eine erhöhte Gefahr, dass die unangenehm empfundene Anspannung mithilfe von Suchtmitteln oder nicht substanzabhängigen Süchten herabreguliert wird; häufig der Beginn einer manifesten Suchterkrankung.

Bei länger andauernden Anspannungszuständen (z. B. Phasen dauerhafter Belastung durch alte und kranke Eltern) kann es sein, dass Pausen, Hobbys und Sport zur Kompensation nicht mehr ausreichen. Eine Reihe von Entspannungsverfahren stehen zur Verfügung, die in Gruppen oder aber auch individuell oder ggf. mithilfe von CDs oder Apps gelernt werden können.

Viele Psychotherapieverfahren beinhalten in ihren Konzepten auch die Vermittlung oder Anleitung zu Entspannungsverfahren.

Am Beispiel der achtsamkeitsbasierten Meditation konnte in einer Reihe von Gehirnuntersuchungen festgestellt werden, dass sich sowohl die Funktion wie auch die Struktur des Gehirns durch Anwendung und Üben verändert. Eine Verbesserung der Aufmerksamkeitsregulation, der Emotionsregulation, der Selbstwahrnehmung, vermutlich auch der Empathie können erreicht werden. Regelmäßiges Meditieren kann zu einer Angstreduktion, Stabilisierung der Stimmung und sogar zu einer verbesserten Funktion des Immunsystems beitragen.

Abschließend noch eine persönliche Einschätzung aus der Praxis: Ich glaube nicht, dass es sinnvoll ist, alle gestressten Menschen jetzt in Kurse zur achtsamen Meditation zu schicken. Ich denke aber schon, dass mit jedem Menschen, der Symptome der andauernden Anspannung und des Gestresstseins äußert, sinnvollerweise überlegt werden sollte, welche Möglichkeiten zur Entspannung er in seinem bisherigen Leben kennengelernt hat. Eine Information über das, was darüber hinaus heute alles zur Verfügung steht, kann da schon eine überaus hilfreiche Anregung darstellen und ggf. zu einer nachhaltigen Veränderung des betroffenen Gehirns führen.

Informationen über Entspannungsverfahren im Internet (Petermann 2020, S. 29)

Fachinformationen

Deutsche Gesellschaft für Entspannungsverfahren
https://www.dg-e.de/ [Stand: 31.05.2021]

Deutsche Gesellschaft für ärztliche Hypnose und Autogenes Training
https://www.dgaehat.de/ [Stand: 31.05.2021]

Deutsche Gesellschaft für Biofeedback
https://www.dgbfb.de/index.php/de/ [Stand: 31.05.2021]

Deutsche Gesellschaft für Hypnose und Hypnotherapie e.V.
https://dgh-hypnose.de/ [Stand: 31.05.2021]

MBSR-MBCT Verband
https://www.mbsr-verband.de/ [Stand: 31.05.2021]

ÖGATAP – Österreichische Gesellschaft für angewandte Tiefenpsychologie und allgemeine Psychotherapie
https://oegatap.at/ [Stand: 31.05.2021]

Informationen für Laien

Beratung und Therapie online: Entspannung, Entspannungstechniken, Entspannungsprozesse
https://www.btonline.de/entspannung/ [Stand: 31.05.2021]

MedizInfo®Datenbank: Entspannungsverfahren
http://www.medizinfo.de/psychotherapie/entspannung/start.shtml
[Stand: 31.05.2021]

Gehirn und Resilienz

Resilienz – der Stoff, aus dem Held*innen und Idole sind

Schauen wir uns die typischen Helden an, die zum Beispiel in der Comicwelt (Superman, Batman, Spiderman, Catwoman) oder in der Action-Unterhaltungswelt (Harry Potter, James Bond) unserem Amüsement dienen und uns offensichtlich anziehen. Sie zeigen uns, wie man ohne zu viel Angst oder andere »ungünstige« emotionale Reaktionen agiert. Mit brillantem Verstand, mit Hochleistungskörpern, Akrobatik, Stresstoleranz und der Fähigkeit, sich auch von noch so schweren seelischen und körperlichen Verletzungen zu erholen, lösen sie die schwierigsten Probleme. Sie behalten ihren Humor in lebensbedrohlichen Situationen und selbst aus der ausweglosesten Lage gehen sie in der Regel siegreich hervor. Manche der Helden (z. B. die antiken Götter) sind darüber hinaus unsterblich.

Sind diese Figuren so erfolgreich, weil wir uns gerne mit Ihnen identifizieren, uns besser fühlen, wenn wir die Macht und Mächtigkeit ihrer Resilienz durch Identifikation an uns selbst spüren?

Schaut man sich die »Biografien« dieser Figuren an, so gibt es meistens ein in der Kindheit angesiedeltes Trauma, dass bewältigt wurde und das ihnen scheinbar eine zusätzliche Stärke und Ausrichtung verliehen hat (z. B. Harry Potter, aber auch James Bond, Batman, Superman). Macht Trauma resilient?

Meistens kämpfen die Helden allein, manchmal sind sie allerdings auch eingebunden in ein Netzwerk von Unterstützern, was ihre Kräfte und Möglichkeiten deutlich mehrt (z. B. Avengers). Sind wir allein oder gemeinsam stärker/resilienter?

Helden möchten wir doch (fast) alle gerne sein.

Und jedwede präventive, prophylaktische und auch therapeutische Intervention im Kontext des sozialen Lebens und der Gesundheitsdienste dient ja letzten Endes dazu, Gesundheit und Resilienz zu erhalten, zu stärken oder wiederherzustellen. Sogar die Realisierbarkeit von Unsterblichkeit scheint näher zu rücken (z. B. »Alchemie des ewigen Lebens«, Grolle 2017).

Begrifflichkeit und Definition

Das lateinische Verb »resilire« (abprallen/zurückspringen) liegt dem Begriff Resilienz zugrunde. Der Begriff findet auch Anwendung in der Werkstoffkunde und schildert die Fähigkeit eines Stoffes, nach einer Verformung durch Druck oder Zugwirkung wieder in seine alte Form zurückzukehren.

Inzwischen wird der Begriff aber fast ausnahmslos verwendet, um die Belastbarkeit, Widerstandsfähigkeit und Flexibilität von Menschen zu beschreiben. Begriffe wie »Salutogenese« (Entstehung von Gesundheit) und »Hardiness« sind inhaltlich nah. Es gibt unendlich viel Literatur zum Thema und auch zahlreiche Definitionen des Begriffs. Eine weit gefasste Definition der Resilienzforscherin Ann S. Masten habe ich für diesen Text ausgewählt:

> »Das Vermögen eines dynamischen Systems, sich erfolgreich an Störungen anzupassen, die seine Funktion, Lebensfähigkeit oder Entwicklung bedrohen« (Masten 2016).

Der Mensch ist ein dynamisches System und ist zeitlebens mit »Störungen« konfrontiert. Doch was macht ihn stark und erfolgreich in seiner Anpassungsfähigkeit an widrige Umstände oder Störungen? Was schützt ihn vor körperlichen und seelischen Erkrankungen, was hilft ihm, in schwierigen Situationen gute Lösungen zu finden?

Sieben Säulen der Resilienz

Tabelle 7 Sieben Säulen der Resilienz

1. Optimismus
2. Akzeptanz
3. Lösungsorientierung
4. Opferrolle verlassen
5. Verantwortung übernehmen
6. Netzwerkorientierung
7. Zukunftsplanung

Die sieben Faktoren, die von amerikanischen Wissenschaftlern als Säulen der Resilienz postuliert wurden, sind in Tabelle 7 abgebildet (Reivich, Shatté 2003). Teile dieses Potpourris aus Persönlichkeitsmerkmalen, Haltung gegenüber dem Leben und sozialer Kompetenz tauchen in der wissenschaftlichen Literatur zum Thema Resilienz mit unterschiedlicher Schwerpunktsetzung an vielen Stellen wieder auf.

Optimistisch zu sein fällt leichter, wenn die positiven Erfahrungen überwiegen. Erschöpfung und Depression machen es dem Optimismus schwer. *Akzeptanz* ist eher eine Lebenshaltung, zu der man sich bewusst entscheiden kann. Wenn sie sich insbesondere auf Unveränderliches bezieht, kann diese Haltung ein Schutz davor sein, unnötige Energie zu verlieren bzw. sich in fortgesetzter Frustration zu erschöpfen. *Lösungsorientierung* setzt analytische und kreative Fähigkeiten voraus, Probleme werden in ihrer Komplexität erkannt und geeignete Lösungskonzepte können erstellt werden. Neben kognitiven Fähigkeiten sind hierfür auch Wissen und Erfahrung wichtig. Die *Opferrolle zu verlassen* und *Verantwortung zu übernehmen* bedeutet aktiv zu werden, bewusst mitzugestalten, im Bewusstsein der eigenen Stärken aber auch Fehlbarkeiten zu handeln. Mit dem Begriff der *Netzwerkorientierung* kommt die soziale Komponente ins Spiel. Dazu bedarf es einiger sozialer Fertigkeiten: Wahrnehmung sozialer Signale, eine ausreichende Kontrolle der eigenen Emotionalität, die Fähigkeit, sich in andere Menschen hineinzuversetzen, Bindungen mit anderen Menschen einzugehen. *Zukunftsplanung* bedeutet, sich (ggf. gemeinsame) Ziele zu setzen und diese auch zu verfolgen. Für das zielorientierte Verhalten ist das Erkennen von Belohnungsreizen notwendig. Wir müssen in der Lage sein, Freude an der »Belohnung« zu empfinden und diese vorgestellte Freude bezüglich der Belohnung im Bewusstsein behalten. Insbesondere bei Belohnungen, die nicht unmittelbar erfolgen (z. B. Wunsch nach der Veränderung eines politischen Systems mit dem Belohnungsziel, mehr Gerechtigkeit herzustellen) bedarf es der Fähigkeit, auch Frustrationen und Rückschläge auszuhalten und dabei das Ziel nicht aus den Augen zu verlieren.

Neurobiologisch interessiert also besonders:

- Wie können Depression verhindert und positive Erfahrungen möglich gemacht werden?
- Wie können Klugheit und Problemlösungsverhalten, Motivation, Aktivität und Zielorientierung gefördert und verbessert werden?
- Wie können Fähigkeiten, soziale Bindungen einzugehen und aufrecht zu erhalten, ausgebildet werden?

Nimmt man noch die körperliche Ebene hinzu, die bei den genannten sieben Faktoren ausgeklammert blieb, so interessiert auch die Frage:

- Wie können wir für ein stabiles und widerstandsfähiges Immunsystem sorgen?

Wenn Sie das Kapitel mithilfe Ihrer Zielorientierung und ausreichender Frustrationstoleranz zu Ende lesen, dann finden Sie hoffentlich zumindest

Versuche einer Antwort auf diese Fragen – hier im Sinne dieses Buches in erster Linie aus der neurobiologischen Perspektive. Zunächst möchte ich wichtige Grundlagen ansprechen.

Gene, Epigenetik und Umwelt – Architekten von Gehirn und Organismus

Orientieren wir uns an der darwin'schen Evolutionstheorie, akzeptieren wir, dass sich die resilienteren Lebewesen (und damit auch ihre Gene) im Großen und Ganzen gegen die weniger resilienten Lebewesen durchsetzen, die im Kontext mit veränderter Umwelt ggf. ganz aus den Lebenswelten verschwinden (z. B. Dinosaurier). Für viele Erkrankungen (seelische und körperliche) kennen wir heute »Kandidatengene« (Gene, die bei bestimmten Erkrankungen häufiger zu finden sind). Unser genetisches Programm bestimmt also zumindest zum Teil mit, wie widerstandsfähig oder auch vulnerabel wir zum Beispiel gegenüber bestimmten Erkrankungen und Einflüssen sind. Die Gene, die wir von unseren Eltern geerbt haben, sind unveränderlich und in jeder Körperzelle zu finden. Bliebe es dabei, dann wäre ein therapeutischer Nihilismus durchaus angebracht.

Wenn da nicht die *Epigenetik* wäre. Wie im Kapitel »Grundlagen aus der Epigenetik« bereits erläutert, wissen wir heute sehr genau, dass für den Bauplan und die Funktion unseres Organismus nicht nur wichtig ist, welche Gene wir in uns tragen, sondern auch, welche Gene an- oder abgeschaltet werden. Das entscheidet mit darüber, welche unserer Gene aktiv werden (welche Eiweiße dann als Genprodukt produziert werden, wie sich über diese Prozesse unsere Körper und Gehirne schließlich entwickeln und funktionieren). Die Epigenetik als Werkzeug der Gen-Umwelt-Interaktion hat damit eine ähnlich große Bedeutung wie die Frage, welche Gene wir überhaupt in uns tragen. Vereinfacht und metaphorisch gedacht entscheidet sich die Frage, ob wir eine »dicke oder dünne Haut« haben nicht nur an unseren spezifischen Genen, sondern auch an epigenetischen Prozessen. Günstige Umweltbedingungen können dabei ggf. ungünstige Genkonstellationen ausgleichen. Allerdings können ungünstige Genkonstellationen bei einer zusätzlichen ungünstigen Umwelt auch eine besondere Schädlichkeit bedingen.

Als Beispiel für die Gen-Umwelt-Interaktion wurde bereits im Kapitel »Depressive und bipolare Störungen« das Beispiel für den Gen-Polymorphismus am Gen für den Serotonin-Transporter erwähnt. Ist man Träger der Short-

short-Variante, dann reichen wenige widrige Umstände, um eine depressive Symptomatik zu erzeugen, während die Träger der Long-long-Variante erst bei einer deutlich höheren Anzahl von Belastungserlebnissen eine depressive Symptomatik entwickeln.

Die »Baustelle«

Wenn man die Vorgänge rund um die Entwicklung des Nervensystems verstehen möchte, stellt sich die Frage, wie aus einer befruchteten Eizelle durch Zellteilung unterschiedliche Zellen entstehen, die sich in Aussehen und Funktion gewaltig voneinander unterscheiden und in der Summe am Ende (mehr oder weniger resiliente) Körper und Gehirne bilden.
Wie das genau geschieht, ist bis heute nicht vollständig geklärt. Es werden vielfache und hochkomplexe innerzelluläre Signalkaskaden angenommen, die auch unter dem Einfluss von äußeren Faktoren (z. B. Einflüsse durch benachbarte Zellen oder physikalische Kräfte) stehen und mit darüber bestimmen, welche Gene an- und abgeschaltet werden, gelesen oder ignoriert werden. Epigenetische Prozesse spielen dabei eine wichtige und vermutlich zentrale Rolle (siehe auch die Kapitel »Das sich entwickelnde Gehirn« und »Grundlagen aus der Epigenetik«).
Aus einer inzwischen großen Anzahl von Studien erhalten wir Hinweise, dass bestimmte Umwelterfahrungen (z. B. Vernachlässigung oder Traumata in der Kindheit oder aber auch gute mütterliche Pflege) bestimmte epigenetische Muster hinterlassen. Über die Regulation von Genen nehmen diese »Erfahrungen von Umwelt« Einfluss auf die Entwicklung von Gehirnstrukturen und -funktionen und damit auch auf das Verhalten der jeweiligen Menschen.

»Baustellen« sind anfällig für Störungen

Im Folgenden beziehe ich mich auf eine Auswertung zum gegenwärtigen Stand der Forschung (Binder 2019): Haben Lebewesen in der frühen Entwicklung negative Lebenserfahrungen gemacht, so kann sowohl in Tierversuchen wie auch beim Menschen beobachtet werden, dass bestimmte, für die Produktion eines Glucocorticoid-Rezeptors wichtige Gene vermehrt abgeschaltet werden. Diese Rezeptoren spielen bei der Stressregulation eine wichtige Rolle. Glucocorticoide (z. B. Cortisol) werden bei Stress vermehrt ausgeschüttet, dieser Mechanismus ist ein häufiger Gegenstand der Stressforschung am Menschen und am Tier. Wenn die Gene abgeschaltet sind, dann werden in bestimmten Gehirnarealen (insbesondere Hippocampusformation) weniger dieser Glucocorticoid-Rezeptoren gebildet. Das wiederum führt zur einer Schwächung des Regelkreises, der die Ausschüttung von Stresshormonen reguliert. Die Ausschüttung von Stresshormonen wird nur noch unzureichend gehemmt. Ein dauerhaft hoch regulierter Stresshormonspiegel (Cortisol) kann dann am Gehirn und auch anderen Organen eine geeignete Entwicklung (und damit auch Funktion) beeinträchtigen, denn hohe Cortisolspiegel führen zu einem Rückgang von Plastizität. Das ist so ähnlich, als wenn eine Pflanze mit zu viel Dünger versorgt wird – diese gedeiht dann schlecht oder geht ein.

Neben dem für die Stressantwort wichtigen Glucocorticoid-Rezeptor konnten nach Vernachlässigung, Misshandlung und Missbrauch in der Kindheit auch Veränderungen in den neuronalen Strukturen des Gehirns gefunden werden, die dem Belohnungssystem des Gehirns zugeordnet werden. Dazu gehören zum Beispiel das Striatum und Nucleus accumbens (siehe auch das Kapitel »Neurotransmittersysteme und ihre Bedeutung«).

Neuronale Strukturen, die bei der Regulation von Emotionen/Gefühlen eine bedeutende Rolle spielen, sind ebenfalls betroffen, denn sie sind in Struktur und Funktion schwächer ausgebildet.

Im Gehirn gibt es Regionen, die für die Entstehung von Gefühlen (z. B. Angst, Wut, Trauer) besonders wichtig sind (Amygdala, Hippocampus, Striatum, Regionen, die dem limbischen System zugeordnet werden). Diese Regionen bilden sich während der Gehirnentwicklung schon früh aus und liegen in der Tiefe des Gehirns, sind also entwicklungsgeschichtlich »alt«. Ebenso gibt es andere Regionen, die meist im vorderen Teil des Gehirns und eher »hoch«, also in der entwicklungsgeschichtlich betrachtet »jüngeren« Region des Gehirns angesiedelt sind (z. B. PFC = »präfrontaler Cortex«). Zwischen diesen tiefen und hohen Schaltzentralen des Gehirns verlaufen verbindende Netzwerke (z. B. Fu = »Fasciculus uncinatus«). Über solche Netzwerke können die tieferen Schaltzentralen ihren Einfluss auf die hohen Zentralen nehmen und umgekehrt. Man spricht in diesem Zusammenhang gerne von einer »Bottom-up-Erregung« und einer »Top-down-Regulation«. Damit ist gemeint, dass in einem optimal ausgereiften Gehirn neben den Gefühlsregionen (limbisches System) eben auch die Regionen für die Regulation von Emotionen in dem vorderen Teil des Gehirns (PFC) und deren Verbindung zu den Gefühlsregionen (z. B. Fu) gut ausgebildet sind. Das gewährleistet einerseits die Entwicklung wichtiger Emotionen (z. B. Angst) und andererseits eine angemessene Regulation von Verhalten und Emotionalität.

Angstreize verursachen eine Aktivierung in den tiefen Regionen des limbischen Systems. Das führt zunächst zu einer Aktivierung höherer Strukturen, Aufmerksamkeitsnetze werden hoch gefahren, die Wachheit nimmt zu (Bottom-up-Erregung). Bei einer weiteren Erregung kann es aber zu einer Blockade höher liegender Strukturen und Funktionen kommen, die Großhirnrinde wird in ihrer Funktion gelähmt, das erleben wir zum Beispiel beim »black out«. Andersherum können Menschen mit ausgereiften Gehirnen zumindest bis zu einem gewissen Grad mithilfe der Großhirnrinde (z. B. bewusste Überlegungen, Gefahrenanalyse, Planung einer Abwendung von Gefahr) sich selbst beruhigen, es kommt dabei zu einer Herabregulation der Aktivität tiefer liegender Strukturen (Top-down-Regulation).

Im unreifen kindlichen Gehirn sind die Strukturen/Schaltzentralen nur unvollständig ausgebildet. Das Gehirn reift von unten nach oben und von hinten nach vorne. Die für die Regulation emotionaler Prozesse besonders wichtigen Strukturen im vorderen Teil des Gehirns (PFC) reifen zuletzt. Demnach zeigen Kinder von Geburt an eine lebendige Emotionalität, sie entwickeln aber erst mit fortschreitender Ausreifung des Gehirns die Fähigkeit, diese Emotionen zu regulieren. Das frontale Gehirn und seine Verbindungen zum limbischen System entwickeln sich erst später im Leben. Anregung und ein sicherer Rahmen (wenig Stress = nicht zu viel Cortisol) sind dafür förderlich.
Ich wähle hier gerne das Beispiel der Mutter, die ihr schreiendes Kind hinter sich herzieht und dieses zwischendurch anschimpft, es solle endlich aufhören zu schreien. Das Ergebnis kennen Sie vermutlich. Das Kind schreit noch lauter. Es verfügt noch nicht über ausgebildete Strukturen im frontalen Gehirn, die es ihm ermöglichen, sich selbst zu regulieren. Durch das Schimpfen der Mutter kommt es lediglich in eine noch stärkere Erregung. Würde die Mutter um diese Tatsache wissen, dann würde sie versuchen, beruhigend auf das Kind einzuwirken, es vielleicht in den Arm nehmen.
Erwachsene Menschen, deren neuronale Netze zur Emotionsregulation suboptimal ausgebildet sind, haben oft erhebliche Schwierigkeiten in der Gestaltung insbesondere enger Beziehungen. Sie sind beim genaueren Hinsehen in ihren Verhaltensmustern manchmal Kindern sehr ähnlich. Ein extremes Beispiel sind Menschen mit der sogenannten emotional instabilen Persönlichkeitsstörung, auch Borderline-Störung genannt. Ihre Resilienz ist insbesondere ohne Behandlung oft erheblich eingeschränkt. Bei günstig ausgebildeten frontalen Gehirnstrukturen und verbindenden neuronalen Netzen

können Gefühle wie Wut, Aggressivität und Angst, Panik, aber auch Traurigkeit besser reguliert werden.
Beeinträchtigungen der Gehirnstrukturen, die an den Top-down-Regulationsmechanismen beteiligt sind, sind bei den meisten seelischen Störungen gehäuft zu finden (Belcher 2020).

Ein 35 Jahre alter Mann stellte sich in meiner Praxis vor. Er berichtete von wiederkehrenden starken Depressionen, insbesondere sei er immer wieder sehr enttäuscht von sich selbst. Bei ihm sei auch eine ADHS Störung diagnostiziert. Außerdem leide er unter sehr heftigen emotionalen Impulsen. Wegen Wutanfälle gegenüber Mitpatienten wurde eine tagesklinische Behandlung unlängst abgebrochen. Er entwickele auch sonst in sozialen Situationen schnell Angst vor anderen Menschen. Er habe im beruflichen Kontext die Erfahrung gemacht, dass es mit Menschen schnell stressig werde, insbesondere im engen beruflichen Kontakt. Eine längere romantische Beziehung habe er bisher nicht halten können. Nach Phasen großer Verliebtheit habe er wiederholt starke Enttäuschung erlebt, aber auch Angst wieder verlassen zu werden, was dann jeweils zu Trennungen führte oder Beziehung von vorneherein blockiert. Er lebt allein, hat verschiedene Ausbildungen abgebrochen. Diverse Versuche ohne Ausbildung zu jobben, scheiterten bisher immer an Konflikten mit Kollegen. Über seine Situation war er lange Zeit sehr verzweifelt und spielte oft mit dem Gedanken, sich das Leben zu nehmen. Über eine Therapie konnte es ihm gelingen, sich mit seinen besonderen Persönlichkeitsmerkmalen zu akzeptieren und dennoch sein Leben zu gestalten.
Bezüglich seiner Biografie war zu erfahren, dass seine leibliche Mutter wegen einer seelischen Erkrankung oft in Kliniken war und verstarb, als er fünf Jahre alt war. Seine Kindheit beschreibt er als Katastrophe. Sein völlig überforderter Vater (Arzt) habe ihn sehr unter Druck gesetzt, es habe auch häufig Gewalt gegeben. Später habe es eine Stiefmutter gegeben, die alles diesbezüglichen Klischees erfüllt habe. Mit einigen Schwierigkeiten konnte er das Abitur machen. Derzeit lebt er von Grundsicherung. Süchte hat er allerdings nie entwickelt, was bei ähnlichen Biografien eine häufige zusätzliche Komplikation darstellt.

In dieser Biografie eines Patienten mit Störung regulativer Funktionen (Borderline-Störung, Impuls-Kontroll-Störung und ADHS) treffen ungünstige frühe Lebenserfahrung auf eine familiäre Belastung (seelisch erkrankte

Mutter), sodass auch eine genetisch bedingte Vulnerabilität nicht unwahrscheinlich ist.
Menschen, die frühe negative bzw. andauernd stressige Erfahrungen gemacht haben, wobei mit »früh« hier die Zeit von der Befruchtung der Eizelle bis zur Ausreifung des Gehirns gemeint ist, haben ein erhöhtes Risiko, später im Leben schneller gestresst zu sein, sie haben damit ein höheres Risiko zur Entwicklung von seelischen, aber auch körperlichen Erkrankungen.

Belohnungssystem

Bei einer mangelhaften Ausbildung neuronaler Strukturen, die das Belohnungssystem repräsentieren (»dopaminerges System«, »Nucleus acumbens«) kann es zu Funktionsstörungen dieses Systems kommen. Mögliche Folgen sind das Bedürfnis nach stärkeren Belohnungsreizen. Eine extreme Suche nach starken Belohnungsreizen kann dann symptomatisch auffällig werden. Dieses auch »sensation seeking« genannte Verhalten finden wir häufig bei ADHS, aber auch bei Suchterkrankungen oder Kombinationen.
Haben Menschen Schwierigkeiten, ihre Emotionen zu regulieren und/oder sind beständig auf der Suche nach Reizen, die ihnen Befriedigung verschaffen, dann kann das insbesondere zu Schwierigkeiten im sozialen Miteinander und zur Vereinsamung führen. An dieser Stelle ist die Depression meist nicht weit. Gerade die Einbettung in ein gutes soziales Netz stellt aber einen wichtigen Resilienzfaktor dar. Sie gibt uns das Gefühl von Sicherheit und reduziert damit die Stressantwort.

Eine junge, aus Polen stammende Frau war zu ihrem Jura-Studium nach Köln gezogen. Sie entstammte einer Familie, die großen Wert auf die Bildung ihrer Kinder legte. Ihr wurde schon früh vermittelt, dass sie besonders liebenswert sei, wenn sie gute Leistungen erbringe. Sie war extrem fleißig, für ihr Studium lernte sie Tag und Nacht. Bald konnte sie nicht mehr gut schlafen. Das führte auf Dauer zu einer starken Erschöpfung. Die kognitiven Leistungen ließen nach und sie konnte den Lernstoff nicht mehr bewältigen. Ihre Angst wuchs, dass sie die erwarteten Leistungen nicht mehr erbringen könnte und dem Stress der anstehenden Prüfungen nicht gewachsen sei. Sie zeigte auch vermehrt depressive Symptome und traute sich immer weniger zu. Wir versuchten es mit Psychotherapie, mit unterschiedlichen Medikamenten, sie machte Sport und übte sich in Entspannung. Das alles führte nur zu einer leichten Besserung. Von den Medikamenten bekam sie Nebenwirkungen. Überwiegend blieben die Symptome bestehen und wir waren gemeinsam frustriert über den ausbleibenden Therapieerfolg. Eines Tages kam sie wieder in meine Sprechstunde und berichtete mir, sie habe sich jetzt einen Hund angeschafft. Seitdem könne sie auch ohne Medikamente wieder gut schlafen. Sie könne auch besser lernen, wenn der Hund neben ihr liege und fühle sich nicht mehr so gestresst. Sie wirkte fröhlich und aktiv, berichtete von ihren Plänen und traute sich das Leben wieder zu.

In diesem für mich beeindruckenden Fall reichte ein (zur Empathie und Beziehungsbildung befähigtes) Lebewesen, um heftige Stresssymptome zu lindern und verloren gegangene Resilienz wieder herzustellen.

Teufelskreis – Stress im früheren und späteren Leben

Es scheint so etwas wie einen Teufelskreis zu geben: Gibt es früh im Leben schwierige/ungünstige Lebensbedingungen, ist das Gehirn in der Tendenz anfälliger für Stress. Es hat größere Probleme, bei Bedarf Aufmerksamkeitsnetze zu aktivieren. Es werden stärkere Belohnungsreize gesucht, was die Wahrscheinlichkeit erhöht, dass sich Suchterkrankungen entwickeln. Suchtmittel wirken in der Regel stärker am Belohnungssystem als die sonst im Leben üblichen kleinen Freuden, sodass schnell eine Fixierung auf Suchtmittel entstehen kann. Menschen, die sich nicht konzentrieren können, die durch emotionale Ausbrüche schnell in zwischenmenschliche Konflikte geraten, die sich beständig auf der Suche nach starken Reizen befinden oder gar in einer Sucht stecken, fallen oft früh im Leben aus sicheren sozialen Bezügen. Sie sind dadurch stärker gestresst. Auch zur Beruhigung werden häufiger Suchtmittel konsumiert (die sogenannten »downer«, z. B. Valium). Das Lernen und Entwickeln von Fähigkeiten, die in einer Gesellschaft gefordert werden, findet nur noch marginal oder gar nicht mehr statt. Im Extremfall kommt es zum Ausschluss aus der Gesellschaft, zum Beispiel über den Weg der Kriminalisierung und Inhaftierung. Das ist ein maximaler Stress für die betroffenen Menschen und oft auch für ihre Umgebung, ihre Kinder. Ich gehe davon aus, dass ein großer Teil der Menschen, die entweder sehr vereinsamt leben oder auch in Gefängnissen sitzen, in diesem Teufelskreis gefangen sind.

(Wieder-)Herstellung von Resilienz

Die Bedeutung von Bewegung und Sport

Es lassen sich einige Studien zur Frage finden, welche Auswirkung Inaktivität versus Aktivität/Sport für die Entwicklung des Gehirns insbesondere in der Adoleszenz haben können. Wie sich die »Umwelterfahrung« körperlicher Aktivität/Sport auf die Entwicklung bestimmter Gehirnareale und deren Verbindungswege (»neuronale Netze«) auswirken, konnte man mithilfe moderner bildgebender Technik (fMRT, DT-MRT) herausfinden. Dazu untersuchte man die Gehirne von sportlich aktiven und sportlich inaktiven Kindern und Jugendlichen im Verlauf über mehrere Jahre. In einem Review wurden die aktuellen Befunde bis zum Jahr 2020 zusammengetragen, davon möchte ich nachfolgend berichten:
Länger bekannt und mit zahlreichen Untersuchungen belegt ist das Phänomen, dass Sport das Wohlbefinden bei Jugendlichen fördert und die Wahrscheinlichkeit seelischer Erkrankungen reduziert. Das ist bedeutsam, da etwa 20 Prozent aller Jugendlichen unter seelischen Problemen leiden. Bekannt ist auch, dass körperliche Aktivität/Sport dem Stress entgegenwirkt, immunologische und hormonelle Mechanismen günstig beeinflusst und sich positiv auf die Neuroplastizität des Gehirns auswirkt (siehe auch das Kapitel »Plastizität«). Bei den bildgebenden Untersuchungen an den sportlich aktiven/inaktiven Kindern zeigte sich, dass es in den Gehirnregionen, die für Regulation von Emotion und Verhalten wichtig sind (z. B. PFC), bei den Kindern, die Sport trieben, ein größeres Volumen, mehr graue Substanz (höhere Dichte von Nervenzellen) und besser ausgebildete neuronale Verbindungswege beobachtet werden konnte als bei den Kindern mit wenig Bewegung/Sport. Auf der Verhaltensebene zeigten diese »sportlichen« Kinder in der Tendenz eine bessere Fähigkeit zur kognitiven Kontrolle, ein besseres Arbeitsgedächtnis, mehr Fähigkeiten, um die Aufmerksamkeit zu halten, bessere Fähigkeiten, um irrelevante Stimuli auszublenden.
Vermutlich wirkt die Umwelterfahrung »körperliche Aktivität/Sport« auch über epigenetische Prozesse auf die Ausdifferenzierung der Gehirnregionen und neuronalen Netze, was in diesem Fall zu einer klaren Zunahme von Resilienz führt (Belcher u. a. 2020).

Die Bedeutung von sozialer Interaktion und Beziehungen

Inzwischen gibt es auch eine Reihe von wissenschaftlichen Untersuchungen, die nachweisen, dass ungünstige epigenetische Muster, die zum Beispiel durch Misshandlung oder Trauma entstanden sind, durch positive Umweltfaktoren (z. B. Psychotherapie) eine Veränderung erfahren können. Der Effekt einer zwischenmenschlichen Interaktion (am Beispiel der Psychotherapie gut untersucht) kann heute damit auch an den molekularen Veränderungen auf der Ebene der Genregulation (siehe das Kapitel »Grundlagen aus der Epigenetik«) beobachtet werden (Binder 2019).
In einer großen Untersuchung zu der Frage, welche drei Hauptfaktoren vor dem Tod durch kardiovaskuläre Erkrankung schützen, wurden nach Auswertung von 148 Studien mit ca. 300.000 Personen folgende drei Punkte genannt:

- Soziale Unterstützung durch andere Menschen
- Güte der Integration in ein soziales Netzwerk
- Die Fähigkeit, mit dem Rauchen aufzuhören

Andere Faktoren wie Alkohol, Bluthochdruck, Übergewicht etc. waren weniger bedeutsam. In einer anderen Studie der gleichen Autoren wurden Daten ausgewertet, die über den Zeitraum von sieben Jahren etwa 3,5 Millionen Menschen betrafen. Im Ergebnis zeigte sich, dass soziale Isolation, allein leben und sich einsam fühlen die Wahrscheinlichkeit zu sterben um 30 Prozent erhöhen, auch wenn man das Alter, das Geschlecht und den Gesundheitsstatus herausrechnet (Holt-Lunstad 2010, 2015 zitiert nach Bzdok u. a. 2020).
Bei Pavianen konnte man in Untersuchungen feststellen, dass eine gute soziale Einbettung der Weibchen dazu führt, dass sie weniger Ärger mit anderen haben, weniger Stresshormone produzieren, eine bessere Wundheilung zeigen, mehr Nachkommen zur Welt bringen und länger leben (Bzdok u. a. 2020) Dies alles spricht dafür, dass gute soziale Kontakte und eine Einbindung in ein soziales Netz wesentliche Resilienzfaktoren darstellen.
Auf der Ebene des Gehirns zeigen inzwischen einige Studien, dass ein Mangel an sozialen Kontakten sowohl in der Kindheit als auch im Alter Auswirkungen auf die Struktur und Funktionalität des Gehirns hat. Die gleichen neuronalen Netze, die wie oben beschrieben durch Trauma und Stress in ihrer Entwicklung gestört sind (z. B. Hippocampusformation, Amygdala, verbindenden Nervenfasern zum Prefrontalencortex, Default Mode Networks)

verkümmern, wenn sie nicht genutzt werden (bei den Alten) oder sind schwächer ausgebildet, wenn Kinder keine ausreichende soziale Unterstützung erhalten (z. B. Kinder die in Institutionen/Heimen aufwachsen) (Bzdok u. a. 2020).

Auch das Immunsystem scheint unmittelbar von der Art der sozialen Einbindung betroffen zu sein. Studenten, die sich einsam fühlten, zeigten in einer Studie eine deutlich schwächere Impfantwort auf eine Grippeschutzimpfung als Studenten, die sich gut sozial eingebunden erlebten. Selbst in der Gruppe der Studenten, die Angaben, vier bis zwölf Freunde zu haben, fiel die Impfantwort schwächer aus als in der Gruppe mit dreizehn bis zwanzig Freunden (Pressman 2005).

Für die Entwicklung eines gesunden und resilienten Gehirns bedarf es demnach einerseits einer günstigen genetischen Grundausstattung und andererseits einer möglichst früh einsetzenden liebevollen und anregenden Anleitung zur Ausbildung von neuronalen Netzen, die in einer sicheren und stressfreien Umgebung besonders günstig ausfallen kann. Eine günstige Gehirnentwicklung befähigt uns, soziales Verhalten zu zeigen, Bindungen einzugehen, unsere Emotionen zu kontrollieren und Belohnungsreize zur Motivation nutzen zu können.

Vereinfacht und modellhaft gedacht scheint es so zu sein, dass wir auf der Basis unserer Gene von der Befruchtung der Eizelle bis zu dem Moment, in dem wir Umwelterfahrungen selbst mitbestimmen können, in unserer Entwicklung stark von den Menschen abhängig sind, die uns in dieser Phase begleiten sowie von der Umwelt, in der dies stattfindet. Machen wir wenig soziale Erfahrungen, dann entwickeln sich unsere diesbezüglichen Fähigkeiten auch nur schwach. Intensive soziale Erfahrungen führen zur Ausbildung von neuronalen Netzen, die uns befähigen, soziale Kontakte einzugehen und zu halten. Traumatische Erfahrungen (Missbrauch, Misshandlung, Vernachlässigung) sind chronischer Stress, sie behindern die Ausbildung der notwendigen Netzwerke und können Resilienz erheblich beeinträchtigen.

In einer wichtigen Arbeit zum Thema »resilientes Gehirn« wurde die Idee vertreten, dass moderater Stress zur Anpassung des Gehirns an die jeweilige Herausforderung führen könnte (z. B. über Ausbildung wichtiger neuronaler Netze), während starker, »toxischer« Stress zu einer Schwächung (z. B. Hemmung der Bildung neuronaler Netze) führt. Anregungen und Herausforderungen, die keinen toxischen Stress darstellen, könnten demnach eine Art Stress-Impfung darstellen (Ord 2020).

Das deckt sich durchaus mit Lebenserfahrungen. Herausforderungen oder Krisen, die wir bewältigen können, machen uns stärker, nicht nur die Held*innen. Der fortgesetzte Kontrollverlust und damit verbundener dauerhafter Stress schwächt uns allerdings und erzeugt Krankheit. Trauma macht also keine Helden (!) und nicht resilient. Die Anwesenheit von unterstützenden Menschen (oder auch Tieren) kann stark stressmildernd wirken und Resilienz fördern.
Bei der Ausbildung der neuronalen Netze unter der Kontrolle von Genen und Umweltfaktoren spielt auf der Gehirnebene die Plastizität eine zentrale Rolle (siehe das Kapitel »Plastizität«). Es ist bekannt, dass sie durch chronischen Stress erheblich beeinträchtigt werden kann. Dieser Mechanismus wird heute zumindest als ein wesentlicher Faktor bei der Entstehung der meisten seelischen Störungen im Erwachsenenalter angenommen.
Ein amerikanisches Forscherteam hat nach der Auswertung entsprechender Forschungsarbeiten die These aufgestellt, dass das Zeitfenster, in dem sich die plastische Entwicklung des Netzwerkes für Emotionsregulation abspielt, nur öffnen kann, wenn Kinder eine beruhigende und stabilisierende Begleitung erfahren. Vermittelt über Stresshormone wird demnach entschieden, ob es zu einer günstigen oder eher ungünstigen Ausbildung dieser Netzwerke kommt (Callaghan u. a. 2016).

Die Bedeutung von Entspannung, Meditation und Achtsamkeit

Es gibt viele Hinweise aus der Forschung, dass Übungen in achtsamer Meditation und vermutlich auch anderen Entspannungstechniken neuronale Strukturen und Netze stärken, die an der Emotionsregulation beteiligt sind (siehe das Kapitel »Gehirn, Entspannung, Mediation und Achtsamkeit«). Regelmäßiges Üben kann eine resilienzfördernde Wirkung haben. Auf eine interessante Studie zur Auswirkung von Meditation möchte ich hier noch hinweisen: Schon 2003 konnte ein Effekt der Meditation auf die Wirksamkeit von Impfung nachgewiesen werden. In der Gruppe der Meditierenden zeigte sich gegenüber der Warte-Gruppe eine höhere Anzahl von spezifischer Antikörpern (damit eine bessere Immunantwort) nach einer Grippe-Impfung (Davidson 2003).

Die Bedeutung von Ernährung

Bei der Entwicklung des Organismus spielt selbstverständlich auch die Ernährung eine bedeutende Rolle, da mit darüber entschieden wird, ob die notwendigen Bausteine für die Entwicklung von Körper und Gehirn zur Verfügung stehen. Die Ernährung gehört im weiteren Sinne zu Umwelterfahrungen, die zum Teil über das Mikrobiom und epigenetische Prozesse Einfluss nehmen kann. Diesbezüglich verweise ich auf das Kapitel »Gehirn, Darm und Ernährung«.

Fazit

Die Entstehung und die Erhaltung von Resilienz sind von einer großen Menge unterschiedlichen Faktoren abhängig. Aus neurobiologischer Sicht gehören demnach zu den wichtigsten Faktoren, auf die Einfluss genommen werden können:

a) Die Verfügbarkeit und Güte einer frühen elterlichen Betreuung, die einen sicheren Rahmen schafft und Anregung gibt.
b) Soziale Kontakte und Einbindung in ein gutes soziales Netz.
c) Herausfordernde Erfahrungen, die bei der Ausbildung wichtiger neuronaler Netze als Anregung dienen, zum Beispiel körperliche Aktivität und Sport, Meditation/Entspannungsübungen und andere Herausforderungen.
d) Schutz vor chronischer Überlastung.
e) Eine angemessene und gute Ernährung.

Was können wir nun tun, um Resilienz zu fördern und zu stabilisieren? Dafür sind folgende Punkte zentral:

a) Beratung und Unterstützung von Eltern, auch durch Informationen über neurobiologische Forschungsergebnisse und die Bedeutung von Beziehung, Schutz und Anregung/Aktivität für eine gute Entwicklung kindlicher Gehirne.
b) Unterstützungen bei der Herstellung und Stabilisierung sozialer Kontakte (Jugendheim, Gruppenangebote, Vereinsleben, gemeinsames Ausüben von Hobbys, politische Arbeit, sozialpsychiatrische Zentren etc.).
c) Aufklärung und Anleitung bezüglich aktivierender Herausforderungen, wie allgemeine Aktivitäten, Sport, aber auch Entspannungsübungen, Meditation, Yoga, Achtsamkeitsübungen.

d) Entlastung und Hilfe bei Anzeichen von chronischer Überforderung. Ermutigung, eigene Grenzen zu erspüren und nach außen offensiv zu vertreten.
e) Ermutigung und Hilfe bei der Einleitung von Therapien oder Erholungsmaßnahmen, Arztbesuchen zur Krankmeldung, Kuren, Urlaube, Kurse in Entspannung, Achtsamkeit.
f) Beachtung des wichtigen Aspektes der Ernährung. Vermeidung von Über-, Fehl- und Mangelernährung. Aufklärung über die wichtigsten Grundprinzipien der Ernährung, ggf. Anbieten von Kochkursen.

Zur aktuellen Situation (Covid Pandemie) und Resilienz

2019 erklärte die WHO das Phänomen Einsamkeit zu einer erheblichen weltweit auftretenden Bedrohung der Gesundheit. In Großstädten leben inzwischen oft bis zu 50 Prozent der Menschen allein. Wer sich einmal in der Einsamkeit eingerichtet hat, für den ist es oft schwierig, wieder den Weg herauszufinden.
In meiner Praxis erzählen mir meine Klienten nicht selten, dass sie seit Wochen mit niemandem mehr ein tieferes Gespräch geführt haben. Seit Home-Office im Zusammenhang mit der Corona-Pandemie für viele Menschen zum Alltag wird, fallen insbesondere für die alleinlebenden Menschen die Gelegenheiten weg, am Arbeitsplatz soziale Kontakte zu erleben und zu pflegen. Für alleinlebende Menschen erhöht sich damit eklatant das Risiko der Vereinsamung mit allen daraus erwachsenden Folgen für die seelische und auch körperliche Gesundheit.
Neben der Bedrohung durch Covid-19 für die Lunge und andere Organsysteme entsteht durch Home-Office und die massiven Einschränkungen der sozialen Kontakte (die selbstverständlich notwendig sind, um die Epidemie einzudämmen) eine Bedrohung der Resilienz, die wir in ihrem Ausmaß jetzt noch nicht ermessen können. Das Thema hat eine hohe Aktualität.

Gehirn, Migration und Flucht

Als ich begann, darüber nachzudenken, was aus der Hirnforschung und Neurobiologie für das Verständnis und den Umgang mit Migration und Flucht zu lernen ist, begegnete ich dem Gedanken: »Das Gehirn entwickelt sich für die Welt, in die es geboren wird«. Aus Gesprächen und Psychotherapien mit Menschen mit Migrationshintergrund hatte ich gelernt, dass Sprachbarrieren und damit verbundene Missverständnisse, soziale Isolation, Armut, erlebtes feindseliges Verhalten, aber auch Irritationen durch unterschiedliche kulturelle Gepflogenheiten und Rollenmodelle zu Belastungen und interpersonellen sowie innerseelischen Konflikten führen können. Belastungen und Konflikte können die seelische und körperliche Gesundheit bedrohen und schädigen.

Eine 39-jährige Frau stellt sich wegen globaler Erschöpfung, depressiver Verstimmung, subjektiver Störung der Konzentration und der Erinnerungsfähigkeit sowie Schlafstörungen und lebensmüden Gedanken in meiner Praxis vor. Sie wurde in Litauen geboren. Nach früher Trennung der Eltern lebte sie dort mit ihrer Mutter allein. Die Mutter hatte einen Hang zur Gewalt. In Konfliktsituationen wurde meine Patientin auch geschlagen. Im weiteren familiären Umfeld hatte sie aber sichere und feste Beziehungen entwickelt. In ihrer Heimat machte sie Abitur und begann ein Studium. Mit 19 ging sie nach Deutschland, lernte Deutsch und absolvierte eine Ausbildung. Bis Ende 2019 arbeitete sie dann ohne Unterbrechung in einer Behörde. Seitdem war sie krankgeschrieben (inzwischen 15 Monate). Sie hat in Deutschland zwar einige Freunde, fühlte sich aber dauernd allein und ausgegrenzt. Das kann sie nur noch schlecht aushalten. Ein Konflikt am Arbeitsplatz brachte 2019 das Fass zum Überlaufen und stürzte sie in eine schwere Krise. Sie hatte keine Idee, wie sie wieder ins Leben und in die Arbeit finden sollte. Von mir erhielt sie eine antidepressive Medikation und die Empfehlung, mit einer Psychotherapie zu beginnen. Nach einigen Wochen kam sie gut gelaunt in meine Praxis. Sie hatte die Idee entwickelt, wieder in ihre Heimat zu gehen. Die dortige wirtschaftliche Unsicherheit, die gemessen an ihrer festen Anstellung hier in Deutschland auf sie wartete, schien ihr unbedeutend gegenüber der Aussicht, in ihrer Heimat wieder mit vertrauten Menschen regelmäßigen und lebendigen Kontakt haben zu können. Sie hatte tatsächlich über all die Jahre zu Freunden und auch Familienmitgliedern in ihrer Heimat eine enge Verbindung aufrechterhalten. Im Verlauf der Psychotherapie war ihr bewusst geworden, was sie in ihrem Leben alles vermisste und an wie vielen Stellen sie schmerzhafte Kompromisse eingegangen war. Emotional bedeutsame Beziehungen hatte sie in Deutschland nicht aufgebaut, sodass ihr die Vision, wieder an den Ort zurückzugehen, an dem sie aufgewachsen war und an dem es Menschen gibt, die sie wertschätzen und mögen, wie eine Verheißung oder Erlösung vorkam.

Unabhängig davon, ob die Vision meiner Patientin sich erfüllen kann (Heimkehrer können auch einen umgekehrten Kulturschock erleiden), war ihr Bericht über die zahlreichen migrationsbedingten Entbehrungen, die sie über Jahrzehnte einfach ausgehalten hatte und die ihr im Verlauf der Psychotherapie erstmals in ihrem ganzen Ausmaß bewusst geworden waren, beeindruckend. Neben lebendigen Kontakten zu vertrauten Personen hatte sie sehr die Sprache, die Natur, die Gerüche, die Art der Geselligkeit, das Essen und andere aus ihrer Jugend vertraute Elemente des Lebens vermisst.

Migration in Zahlen

Von Migrationshintergrund sprechen wir, wenn ein Mensch, der seinen Lebensmittelpunkt in Deutschland hat, selbst oder mindestens ein Elternteil nicht mit deutscher Staatsangehörigkeit geboren wurde.
Im Jahr 2019 hatten laut statistischem Bundesamt etwa ein Viertel der in Deutschland lebenden Menschen (21,2 Millionen) einen Migrationshintergrund. Davon stammen ca. 65 Prozent (13,8 Millionen) ursprünglich aus einem anderen europäischen Land. Aus Asien stammen 22 Prozent (4,6 Millionen) und aus Afrika etwa fünf Prozent (1,0 Millionen) Menschen ab. Ungefähr drei Prozent (0,6 Millionen Menschen) kommen aus Nord-, Mittel-, Südamerika sowie Australien oder sind Nachfahren dort geborener Menschen. Die bezüglich der Anzahl von Migranten für Deutschland bedeutsamsten drei Herkunftsländer sind die Türkei (13 Prozent), Polen (11 Prozent) und die russische Föderation (7 Prozent) (Statistisches Bundesamt 2018).

Gesundheit von Menschen mit Migrationshintergrund

»Allgemeine Aussagen zum gesundheitlichen Zustand von Menschen mit Migrationshintergrund sollten aufgrund der Heterogenität dieser Bevölkerungsgruppe vermieden werden« (Schumann u. a. 2019, S. 51). Eine systematische Untersuchung für Deutschland wird derzeit durch das Robert Koch Institut (RKI) vorbereitet. Die Auswertung der Befragung von 3800 Migranten ergab klare Hinweise für einen Zusammenhang zwischen kultureller Distanz und dem Gesundheitszustand von Migranten. War der Index für kulturelle Distanz zwischen Herkunftsland und Gastland hoch (Faktoren wie Werte, Normen und Einstellungen/Attitude wurden verglichen), wurde die Gesundheit schlechter bewertet. Der Zusammenhang in der Beobachtungsgruppe war ähnlich hoch wie der Zusammenhang zwischen weiblichem Geschlecht und schlechterer Gesundheit, aber geringer ausgeprägt als der Zusammenhang zwischen Bildung und Gesundheit (Detollenaere u. a. 2017).

Flüchtlinge in Zahlen

Weltweit sind im Jahr 2019 79,5 Millionen Menschen auf der Flucht (Bundesamt für Migration und Flüchtlinge [BAMF] 2021). Die Anzahl der Flüchtlinge wird für Deutschland mit der Anzahl der Asylanträge gleichgesetzt. Zwischen 2005 und 2010 lag die Rate bei 30.000 bis 40.000 pro Jahr, in den Jahren 2015 und 2016 kam es zu einem deutlichen Anstieg von 500.000 bis 745.000 pro Jahr, gefolgt von einem deutlichen Rückgang auf 122.000 gestellte Asylanträge im Jahr 2020. Die meisten der Asyl suchenden Menschen stammen aus Syrien, dem Irak und Afghanistan (Bundesamt für Migration und Flüchtlinge [BAMF] 2021, S. 6).

Gesundheit von Flüchtlingen

2018 wurden in einer deutschen Studie zur Gesundheit von Flüchtlingen 2021 erwachsene Menschen aus Syrien, dem Irak und Afghanistan zu verschiedenen Aspekten ihrer Gesundheit befragt. Die Zahlen wurden mit den Werten einer deutschen Kontrollgruppe verglichen. Die globale Einschätzung der eigenen seelischen und körperlichen Gesundheit war bei den Flüchtlingen deutlich schlechter als in der deutschen Kontrollgruppe. In der Gruppe der Flüchtlinge gaben 61,4 Prozent ihrem Gesundheitszustand die

Note »gut« und 12,7 Prozent die Note »schlecht«, bei der deutschen Kontrollgruppe waren es 74,8 Prozent mit der Note »gut« und 2,7 Prozent mit der Note »schlecht«. Etwa zwei Drittel der Flüchtlinge berichteten von Gewalterfahrungen, wobei die meisten mehr als eine Traumatisierung angaben. In der Gruppe der traumatisierten Flüchtlinge lagen die Angaben für seelische und körperliche Erkrankungen deutlich höher als in der Gruppe der nichttraumatisierten Flüchtlinge.
Knapp die Hälfte der Flüchtlinge zeigten Hinweise für eine depressive Störung (44,6 Prozent). Bei der deutschen Bevölkerung liegt diese Rate bei etwa 10,1 Prozent (Bretschneider u. a. 2017).
In der Gruppe der Flüchtlinge wurde zwar deutlich weniger Alkohol konsumiert als in der deutschen Vergleichsgruppe, es wurde dafür aber bei den männlichen Flüchtlingen deutlich mehr geraucht. Gesundheitsförderndes Freizeitverhalten (Sport) hatten nur 22,7 Prozent der Flüchtlinge in den letzten drei Monaten betrieben, gegenüber 66,3 Prozent der deutschen Vergleichsgruppe (Schröder u. a. 2018).

Flucht, Migration und Gehirn

Wenn wir über die Auswirkungen und Bedeutung von Flucht und Migration für die Entwicklung und Funktion des Gehirns nachdenken wollen, dann macht es Sinn zu unterscheiden, in welchem Entwicklungsstadium die Gehirne der Flüchtlinge oder Migranten mit der besonderen Situation konfrontiert werden. In dem eingangs beschriebenen Patientenbeispiel kam die Beispielperson mit einem nahezu ausgereiften Gehirn in die für sie ungewohnte Umgebung.
Im Folgenden gehe ich durch die unterschiedlichen Entwicklungsphasen des menschlichen Gehirns und versuche, die jeweiligen Stressoren und die damit ggf. verbundenen Auswirkungen auf das Gehirn zu skizzieren. Neurobiologisch gehe ich davon aus, dass Flucht und Migration in jeweils unterschiedlichem Ausmaß für die betroffenen Menschen mit einer erhöhten Stressbelastung verbunden sind. Das bringt eine globale Bedrohung für plastische Prozesse im Gehirn mit sich (siehe Abschnitt »Reize und Reaktionen« im Kapitel »Gehirn und Außenwelt« sowie das Kapitel »Plastizität«).
Die meisten Menschen haben bereits zum Zeitpunkt ihrer Entscheidung zu Flucht oder Migration einen längeren Leidensweg hinter sich. Gemessen an den Belastungen, die sie vor dem Verlassen ihrer Heimat erlebt haben und

dort weiter erlebt hätten, können die nachfolgend genannten Gefährdungen sich ggf. relativieren.

Im Bauch der Mutter

Befindet sich eine werdende Mutter auf der Flucht, so ist die Entwicklung des Fetus möglicherweise durch Fehl- oder Mangelernährung, aber auch durch Stress gefährdet (siehe die Kapitel »Gehirn, Darm und Ernährung«, »Gehirn, Entspannung, Meditation und Achtsamkeit« sowie »Gehirn und Resilienz«). Es ist wahrscheinlich, dass eine werdende Mutter auf der Flucht im Zusammenhang mit allgemeiner perspektivischer Unsicherheit und ggf. akuter Gefährdungen in einen chronischen Stresszustand gerät. In der Wissenschaft wird hier der Begriff der »fetalen Programmierung« verwendet: Erfahrungen in der fetalen Zeit (insbesondere Ernährung, aber auch Stress der Mutter) spielen demnach eine bedeutende Rolle dafür, ob später im Leben vermehrt seelische und/oder körperliche Krankheiten auftreten. Auswirkungen von Stress während der Schwangerschaft, die sich später als Stoffwechselstörungen oder seelische Störungen (insbesondere Angst und Depression) manifestieren können, sind inzwischen vielfach beschrieben und werden insbesondere auf einen gestörten Cortisol-Stoffwechsel zurückgeführt. Es wird angenommen, dass ein Übermaß an Cortisol schädigende Einflüsse auf die Entwicklung des reifenden Gehirns auch schon während der Reifung in der Gebärmutter nehmen kann. Genetische Faktoren spielen hier natürlich auch eine Rolle, indem sie die Vulnerabilität für das Stresserleben mitbestimmen (Entringer u. a. 2016).

Eine aus Aserbeidschan stammende 49-jährige Frau stellte sich mit ihrer 20-jährigen Tochter in meiner Praxis vor. Sie selbst war gesund. Ihre Tochter zeigte ein massiv ängstliches Verhalten, konnte keinen Blickkontakt halten und rutschte auf ihrem Stuhl unruhig hin und her, mit dem Oberkörper vollführte sie Schaukelbewegungen. Ein differenziertes Gespräch war mit der Tochter nicht möglich. Die Mutter berichtete, dass sie einen 29-jährigen Sohn habe, der gesund sei. Es gebe auch sonst keine seelischen Erkrankungen in der Familie. Ihre Tochter sei kurz nach der Flucht aus ihrem Heimatland in Deutschland zur Welt gekommen. Bei der Geburt gab es keine Komplikationen. Bereits im Alter von 1,5 Jahren sei bei der Tochter die Diagnose »frühkindlicher Autismus« gestellt worden. Zu ihrer Schwangerschaft mit der Tochter befragt, kam die Mutter in eine starke Anspannung. Sie kämpfte mit ihrer Fassung und den Tränen. Sie berichtete knapp, es sei eine schlimme und für sie sehr belastende Zeit gewesen, da es in ihrer Heimat kriegerische Auseinandersetzungen gab, sie habe viel Angst gehabt.

Eine Kausalität zwischen den emotionalen Belastungen der Mutter während der Flucht und der späteren Behinderung ihrer Tochter (im Sinne einer fetalen Programmierung) kann nicht bewiesen werden, erscheint aber wahrscheinlich.

Das kleine Kind

Wird das Kind in die Welt der flüchtenden Menschen geboren, so ist es mit hoher Wahrscheinlichkeit weiteren Stressoren ausgesetzt, die sich aus der Situation ergeben. Dass Stresserfahrungen in der Kindheit mit einem vermehrten Auftreten von seelischen und körperlichen Störungen im Erwachsenenalter verbunden sind, ggf. auch mit einer geringeren Lebenserwartung, ist inzwischen mit vielen wissenschaftlichen Studien belegt (Entringer u. a. 2016; Heim, Binder 2012). Stressbelastungen in den ersten zwei Lebensjahren scheinen sich dabei besonders ungünstig auf die emotionale, kognitive und soziale Entwicklung der Kinder auszuwirken (Roth u. a. 2020).
Neurobiologisch wird angenommen, dass es stressvermittelt auch hier zu einer Störung des Stresshormonregelkreises kommt, was zu einer übermäßigen und wichtige plastische Prozesse hemmenden Ausschüttung von Cortisol führt. Auch ein unzureichend funktionierendes Oxytocin-System wird ursächlich diskutiert.
Auf der Gehirnebene zeigen sich stressvermittelt in den sich entwickelnden Gehirnen kleinere Hippocampusformationen (Gedächtnis), ein vergrößertes Volumen der Amygdala (Affekte/Emotionen) und ein verringertes Volumen im präfrontalen Cortex (Regulationen von emotionalen Reaktionen). Dies kann als Basis für eine spätere höhere Stressanfälligkeit und höhere Anfälligkeit für seelische und körperliche Erkrankungen gelten (Heim, Binder 2020).
Wenn die »gestressten« Kinder dann später selbst Kinder bekommen, haben diese ebenfalls ein erhöhtes Risiko, in besonderer Weise krankheitsanfällig zu werden. Die Ursachen für diese transgenerationale Traumatransmission sind vermutlich vielfältiger Natur. Es gibt inzwischen allerdings einige Hinweise, dass Traumata/stressige Erfahrungen in der Kindheit zum Beispiel über epigenetische Veränderungen der Keimzellen an die nächste Generation weitergegeben werden können (Dias, Ressler 2014). Siehe auch Kapitel »Grundlagen aus der Epigenetik«.

Das fertig ausgereifte Gehirn

Die Auswirkungen von Stressoren auf das ausgereifte, erwachsene Gehirn sind in diesem Buch an vielen Stellen ausführlich beschrieben. Die Entgleisung des Stresshormonsystems mit insbesondere schädigender Wirkung auf plastische Prozesse des Gehirns sind dabei maßgeblich an der Entstehung von seelischen Störungen beteiligt. Versuche der Stressmilderung durch süchtiges Verhalten oder auch erzwungene Inaktivität kann die Hemmung wichtiger plastischer Prozesse im Gehirn verstärken. Durch Sucht und Inaktivität können auch andere Organsysteme in Mitleidenschaft gezogen werden.

Das alternde Gehirn

Werden Flüchtlinge und Migranten älter, so ist bezüglich des »alternden Gehirns« immer auch an den Begriff der »kognitiven Reserve« zu denken. Wenn es im Verlauf degenerativer Prozesse zu einem Verlust von Nervenzellen kommt (was beim Altern zwangsläufig passiert), dann kann das gut vernetzte und trainierte Gehirn nach dem Konzept der kognitiven Reserve noch länger alltagsrelevante Funktionen aufrechterhalten als das schlecht ausgebildete und inaktive Gehirn. Insbesondere schlechter ausgebildete Migranten (das sind nach den vorliegenden Zahlen häufiger die weiblichen Personen [Schröder u. a. 2018]), die über längere Zeiten zum Beispiel durch Arbeitsverbote zur Inaktivität gezwungen werden, hätten nach diesem Konzept ein höheres Risiko, vorzeitig Symptome einer Demenz zu entwickeln.

Fazit

Migration und Flucht stellen in unterschiedlicher Dimension ein allgemeines Gesundheitsrisiko dar, das für Frauen und wenig gebildete Gruppen stärker zu sein scheint. Eine größere kulturelle Distanz zwischen Herkunftsland und Gastland kann das Gesundheitsrisiko verstärken.
Auf der Ebene des Gehirns sind in der intrauterinen Frühphase der Entwicklung neben der Ernährung insbesondere Auswirkungen von chronischem Stress der Mutter bedeutsam, die zu einer »fetalen Programmierung« führen können und damit später das Risiko für eine höhere Stressanfälligkeit sowie seelische und körperliche Erkrankungen erhöhen.
Auch nachgeburtlich bleibt das Risiko von strukturellen und funktionellen

Reifungsstörungen hoch, wenn Kinder Stress ausgesetzt sind und eine angemessene Forderung und Förderung nicht erfolgen kann. Die ersten 24 Monate scheinen für eine gesunde Entwicklung eine besondere Bedeutung zu haben.

Erwachsene Menschen sind durch Flucht und migrationsbedingte chronische Stressbelastungen einem erhöhten Risiko ausgesetzt, Angststörungen und Depressionen zu entwickeln. Auf der Gehirnebene spielen plastizitätsmindernde Effekte chronischer Stresssituationen dabei eine bedeutsame Rolle.

Bei dem alternden Gehirn besteht die Gefahr, dass ein schlechter Bildungsstand sowie (erzwungene) chronische Inaktivität im Zusammenhang mit altersbedingten Abbauprozessen früher zu dementiellen Entwicklungen führen können.

Bezüglich der Gesundheit sollte im Kontext mit Flucht und Migration besondere Aufmerksamkeit auf (schwangere) Frauen, auf Migranten mit niedrigem Bildungsstand und Menschen aus Kulturen mit großer kultureller Distanz zu unserer Kultur gelegt werden.

Auch hier gilt, dass der Schutz und die Betreuung von schwangeren Frauen, Familien mit kleinen Kindern ein besonderes Anliegen sein muss, um einer ungünstigen fetalen oder kindlichen Programmierung vorzubeugen.

Neben dem Schutz vor chronischen Stressoren ist insbesondere für Kinder und Jugendliche eine anregende Umgebung wichtig, damit sich ihre Gehirne über die Handlungen und Aktionen ausbilden können.

Soziale Isolation, Vereinsamung, Ausgrenzung können depressive Entwicklungen verstärken. Angebote zur Teilhabe an sinnstiftender Arbeit und Freizeitaktivitäten sowie Bildungsangebote können einen wertvollen Beitrag liefern, um seelische und körperlichen Erkrankungen sowie vorzeitigen dementiellen Entwicklungen vorzubeugen.

Alles, was den Stress der betroffenen Menschen lindert, zum Beispiel freundliche Begegnungen durch die Gastgeber, ausreichend Platz und Bewegungsfreiheit, Hilfe bei Behördengängen und bei der Kontaktaufnahme mit Gesundheitsdiensten, Angebote von Sprachkursen, anderer Bildung, Sport und Entspannungskursen etc. wird sich günstig auf die Entwicklung und Funktion der Gehirne auswirken.

Abschließend möchte ich an dieser Stelle aus einer persönlichen Erfahrung heraus die Brücke zu den digitalen Welten und ihren Möglichkeiten schlagen: Eine meiner Patientinnen, die aus Südamerika stammt, berichtete mir mehrfach sehr begeistert von einer besonderen Videokonferenz: Ein Therapeut aus ihrer Heimat bietet mehrmals in der Woche ein Workout an, das sich an Musik und Tänzen aus ihrer Heimat orientiert. Sie kann von ihrem Bildschirm aus andere Menschen aus ihrer Heimat sehen und sich mit ihnen zusammen zur Musik bewegen. Diese Stunden haben in ihrem Leben inzwischen eine besondere Bedeutung gewonnen und tragen offensichtlich sehr zu ihrem Wohlbefinden bei.

Es scheint mir wichtig zu sein, dass Menschen, die in Welten leben, die sich von den Welten ihrer Kindheit stark unterscheiden, immer wieder Gelegenheiten finden können, sich zur Erholung mit Vertrautem zu umgeben. Das Gehirn entwickelt sich eben für die Welt, in die es geboren wird, auch wenn es lebenslang lernfähig bleibt.

Gehirn und digitale Welten

Die Revolution

Mithilfe des Gehirns haben wir den Computer erschaffen. Über die Entwicklung der mechanischen Addiermaschine (B. Pascal), der Erfindung des binären Zahlensystems (G. W. Leibnitz 1703), des ersten vollelektrische Rechners (ENIAC 1946) kam es zur Entwicklung des ersten Personal Computers (Apple 1976). Die PCs fanden eine schnelle Verbreitung, seit etwa 1980 wurden sie zunehmend in privaten Haushalten installiert und etablierten sich damit zum permanenten Begleiter. Seit 1990 entwickelte sich das Internet mit rasanter Geschwindigkeit als zentraler Ort für den internationalen Datenaustausch. Etwa um 2000 kamen die ersten Smartphones auf den Markt. In modernen und wohlhabenderen Gesellschaften trägt inzwischen so gut wie jeder Erwachsene ein Smartphone mit sich (z. B. USA 95 Prozent). Weltweit nutzen 4,57 Milliarden Menschen (59 Prozent) derzeit das Internet, in Deutschland mehr als 90 Prozent der Menschen ab dem 10. Lebensjahr. 2018 wurden in der BRD für die Internetnutzung hauptsächlich Smartphones verwendet (87 Prozent). Die meisten Nutzer waren auch mobil online (85 Prozent) (Statistisches Bundesamt 2018). Weltweit liegt die Bildschirmzeit im Durchschnitt bei 6 Stunden und 42 Minuten täglich (3:45 Stunden in Japan und 10:02 Stunden auf den Philippinen). Etwa 100 Tage pro Jahr befindet sich die Weltbevölkerung vor den Bildschirmen (Ofcom 2020). In Zeiten von Corona erhöht sich die Bildschirmzeit von Jugendlichen in Deutschland um etwa eine Stunde pro Tag auf vier Stunden 20 Minuten (JIM Studie 2020).

Digitale Revolution nennen wir diese in fast alle Lebensbereiche greifenden Veränderungen, die unser Leben nun schon seit ca. 50 Jahren zunehmend prägen.

Früher war alles besser (?)

»Smombie« wurde 2015 als Jugendwort des Jahres gewählt. Macht das mobile Endgerät aus uns willen- und geistlose Gestalten, die beziehungslos und wie ferngesteuert höchstens noch niederen Trieben folgen? Wie steht es um

die Gehirnentwicklung der jungen und alten »User«? Die Gehirne der Menschen entwickeln sich in der Regel für die Welt, in die sie hineingeboren werden. Welchen Einfluss nimmt die digitale Welt auf die Entwicklung der Gehirne bei Heranwachsenden? Und welchen Einfluss nimmt sie auf das fertig entwickelte, »erwachsene« Gehirn? Wo müssen wir mit Schädigungen rechnen, prophylaktisch Maßnahmen ergreifen? Und wo können wir ggf. über die digitalen Welten und ihre Möglichkeiten positiven Einfluss auf Entwicklung, Struktur und Funktion des Gehirns nehmen?
Zu diesen Frage gibt es inzwischen zahlreiche Studien, die allerdings nicht selten in ihren Ergebnissen im Widerspruch zueinander stehen. Vermutlich ist es bei diesem komplexen Thema mit seinen vielen Facetten (wie auch sonst in der Wissenschaft) nicht ganz unwesentlich, mit welcher Hypothese oder Grundüberzeugung wir uns der jeweiligen Untersuchung widmen. Es gibt traditionell in jeder Generation Strömungen, die Entwicklungen in der nachfolgenden Generation argwöhnisch zu betrachten und sich im Ergebnis auf ein »früher war alles besser« zu verständigen. Neurobiologisch betrachtet ist das eigentlich auch logisch. Wenn sich in so kurzer Zeit wie bei der »Digitalen Revolution« maßgebliche Dinge der Welt verändern, befindet sich ein ausgereiftes alterndes Gehirn auf einmal in einer Welt, für die es sich nicht entwickelt hat. Das kann es nicht gut finden.

»[...] Denn diese Erfindung wird in den Seelen derer, die sie erlernen, Vergesslichkeit bewirken, weil sie ihr Gedächtnis nicht mehr üben; denn im Vertrauen auf Geschriebenes lassen sie sich von außen erinnern durch fremde Zeichen, nicht von innen heraus, durch sich selbst. Also hast Du ein Mittel nicht für das Gedächtnis, eines für die Erinnerung gefunden. Was aber das Wissen angeht, so verschaffst Du den Schülern nur den Schein davon, nicht wirkliches Wissen. Denn da sie durch Deine Erfindung vieles hören ohne mündliche Unterweisung, werden sie sich einbilden, vieles zu verstehen, wo sie doch gewöhnlich nichts verstehen, und der Umgang mit ihnen ist schwierig, da sie überzeugt sind, klug zu sein, es aber nicht sind«.

Dieser Text wird Sokrates zugeordnet, etwa 360 vor Christus (Yunis 2011). Es geht um die Erfindung der Buchstaben, der Schrift und des Lesens.
Neue Entwicklungen üben auf uns einen Reiz aus und erwecken die Neugier, andererseits macht uns auch alles Neue in der Tendenz Angst. Angst führt gerne zur Vermeidung.

Blindheit, Hirnlosigkeit und Fettleibigkeit

Schauen wir auf mögliche schädigende Einflüsse: Der Mensch besteht nicht aus dem Gehirn allein, von daher ist es auch wichtig, die möglichen Auswirkungen der Digitalen Revolution auf den gesamten Organismus zu betrachten. Während wir auf den Bildschirm schauen, bewegen wir uns in der Regel nicht. Die »Bildschirmzeit« verändert unser Bewegungsverhalten, was zum Beispiel zu Adipositas, Diabetes, Herz-Kreislauferkrankungen, schmerzhaften Störungen am Bewegungsapparat etc. führen kann. Das dauernde Starren auf kleine Ziffern auf kleinen Bildschirmen gibt insbesondere dem Augapfel des sich entwickelnden Kindes einen Wachstumsreiz, der die Entstehung von Kurzsichtigkeit begünstigen kann. Dass Menschen mit Kurzsichtigkeit ein erhöhtes Risiko haben, im Alter zu erblinden, verleiht diesem Aspekt eine besondere Brisanz (Holden u. a. 2016).

Die LED Beleuchtung der Displays erzeugt »blaues Licht«. Wird das Auge mit blauem Licht konfrontiert, wird die Produktion des Schlafhormons »Melatonin« herabreguliert. Es können Schlafstörungen entstehen, die sowohl auf den Organismus wie auch auf das Gehirn schädlich wirken können. Die Konsolidierung (Festigung von Gedächtnisinhalten) findet im Schlaf statt, gestörter Schlaf führt zu Einschränkungen der Gedächtnisleistungen.

Die Hersteller der technischen Geräte sind auf einige dieser Gefahren bereits eingegangen. Die Schriftgröße kann bei den meisten Geräten inzwischen individuell eingestellt werde. Über Sprachfunktionen reduziert sich der Augenkontakt zum Bildschirm. Inzwischen bieten die meisten mobilen Endgeräte eine Funktion, den Blaulichtanteil herabzuregulieren (»night shift«). Die Bildschirmzeit kann man kontrollieren lassen oder durch spezielle Apps begrenzen.

Ein Beispiel dafür, wie die Benutzung des Smartphones elektrophysiologische Parameter des Gehirns verändern kann, zeigte eine französische Untersuchung aus dem Jahre 2015. Für die sensiblen und motorischen Leistungen der Finger gibt es auf der Gehirnoberfläche eine Repräsentationsfläche. Die Forscher untersuchten die elektrische Aktivität dieser Region in Abhängigkeit von der Intensität der Smartphonenutzung der Probanden. Kam es zu einer intensiveren Nutzung, dann erhöhte sich das elektrische Potenzial über der zuständigen Gehirnregion, mit Verzögerung ging es aber auch wieder zurück, wenn keine Nutzung mehr erfolgte (Gindrat u. a. 2015). Von früheren Untersuchungen an den Gehirnen von Streichern wissen wir schon länger, dass die Gehirnfläche, die die Finger der linken Hand repräsentiert

(»corticale Repräsentation«), in Abhängigkeit von den Lebensjahren, in denen der Musiker sein Instrument spielt, größer oder kleiner entwickelt ist (Elbert u. a. 1995). Ähnliche Befunde gibt es zu Londoner Taxifahrern, deren Hippocampusstruktur (wichtig für Gedächtnisbildung) ist in Abhängigkeit von den Jahren, die sie Taxi fahren, vergrößert (Maguire u. a. 2000). Ein fortgesetztes Training im Jonglieren über mehrere Wochen führt zu einer Zunahme der grauen Substanz im visuellen Cortex (Dranganski u. a. 2004).
Die Frage, ob solche Ausweitungen von cortikaler Rechenfläche dazu führen, dass andere Leistungen beeinträchtigt werden, bleibt bisher offen. Was aber unstrittig ist, wenn wir in unserem Alltag viel Zeit vor dem Bildschirm verbringen, bleibt weniger Zeit für andere Aktivitäten übrig. Und wenn wir nicht aktiv sind, laufen keine Impulse über die Nervenzellen des Gehirns, die nicht genutzten Strukturen bilden sich zurück. In diesem Zusammenhang ist »use it or loose it« ein oft zitiertes Motto der Neurowissenschaftler. Auf der Verhaltensebene konnte klar belegt werden, dass psychomotorischen Fähigkeiten bei Kindern umso besser sind, je mehr sie sich bewegen und umso schlechter ausfallen, umso mehr Zeit sie vor dem Bildschirm verbringen (Kippling u. a. 2018). Für psychomotorische Fähigkeiten brauchen wir gut ausgebildete neuronale Netze in den Regionen, die für die Motorik zuständig sind. Da hilft nur Bewegung.

Demenz durch digitale Medien

2012 prägte insbesondere Professor M. Spitzer mit seinem Buch »Digitale Demenz« sowohl diese Begrifflichkeit, wie auch die allgemeine Diskussion um die mögliche Schädigung des Gehirns durch moderne Medien. Von der neurobiologisch fundierten Grundannahme ausgehend, dass insbesondere im sich entwickelnden Gehirn nur die Strukturen und Funktionen entwickelt und stabilisiert werden können, die genutzt und geübt werden, folgerte er, dass die vor den Bildschirmen von Fernsehen, Tablets, Computer und Smartphones reifenden Gehirne der heranwachsenden Generationen zwangsläufig Schaden nehmen müssen.
Da durch das passive und süchtige Betrachten der Bildschirme richtiges Lernen weder im kognitiven noch im psychomotorischen Bereich stattfinde, käme es neben den oben erwähnten körperlichen Folgen zu einer weniger komplexen Verschaltung auf neuronaler Ebene. Das wäre mit eingeschränkter intellektueller Leistungsfähigkeit, einer minderen kognitiven Reserve

und auf der Persönlichkeitsebene mit verminderten emotionalen Kompetenzen verbunden. Wenn dann im Alter neurodegenerative Prozesse zu einer langsamen Zerstörung des Gehirns führen (das tun sie übrigens unweigerlich in jedem Gehirn), zeigten sich in Gehirnen, die sich vor dem Bildschirm entwickelt haben, schneller die Symptome von Demenz, da die geringere »kognitive Reserve« schneller aufgebraucht ist (Spitzer 2012).
Menschen, die bilingual aufwachsen, erkranken im Schnitt 4,3 Jahre später an Alzheimer als die Menschen, die nur eine Sprache sprechen (Craik u. a. 2010). Die Ergebnisse dieser Studie sind ein starkes Argument.
Verbringen Kinder viel Zeit vor Bildschirm und Lautsprecher, bleiben sie in ihrer Sprachentwicklung zurück. Rechnen lernen sie schlechter am Tablet PC als mit den eigenen Fingern. Inhalte, die handschriftlich aufgeschrieben werden, bleiben im Gedächtnis besser haften, als wenn sie über die Tastatur in den PC geschrieben werden. Störungen der Schulleistungen, Verhaltensstörungen, Aufmerksamkeitsstörungen, Abstumpfungen, Schlafstörungen, Depressionen, Verringerung der Selbstkontrolle, Sucht, Übergewicht und Gewaltbereitschaft nehmen mit der Zeit vor dem Bildschirm zu. Über die Nutzung von sozialen Medien werden Menschen depressiver, ängstlicher, unzufriedener und einsamer. Der Gebrauch von Bildschirmmedien führt zu geringerer Empathie gegenüber Eltern und Freunden.
All diese Ergebnisse wissenschaftlicher Studien sind im Kapitel »Risiken und Nebenwirkungen digitaler Medien« von M. Spitzer mit den entsprechenden Literaturbezügen aufgelistet (Spitzer 2017). »Medienkonsum in der Kindheit bewirkt damit nicht nur eine geringere Chance auf Bildung und Gesundheit, sondern erhöht zugleich das Risiko für abweichendes Verhalten bis hin zur Sucht« ist seine Schlussfolgerung in diesem Text. Mit seinen provokanten Statements ist es Herrn Spitzer auf jeden Fall gelungen, ein großes Interesse für das Thema zu erzeugen und eine öffentliche Diskussion zu befeuern.

»Die Literatur zu den vermeintlich positiven Auswirkungen von Video- und Computerspielen ist so etwas wie organisierte Schaumschlägerei: Durch schlecht gemachte Studien und vor allem auf den Kopf gestellte Interpretationen werden positive Auswirkungen suggeriert, die sich bei genauerem Hinsehen in Luft auflösen« bewertet Prof. Spitzer einen Teil der sonstigen Literatur zum Thema (Spitzer 2019).

Ähnlich wie bei den Covid-19-Diskussionen gibt es derzeit aus der Wissenschaft keine einheitlichen Aussagen. Computer ändern sich ständig und wir erhalten auch täglich neue Informationen über ihre möglichen Auswirkungen aus der Forschung. Wissenschaftler und Nichtwissenschaftler bleiben gefordert, aus der Flut der unterschiedlichen Informationen eine eigene Meinung zu bilden.

Bei den digital-kritischen Studienergebnissen scheinen mir zwei Ergebnisse besonders bemerkenswert, da sie von der Bildschirmzeit unabhängig sind: Erstens, das Textverständnis komplexer längerer Texte ist bei Lesen von Bildschirmtexten schlechter und zweitens, es werden nachher weniger Details erinnert als wenn auf Papier gedruckter Text gelesen wird (Mangen u. a. 2013, 2019). Das könnte mit einer Gewohnheitsbildung zusammenhängen, am Bildschirm eher oberflächlicher und »multitask« unterwegs zu sein. Bei der Gedächtnisbildung könnte auf Papier die räumlichen Aspekte eine Rolle spielen, die beim E-Book durch das Scrollen des Textes so nicht funktioniert. Sie kennen vermutlich auch das Phänomen, dass Sie zum Beispiel beim Vokabellernen genau wissen, wo das Wort sich auf welcher Seite befindet. Memotechniken arbeiten ebenfalls mit imaginierten Orten, an denen einzelne Gedächtnisinhalte abgelegt werden. Fernsehprogramme, Computerspiele und Smartphones sind natürlich so konzipiert, dass sie Spaß machen. Sie bedienen dabei, wie auch alle anderen »Suchtmittel«, die Hirnstrukturen, die ursprünglich für lebenserhaltendes Verhalten maßgeblich sind (Sozialkontakte, Ernährung und Fortpflanzung).

Ein 21-jähriger Mann stellt sich vor und berichtet von Angst, besonders im sozialen Kontext. Er habe auch Zukunftsängste, Angst, computerspielsüchtig zu sein. Er esse fast nur noch Süßigkeiten, rauche viel Nikotin. Manchmal sei er sehr bedrückt und frage sich, wie er das Leben bewältigen solle. Auf weitere Nachfragen berichtet er von regelmäßigem Drogenkonsum in der letzten Zeit. Seine Freundin habe sich vor fünf Monaten von ihm getrennt. Er lebe derzeit von professionellem Computerspielen. Für eine Weile sei er sehr erfolgreich gewesen. Zuletzt habe er seine Leistungen nur noch mithilfe von Drogen (besonders Kokain) aufrechterhalten, das gelinge jetzt auch nicht mehr. Aus der Familie war zu erfahren, dass der Vater unter Depressionen litt. Die Eltern trennten sich, als er fünf Jahre alt war. Mit den dann ins Spiel kommenden Stiefvätern habe er sich nie verstanden. Ab dem zehnten Lebensjahr habe er viel Zeit mit dem Computer verbracht. Soziale Kontakte zu knüpfen und aufrechtzuerhalten sei ihm schon immer schwergefallen. Meine Empfehlung, sich in eine stationäre Behandlung zu begeben, konnte er zumindest im ersten Gespräch nicht akzeptieren.

Zum Abschluss des medienkritischen Teils noch ein Gedanke, der mir immer dann kommt, wenn ich heute Eltern sehe, die ihren Kinderwagen schieben und dabei ihr Smartphon nutzen:

Durch die hohe Attraktivität der technischen Geräte und ihrer Programme besteht die Gefahr, dass neu in diese Welt geborene Kinder mit den starken Reizen der Technik konkurrieren müssen. Sind die Eltern mit dem Smartphone beschäftigt, müssen sich Kinder viel mehr anstrengen, um Aufmerksamkeit zu erhalten und sie werden vermutlich, ähnlich wie bei anderen Suchtmitteln, häufig enttäuscht. Kinder werden dann tendenziell traurig und ziehen sich in sich selbst zurück (siehe »Still Face Experiment«) oder zeigen Aggressivität. Für ein soziales Miteinander wichtige neuronale Netze werden nicht genutzt und können sich nicht entwickeln. Für die Kinder bedeutet das eine frühe Erfahrung, nicht selbstwirksam zu sein. Bei allem, was wir über das Gehirn und seine Entwicklung wissen, ist es auch wahrscheinlich, dass sie weniger Befähigung zur Empathie entwickeln und damit mehr autistische Anteile zeigen. Entwicklungen hin zur Selbstwertproblematik und narzisstischen Persönlichkeitszügen könnten darüber befeuert werden.

Apologie des Digitalen

Ist aber vielleicht gar nicht die Technik an sich böse und schädigend, sondern der durch Verdrängung entstehende Mangel entwicklungsbedeutsamer Erfahrungen? Ist die medienkritische Haltung der Blick tendenziell depressiver Miesmacher, die gewohnheitsmäßig den Schatten sehen, das Licht ignorieren? Ist es nicht zu einfach, die Auswirkungen der vielfältigen digitalen Welten hauptsächlich an der Bildschirmzeit festzumachen? Und ist es nicht eigentlich so und so klar, dass die Dosis das Gift macht? In kurzer Zeit hat sich die Welt drastisch verändert. Über die Covid-19-Epidemie erhöht sich die Bedeutung digitaler Medien in fast allen Lebensbereichen. Die tägliche Versorgung mit Alltagsgütern und zum Teil auch Lebensmitteln, das Unterrichten an Schulen und Universitäten, die Aufrechterhaltung zwischenmenschlicher Kontakte außerhalb der Familie, die Gesundheitsversorgung (E-Health), der Konsum von Kunst und Kultur, alles scheint inzwischen ohne Bildschirm und Internet undenkbar zu sein. Die elektronischen Netze halten die Menschen und die Welt derzeit zusammen.

Britische Forscher konzipierten (noch vor der Pandemie) eine Studie, in der Daten von Jugendlichen zur Nutzung unterschiedlicher Medien (Fernsehen,

Videospiele, Computer, Smartphone) gesammelt wurden. Es wurde auch unterschieden, ob die Nutzung an Werktagen oder an Wochenenden stattfand. Anhand von Fragebögen wurde das seelische Wohlbefinden der Jugendlichen eingeschätzt. Daten von etwa 120.000 Jugendlichen kamen zur Auswertung.

Nach dem Märchen vom Goldlöckchen, nannten die Forscher ihre zu überprüfende Hypothese die »Goldlöckchen-Hypothese« – wer das Märchen kennt, weiß, dass das Kind Goldlöckchen in dieser Geschichte erkennt, dass es ein »zu viel« und »zu wenig« und ein »zu groß« und »zu klein« gibt. Die Auswertung der Daten zeigte, dass sowohl das Fernsehen, wie auch das Videospielen, Computer- und die Smartphonenutzung bis zu einem gewissen Grad das seelische Wohlbefinden junger Erwachsener erhöht. Nach zwei bis drei Stunden Nutzungszeit geht allerdings bei allen Medien in leichter Unterschiedlichkeit das Wohlbefinden deutlich zurück, wochentags schneller als am Wochenende (Przybylski, Weinstein 2015).

Die Autoren dieser Studie schließen daraus, dass zumindest für das seelische Wohlbefinden eine leichte bis moderate Nutzung digitaler Welten (eine bis drei Stunden pro Tag) eher von Vorteil ist, während keine oder auch exzessive Nutzung einen klaren und mit der Nutzungszeit zunehmenden schädigenden Einfluss auf das seelische Wohlbefinden nimmt. Die Autoren zitieren andere Studienergebnisse, die zeigen, dass insbesondere Jungen häufig (38 Prozent) im sozialen Miteinander zunächst über das Thema Gaming in Kontakt kommen. 83 Prozent der Erwachsenen berichten, dass sie sich durch die Nutzung sozialer Medien mit ihren Freunden enger verbunden fühlen und 68 Prozent geben an, dass sie in schwierigen Zeiten über diese Medien soziale Unterstützung erhalten haben (Lenhart u. a. 2015).

In einem Übersichtsartikel zum Stand der Forschung aus dem Jahre 2020 kamen die Autoren überwiegend zu einem milden Urteil. Sie kritisierten, dass sich die meisten Studien zu Gehirn und digitalen Welten allein auf die Bildschirmzeit fokussieren. Die älteren Befunde (viel Bildschirmzeit = Störung von Hirnentwicklung und Schädigung) werden bei dieser Kritik nicht infrage gestellt, allerdings wird angemerkt, dass der Faktor Bildschirmzeit zu ungenau sei. Schließlich kann die Nutzung digitaler Welten sehr unterschiedlich geschehen. Es wird von den Forschern empfohlen, bei weiteren Untersuchungen zur Hirnentwicklung, Struktur und Funktion genauer zu unterscheiden, welche Art von Medium und zu welchem Zweck verwendet wird. Die Ergebnisse neuerer Studien betrachtend, kommen die Autoren dann zu folgendem Ergebnis: Es gibt keinen eindeutigen Beweise dafür, dass digitale Welten global die Gehirne nachhaltig schädigen und zu einer umfassenden Beeinträchtigung von seelischer Gesundheit führen. Es wird vielmehr vermutet, dass schädigende Aspekte eher von einer »passiven« Nutzung ausgehen (z. B. stundenlanges Fernsehen, Videos konsumieren). Außerdem könnten sie auf Verdrängung sonstiger für das gesunde Leben wichtigen Aktivitäten (z. B. Sport, reale Begegnungen) beruhen, die natürlich mit der Nutzungsdauer in Verbindung stehen (Korte 2020; Hoehe u. a. 2020).

In einer sechsjährigen kanadischen Längsschnittstudie an insgesamt 1800 Schülern und Studenten kamen Forscher 2019 zu dem Ergebnis, dass die Nutzung sozialer Medien nicht im kausalen Zusammenhang mit der Entwicklung depressiver Symptome zu stehen scheint. Zeigten die Teilnehmer zum Messpunkt 1 der Studie depressive Symptome, so war das mit einer Vorhersage verbunden, dass sie im Verlauf der Studie soziale Medien intensiver nutzten würden. Gaben die Teilnehmer zum Messpunkt 1 an, in den sozialen Medien besonders aktiv zu sein, war das aber nicht mit einer höheren Rate an depressiven Symptomen im Verlauf der Studie verbunden (Heffer 2019). Die Forscher folgerten daraus, dass Menschen mit einem Hang zur Depression vermutlich eher zur verstärkten Nutzung digitaler Medien neigen. Sie sahen sich aber in ihrer Hypothese bestätigt, dass häufige Nutzung von digitalen Medien nicht vermehrt zu Depressionen führt.

Dieser Befund stützt die nach meiner Einschätzung wichtige Hypothese, dass es eine Offline-Vulnerabilität für eine gesundheitsschädliche Nutzung digitaler Medien geben könnte (Odgers u. a. 2020). Im Online-Verhalten würde sich demnach eine Anfälligkeit für seelische Störungen spiegeln und diese ggf. verstärken. Das würde bedeuten, dass seelisch gesunde Menschen weniger gefährdet wären, in den »Sog« digitaler Welten zu geraten und Menschen mit einer gehobenen Vulnerabilität anfälliger für Mediensucht und die damit verbundenen Schädigungen wären. Ein Phänomen, das wir bei anderen Alltagsdrogen (z. B. Alkohol, Nikotin, THC) schon lange kennen.

Brainshaping, E-Health und künstliche Intelligenz – retten Computer das Gehirn, die Gesundheit und die Welt?

Vor mehr als zehn Jahren berichtete mir ein älterer Patient ganz begeistert, dass ihm sein Sohn einen Nintendo-Computer geschenkt habe, mit dem er jetzt regelmäßig trainiere. Aus der Performance des Users berechnete der

Computer den Stand der geistigen Fitness und des angenommenen Alters. Mein Patient freute sich riesig, dass er schon nach kurzer Trainingszeit deutlich jünger geworden war. Vor einigen Monaten ist er verstorben. Bei seinen Besuchen, die wegen vieler körperlicher Gebrechen immer seltener wurden, ging immer ein Strahlen über sein Gesicht, wenn ich ihn nach seinem Computerspiel fragte. Seinen früher zahlreichen Hobbys konnte er schon länger wegen erheblicher Beeinträchtigung seiner Beweglichkeit nicht mehr nachkommen. Das Spielen war bei ihm offensichtlich mit positiven Gefühlen verbunden.

2014 zeigte eine Studie, dass junge Erwachsene, die über zwei Monate das Spiel »Super Mario 64« trainierten, in ihrer Hippocampusformation (für das Neuerlernen/episodisches Gedächtnis wichtige Hirnregion) deutlich mehr graue Substanz (Ansammlung von Nervenzellen) zeigten als passive, nicht spielende Gleichaltrige (Kühn u. a. 2014). 2015 konnte in einer weiteren Studie gezeigt werden, dass Spieler von 3D-Spielen im räumlichen Vorstellungsvermögen und im episodischen Gedächtnis bessere Leistungen zeigen als Spieler von 2D-Spielen (Clemenson, Stark 2015).

2017 wurde eine Studie veröffentlicht, die ältere Erwachsene untersuchte. Da mit dem Älterwerden in der Regel graue Substanz im Gehirn verlorengeht und das wiederum zu einem Verlust kognitiver Fähigkeiten führt, stellt sich die Frage, ob Videogaming eine Art antidementive Wirkung haben könnte.

Die Studienteilnehmer (33, Alter zwischen 55 und 75) wurden in drei Gruppen eingeteilt. Die erste Gruppe spielte über sechs Monate an fünf Tagen pro Woche jeweils 30 Minuten ein 3D-Videospiel (Super Mario 64). Die zweite Gruppe übte in gleicher Intensität am Computer Klavier. Die dritte Gruppe erhielt keine zusätzliche Aufgabe.

Die Erwartungen der Forscher waren von der Idee geleitet, dass besonders genutzte neuronale Netze sich verstärken – und sie wurden erfüllt: Die graue Substanz in der Hippocampusformation und auch im Cerebellum (Kleinhirn) hatte nach dem Computer-Training zugenommen. Bei den Klavierspielern gab es keine Zunahme der grauen Substanz im Hippocampus, dafür aber im frontalen Kortex (Zuständig für Handlungsplanung und kognitive Kontrolle) und im Cerebellum. In der passiven Kontrollgruppe wurde in den entsprechenden Hirnregionen im Beobachtungszeitraum lediglich ein signifikanter Rückgang an grauer Substanz festgestellt. Die Videospieler zeigten als einzige Gruppe eine Verbesserung des Kurzzeitgedächtnisses (West u. a. 2019).

Bei einer Auswertung wissenschaftlicher Studien bis zum Jahr 2019 kamen die Autoren zu dem Ergebnis, dass es in Abhängigkeit von dem gespielten Spiel (zur Untersuchung kamen 3D-Adventure-, Shooting-, Puzzle-, Tanz- und Strategiespiele) auch zu Veränderungen in unterschiedlichen Bereichen des Gehirns kommt; die ersten Veränderungen werden etwa nach 16 Stunden Spielzeit beobachtet (Brillinat u. a. 2019).
Schon 1989 gab es Berichte über das Computerspiel »Space Fortress«, das die visuelle Aufmerksamkeit fordert und die Spieler gleichzeitig vor unterschiedliche Herausforderungen stellt. In der Pilotenausbildung der israelischen Luftwaffe zeigten die darin geübten Spieler gegenüber den Nichtspielern einen so bedeutenden Vorteil, dass das Spiel in das Ausbildungsprogramm der israelischen Airforce integriert wurde. Die kognitive Performance kann demnach durch Übung im Videospielen in einigen Bereichen deutlich gebessert werden. »To date, video game training appears to be one of the more interesting and promising means to improve perceptual, attentional, and cognitive abilities« (Boot u. a. 2008).
Neben den Hinweisen für mögliche Schädigungen der Gehirne durch zu viel Bildschirmzeit gibt es aus der Forschung demnach auch einige Hinweise dafür, dass wir mit der Auswahl von der Art des Spiels und der Übungszeit unser Hirn in Struktur und Funktion »shapen« könnten.

E-Health – Heilbringer der Zukunft?

Das Gesetz für sichere digitale Kommunikation und Anwendung im Gesundheitswesen (E-Health-Gesetz) wurde am 21.12.2015 erlassen und ist am 1. Januar 2016 in Kraft getreten. Gegen einen zum Teil massiven Widerstand von Ärzten und Patienten, konnte bisher ein überwiegender Teil deutscher Arzt- und Psychotherapiepraxen in die sogenannte Telematikinfrastruktur eingebunden werden. Ein Versichertenstammdatenabgleich zwischen Praxen und Krankenkassen ist inzwischen über die elektronische Gesundheitskarte (eGK) der Patienten möglich. Medikamentenpläne und weitere Informationen über bisherige Diagnostiken und Therapien sollen ebenfalls bald (eGK) in einer elektronischen Patientenakte gespeichert werden. Der elektronische Arztbrief soll für eine schnelle und unkomplizierte Kommunikation zwischen Behandlern sorgen. In bestimmten Indikationen dürfen bereits seit 2017 Videosprechstunden angeboten und abgerechnet werden. Seit Oktober 2020 werden die Kosten von zertifizierten sogenannten DIGAs (digitalen Gesundheitsanwendungen) von den gesetzlichen Kassen übernom-

men. Im März 2021 sind elf DIGAs gelistet, die datenschutzkonform und CE zertifiziert sind (Zimmermann 2021).
Videosprechstunden, elektronische Diagnostiksysteme, Therapieprogramme, Gesundheitsapps, DIGAs – das sind derzeit die hauptsächlichen Anwendungsfelder im Gesundheitswesen. Die elektronische Patientenakte und der elektronische Arztbrief sollen bis nächstes Jahr folgen.

Videosprechstunde

Eigene Erfahrungen: Seit 2018 warben wir auf unserer Website und in der Praxis mit Flyern und Aufklebern für die Nutzung der Videosprechstunde. Bis auf einzelne Ausnahmen, wurde das Angebot nicht angenommen.
Seit der Corona-Pandemie hat sich das verändert, aber auch jetzt vereinbaren höchstens 5 bis 10 Prozent der Patienten Videotermine. Nach meiner Erfahrung funktioniert das umso besser, je länger die Kontakte bestehen. Die Technik ist gut und es kann eigentlich alles besprochen werden, was auch in der Präsenz-Begegnung besprochen wird. Und dennoch bleibt auch bei mir oft der Eindruck, dass die Begegnung um eine nicht genau beschreibbare Dimension weniger intensiv ist und weniger in die Tiefe geht. Vielleicht ist es auch das, was die Klienten spüren, wenn sie sich für die reale Begegnung entscheiden und dafür die Mühen der Anreise und die Gefahr der Infektion in Kauf nehmen. Vielleicht ist es aber auch eine Frage der Gewohnheit. Für einige der Patienten kommt der Einsatz dieser Technik allerdings von vorneherein nicht infrage, da sie entweder die notwendigen Geräte nicht haben oder im Umgang damit zu ungeübt sind. Alles Neue macht Angst.
Eine Studie zur Nutzung von Videosprechstunden kam zu dem Ergebnis, dass etwa 35 Prozent der Patienten über dieses Medium nicht erreichbar sind. Die Hälfte dieser Gruppe lehnte grundsätzlich den Kontakt über Video ab, die andere Hälfte scheiterte an technischen Problemen. In der Gruppe der Nutzer (65 Prozent) gaben 31 Prozent an, technische Störungen erlebt zu haben, was in 10 Prozent zum vorzeitigen Abbruch der Therapiesitzung führte. Die Autoren schlugen vor, Patienten ggf. mit technischen Geräten und Anleitungen zu unterstützen, um die Akzeptanz der Methode verbessern zu können (Ghaneirad u. a. 2021).

Elektronische Diagnostiksysteme

Im Netz findet sich ein unübersichtliches Gewirr von Fragebogen, Symptomlisten und Krankheitsbeschreibungen. In der psychiatrischen Praxis spielt das bisher allerdings eine eher untergeordnete Rolle. Einige Patienten kommen mit einer Diagnose, die sie sich aufgrund von Recherchen selbst verpasst haben. Diese Diagnosen sind manchmal zutreffend, manchmal relativieren sie sich aber auch im Verlauf einer genaueren Diagnostik. Einen klaren schädlichen Einfluss sehe ich bisher nicht, allerdings auch wenig Nutzen. Es könnte natürlich sein, dass wir die Patienten, die sich über Informationen aus dem Netz erfolgreich diagnostizieren und dann auch selbst therapieren, erst gar nicht zu Gesicht bekommen. Zertifizierte Diagnosesysteme gibt es nach meiner Kenntnis bisher nicht.
In einigen wissenschaftlichen Studien wird derzeit untersucht, inwiefern Patientendaten, die über eine Smartphone App gesammelt werden (Daten zur Bewegung, Aktivität, Schlaf etc.), therapeutisch verwendbare Vorhersagen/ Aussagen über die Entwicklung von Angststörungen, Depressionen, Manien treffen können (z. B. Mohse u. a. 2021). Ein Hauptproblem scheint hier der Datenschutz und die Akzeptanz bei Patienten zu sein.

Elektronische Therapiesysteme (DIGA)

Die Wirksamkeit elektronischer Therapiesysteme ist inzwischen mit zahlreichen Studien belegt. Im Praxisalltag spielen sie nach meiner Erfahrung bisher keine wesentliche Rolle. Wenn ich Patienten, die vergeblich auf der Suche nach einem Therapieplatz sind, die elektronische Alternative vorschlage, erlebe ich überwiegend Enttäuschung und Ablehnung. Das mag daran liegen, dass einer der Hauptgründe für viele seelische Störungen die chronische Einsamkeit ist und viele Patienten sich über die Therapie wieder einen Zugang zu menschlichen Kontakten wünschen.
Die Stiftung Warentest hat sich 2018 die Mühe gemacht, acht Online-Selbsthilfe-Programme zur Akutbehandlung oder Prävention von Depressionen zu untersuchen. Dabei prüften psychotherapeutische Gutachter, inwiefern die Programme den Qualitätskriterien der Fachgesellschaften entsprechen, beurteilten Anwenderfreundlichkeit, Datenschutz und analysierten wissenschaftliche Wirksamkeitsstudien auf Qualität und Aussagen. Die Programme »Deprexis 24«, »Get on« und »Moodgym« wurden als »empfehlenswert« gekennzeichnet, die Programme »iFight Depression«, »Novego« sowie »Selfapy« erhielten eine eingeschränkte Empfehlung. Das von australischen

Forschern entwickelte Programm »Moodgym« ist unter den empfehlenswerten Programmen das einzige kostenfreie Programm, das auch »inkognito« genutzt werden kann (Stiftung Warentest 2019). Derzeit (März 2021) werden elf zertifizierte Anwendungen von den gesetzlichen Kassen finanziert, können vom Arzt verordnet werden oder vom Patienten direkt bei seiner Kasse nachgefragt werden.

Gesundheits- und Mental Health Apps

Die Trennung zwischen elektronischen Therapiesystemen und Gesundheitsapps ist unscharf, wahrscheinlich wird man das in Zukunft eher zusammenbetrachten. Inzwischen sollen über 10.000 Mental Health Apps zum Downloaden bereitstehen (Torous 2017). Vielfache Untersuchungen zu deren Wirksamkeit bescheinigen eine Wirkung zum Beispiel in der Behandlung von Angst und Depression, die sich in einigen Bereichen nicht von einer Face-to-Face-Behandlung oder computergestützten Therapie unterscheiden (Linardon 2019). Größere Studien zum Nutzungsverhalten der Nutzer zeigten allerdings, dass nach 15 Tagen im Mittel nur noch 3,9 Prozent der ursprünglichen Nutzer die jeweilige App aktiv einsetzen (Baumel u. a. 2019). Diese Zahlen passen zu den empirischen Beobachtungen in meiner Praxis. Wahrscheinlich ist auch das ein ziemlich guter Beleg dafür, dass Menschen mit seelischen Problemen sich mehr als Informationen und Verhaltensempfehlungen/Anweisungen wünschen.
Die meisten meiner jungen Klienten berichten mir auf Nachfrage, dass sie sich vor dem Besuch in meiner Praxis bereits bei den Mental Health Apps umgeschaut haben und einige der elektronischen Helfer inzwischen sehr schätzen. Die Gefahr des Datenmissbrauchs und der fehlenden Qualitätskontrolle erscheinen mir neben der Einsamkeitsproblematik die größten Problemfelder rund um die Mental Health Apps zu sein.

Künstliche- und Artificial Intelligenz (KI/AI)

Mit der zunehmenden Rechenleistungen der Computer erweitern sich die Möglichkeiten, Daten zu speichern (»maschinelles Lernen«) und miteinander in Beziehung zu setzen (»Deep Learning«). Künstliche neuronale Netze (an der Stelle ist der Computer von der Idee her dem biologischen Nervensystem nachempfunden) werden dabei nach einer Lernphase befähigt, komplexe Aufgaben zu lösen. Die Spracherkennung oder auch Gesichtserkennung von Smartphones ist ein allseits bekanntes Beispiel für KI (»Künstliche

Intelligenz«). Computer können mehr Daten speichern als das menschliche Gehirn und damit auch mehr Daten fehlerfrei in Beziehung zueinander setzen. Spracherkennung, Übersetzungsprogramme, Navigation, autonomes Fahren sind Beispiele dafür, wie sehr unsere Welt von angewandter KI bereits durchdrungen ist.
Die digitalen Diagnosen und Therapieprogramme gehören im weitesten Sinne auch zur KI. Im medizinischen Kontext gibt es inzwischen zahlreiche Anwendungen, so kann zum Beispiel mithilfe von »Deep Learning« KI gestützt Hautkrebs über ein Smartphone ähnlich gut diagnostiziert werden, wie von erfahrenen Dermatologen (Esteva u. a. 2017).
Bezogen auf seelische Störungen und deren Verlauf konnten kürzlich Forscher des Max Plank Instituts für Psychiatrie zeigen, dass die Kombination aus KI-gestützter Datenanalyse und der fachkundigen Einschätzung erfahrener Psychiater der alleinigen Beurteilung durch Psychiater überlegen ist. Mensch und Maschine zusammen waren bezüglich der Prognose von Patienten mit Psychose genauer. Grade bei dieser Erkrankung ist die Prognose von besonderer Bedeutung für therapeutische Entscheidungen (Koutsouleris u. a. 2021), die Einführung der Technik also ein klarer Fortschritt.
Mit der KI werden heute vielfältige Hoffnungen verbunden. Wenn wir bei Diagnostik und Therapieplanung mehr Faktoren als bisher üblich integrieren können, sollten genauere Diagnosen und personalisiertere sowie effizientere Therapiepläne/Behandlungswege möglich werden.

Chatbots und virtuelle Realitäten

Mit »Alexa«, »Echo« oder »Siri« haben die Sprachassistenzsysteme (Chatbots/Conversational Agents) längst unseren Alltag erobert. Über virtuelle Realitäten wird es vermutlich bald möglich sein, dass Behandlungen im virtuellen Raum stattfinden, die Behandler zum Beispiel als dreidimensionale Avatare erscheinen, mit denen dann gesprochen werden kann. Vermutlich wird es auch möglich sein, sie emotional reagieren zu lassen. In der interpersonellen Interaktion sind die kognitiven und emotionalen Muster bei Patienten und Therapeuten begrenzt und somit theoretisch auch programmierbar. In der praktischen Arbeit mit Patienten kommen solche KI-gestützten Sprachassistenzsysteme nach meinem Wissen zumindest im Routinebetrieb in Deutschland bisher nicht zum Einsatz.
Kanadische Forscher haben 2018 vorliegende wissenschaftliche Studien zum Einsatz von Chatbots in der Behandlung seelischer Störungen gesichtet. Sie konnten weltweit lediglich zehn Studien finden, die halbwegs wissenschaft-

lichen Kriterien entsprachen und vergleichbar waren. All diesen Studien war gemeinsam, dass sie ein hohes Potenzial in der Anwendung von Chatbots für die Behandlung annahmen, auch wenn es noch keine einvernehmliche Definition für psychiatrische Chatbots und ihre mögliche Rolle im Therapiealltag gibt. Insbesondere wurde ein »Benefit« im Bereich Psychoedukation und *Selbstverantwortung* (»self-adherence«) gefunden. Manche Personengruppen scheinen sich von dem digitalen Therapeuten sogar eher angezogen zu fühlen als von dem lebendigen und echten Therapeuten. So wurden Hinweise beschrieben, dass bestimmte Personengruppen (z. B. Soldaten nach einem Einsatz) mehr Offenheit gegenüber einer Therapie zeigen, wenn sie wissen, dass hinter dem Therapieangebot kein realer Mensch steckt. Die Nutzer der Chatbots gaben in den betrachteten Studien überwiegend an, Spaß bei der Konversation mit der Maschine zu haben. Ein weiterer beschriebener positiver Effekt war die Verfügbarkeit, die unabhängig von Personalkosten oder Stigmata bestehen kann.

Die Forscher fanden auch interessante regionale Unterschiede: Während der US-amerikanische Chatbot (»Google assistiert«) auf die Mitteilung »ich fühle mich traurig« mit »ich wünsche, ich hätte Arme, dann könnte ich dich umarmen« antwortet, entgegnet der russisch entwickelte Chatbot (»Alisa«) auf die gleiche Mitteilung: »Niemand hat gesagt, dass das Leben lustig ist«.

Als mögliche schädliche Wirkung wurde die Möglichkeit gesehen, dass Menschen, die krankheitsbedingt sowieso schon zu einer sozialen Distanzierung neigen, sich noch mehr von Menschen abwenden. Nutzer könnten ggf. auch eine starke Bindung zu den Chatbots entwickeln – wie bei anderen Süchten wäre dann Stress bei nicht Verfügbarkeit und Ablenkung bzw. Abwendung von realen zwischenmenschlichen Beziehungen eine Folge. In einzelnen Fällen wurde auch Misstrauen und Entwicklung von paranoiden Gedanken gegen den Chatbot beschrieben. Und natürlich besteht wie bei allen Internet gestützten Anwendungen die Gefahr, dass die Daten abgegriffen und missbräuchlich verwendet werden (Vaidyam u. a. 2019). Die Forschung zum Einsatz von Chatbots steht am Anfang, eine standardisierte und differenzierte Forschung gibt es bisher nicht. Da die jeweils untersuchte Technik bei der Veröffentlichung von Studienergebnissen wegen der schnellen technischen Entwicklungen oft nicht mehr zur Verfügung steht, ist es dann auch unmöglich, Studienergebnisse in neuen Studien zu überprüfen.

Trotz all dieser Schwierigkeiten bleibt es ein spannendes Feld mit vielen Möglichkeiten, auch für die Psychiatrie. Bei der Frage, wie wir räumlich von

A nach B kommen, hat sich die elektronische Navigation inzwischen durchgesetzt, auch wenn derzeit immer noch hin und wieder eine LKW-Fahrt auf einem Acker endet. Die Frage, wie wir uns am besten durch das Leben navigieren, scheint ungleich viel schwieriger. Die Frage nach dem »wo kommen wir her und wo wollen wir hin?« ist eine zentrale Frage in psychotherapeutischen Prozessen. Werden wir uns Chatbot-geleitet durchs Leben navigieren lassen und dabei effizienter und sicherer unser gewähltes Ziel erreichen? Werden uns Maschinen dabei helfen, die für uns passenden Ziele besser herauszufinden?

Unsere Gehirne scheinen jedenfalls prinzipiell bereit zu sein, in Beziehung mit der unbelebten Technik zu treten und Bindungen mit ihnen herzustellen.

Fazit

Seit der Jahrtausendwende (2000) hat die etwa 1950 beginnende Digitale Revolution über die Smartphones eine neue Dimension von Informations-, Kommunikations- und Unterhaltungsmöglichkeiten geschaffen. Die Auswirkungen sind vielfältig. Es erscheint ungemein wichtig, um die potenziell schädlichen und nützlichen Aspekte für den Menschen im Allgemeinen zu wissen. Insbesondere Auswirkungen auf Entwicklung und Funktion des menschlichen Gehirns kommen eine besondere Bedeutung zu, da hier die Schnittstelle für die Entstehung und auch Behandlung seelischer Störungen anzunehmen ist.

Als schädigende Einflüsse sind auf der körperlichen Ebene insbesondere Kurzsichtigkeit, Haltungsschäden, Adipositas, Diabetes und Herz-Kreislauf-Erkrankungen zu nennen, es besteht also eine globale Bedrohung der körperlichen Gesundheit. Auf der seelischen Ebene sind Schlafstörungen, Gedächtnisstörungen, psychomotorische und intellektuelle Defizite, mangelhafte Ausbildung emotionaler Systeme und regulativer Fähigkeiten, Depression, Angst, Abhängigkeit und Einsamkeit zu nennen.

Kinder, deren Eltern von digitalen Medien abgelenkt sind, erleiden Reizdeprivation. Es mangelt ihnen an Aufmerksamkeit, Zuwendung und aktiver Handlungsanleitung. Negative Auswirkungen auf die Gehirn- und Persönlichkeitsentwicklung sind wahrscheinlich. Autistische, gehemmte, depressive, passive, narzisstische und dependente Persönlichkeitsmerkmale könnten sich eher ausbilden. Vermutlich sind Menschen mit einer erhöhten Vulnerabilität für seelische Störungen in besonderer Weise gefährdet, Opfer der schädigenden Einflüsse zu werden.

Als positiv anzusehen sind leichte Verfügbarkeit von Informationen, unkomplizierte Aufnahme von Kontakten bei räumlicher Distanz, sozialer Ängstlichkeit oder auch in Zeiten der Pandemie. Insbesondere Menschen mit Beeinträchtigungen (z. B. Ältere) erhalten die Möglichkeit, über Simulationen weiter Erfahrungen zu sammeln und aktiv zu bleiben. Über Spiele oder ein gezieltes Training kognitiver Funktionen kann ggf. die kognitive Reserve gestärkt werden, was einer Demenzprophylaxe gleichkäme. Über die Videosprechstunde oder Konferenz können eine Reihe von Barrieren für Gespräche/Beratung/Psychotherapie überwunden werden. Der Kreis der potenziellen Nutzer erweitert sich. Gewohnheitsbildung, Vorbehalte, mangelnde technische Kenntnisse und technische Probleme hemmen die Möglichkeiten der Anwendung bisher noch deutlich.

Ähnlich wie bei Ratgeberliteratur sinkt das Interesse und Engagement der Nutzer von digitalen Therapieprogrammen oder Mental Health Apps rasch ab. Eine lebendige zwischenmenschliche Interaktion oder Beziehung scheint die Technik bisher nicht zu ersetzen.

Über die Künstliche Intelligenz (KI), die auf der Nutzung künstlicher neuronaler Netze basiert, eröffnen sich neue Möglichkeiten, der Komplexität von seelischen Erkrankungen gerecht zu werden. In Ergänzung mit menschlicher Expertise können sich daraus große Vorteile für Diagnostik und Therapie ergeben.

Es lässt sich festhalten:

a) Das Digitale ist unweigerlich ein Teil unserer Welt geworden, diesen Geist bekommen wir nicht zurück in die Flasche. Er ist per se weder gut noch schlecht. Wir müssen mit ihm leben und einen guten Umgang mit ihm finden.
b) Da Menschen mit gehobener Vulnerabilität für seelische Störungen in besonderem Maße für die schädigenden Einflüsse digitaler Medien empfänglich zu sein scheinen, ist es besonders wichtig, gerade diese Gruppe gut zu informieren. Als Hauptgefahren sind Entwicklung von Abhängigkeit, Einsamkeit und Missbrauch von Daten zu nennen. Das Angebot realer zwischenmenschlicher Beziehung ist vermutlich der beste, wenn auch aufwendigste Ansatz, um präventiv oder helfend einzuschreiten.
c) Da eine sinnvolle und hilfreiche Nutzung von zum Beispiel Videosprechstunden oder auch digitalen Therapieprogrammen an mangelndem tech-

nischen Verständnis oder mangelhafter technischer Ausrüstung scheitern kann, sollte hier auf angemessene Anleitung und Unterstützung Wert gelegt werden.

d) Wegen der schnellen Entwicklung der Technik sind wir gefordert, einen aktiv kritischen Blick zu behalten, um die mit den neuen Technologien entstehenden Gefahren und Chancen rechtzeitig zu erkennen und daraus die notwendigen Konsequenzen zu ziehen.
e) Machen Sie sich bewusst, dass bei allen beeindruckenden Möglichkeiten der Technik bisher bei weitem noch kein Ersatz für die Faszination der lebendigen Begegnung gefunden werden konnte, sie ist und bleibt einzigartig, besonders und unbezahlbar. Vielleicht ist es grade ihre Störanfälligkeit und Unberechenbarkeit, die sie so interessant macht.

Neurobiologie und Soziale Arbeit – Gedanken am Ende

Eigentlich ist es schon lange klar, dass unser Erleben und Verhalten etwas mit dem Gehirn zu tun hat. Dennoch vermute ich (und werde in dieser Vermutung fast täglich bestätigt), dass wir Menschen nicht immer so denken. Die Aufteilung in organisch und seelisch bedingte Beeinträchtigungen sitzt tief in unser aller Hirnen und in unserem Denken. In meinem Alltag kommt es immer wieder, auch mit Fachkollegen, zu Diskussionen, in denen deutlich wird, dass es nicht selbstverständlich ist, bei seelischen Prozessen eine organische Entsprechung anzunehmen. Dabei wird seelisch oft »organlos« gedacht und organisch oft auf grobe Auffälligkeiten im Gehirn reduziert.
Betrachtet man die Geschichte der Hirnforschung, dann versteht man etwas besser, wie es zu dieser Aufteilung kam. Manchmal frage ich mich, ob die immer noch weitverbreitete Stigmatisierung psychischer Erkrankungen mit darin begründet ist, dass sich um die Seele so viele Mythen und Vermutungen ranken (noch heute wird etwa Exorzismus betrieben). Könnte die Neurobiologie dazu beitragen, seelische Störungen im Bewusstsein der Menschen auf eine ähnliche Ebene zu bringen wie körperliche Erkrankungen? Könnten dadurch Vorbehalte gegenüber Betroffenen und auch deren Helfern abgebaut werden?
Die Neurobiologie zeigt uns an vielen Beispielen (Genetik, Epigenetik, Ergebnisse zur Gehirnentwicklung, Stoffwechselaktivitäten im Gehirn als Korrelat von Erlebnissen und Beziehungsaspekten etc.), dass die Trennung in seelisch versus organisch künstlich ist und nichts mit der Wirklichkeit zu tun hat. Eigentlich untermauert die Neurobiologie schon heute die meisten Befunde der organfernen Theorien aus Psychoanalyse, Verhaltenslehre etc., liefert uns allerdings hier und da zusätzliche Erklärungsmodelle.
Eines ist klar: Die Gene legen uns nicht immer fest und die Umwelt und/oder das Beziehungsleben ist nicht für alles verantwortlich.
Wie weit die Neurobiologie allerdings davon entfernt ist, das Wesen des Menschen zu begreifen bzw. die Funktion des Gehirns zu entschlüsseln, wird deutlich, wenn man die Versuche betrachtet, das Gehirn mittels Computer zu simulieren (z. B. »Blue Brain Project«). Bei allem Wissen über Genschalter, Methylgruppen, Rezeptorstrukturen, Neurotransmitter, Netzwerke und

Stoffwechselprozesse – es bleibt ein unendlicher Teil im Verborgenen. Es scheint so, als würde sich daran auch in den nächsten Jahrzehnten nicht so sehr viel ändern. Auch die zahlreichen, wohl von keinem menschlichen Gehirn in ihrer Gesamtheit mehr erfassbaren Befunde der Hirnforschung stehen nicht selten im Widerspruch zueinander.

Es scheint also ratsam zu sein, sich nicht vorschnell von bunten Bildern und allzu plausiblen Grafiken beeindrucken zu lassen, um nicht wieder auf eine vereinfachte Verfälschung hereinzufallen. Die Versuchung ist groß, sich aus dem unendlichen Datenpool jene Ergebnisse herauszusuchen, die am besten zu der eigenen Haltung passen. Wir Menschen mögen es eben, bestätigt zu werden. Und wir sehen gerne das, was wir erwarten, im Glauben, aber auch in den Wissenschaften.

Es wird weiterhin nötig sein, sich mit den Gedanken und Theorien aus Philosophie, Anthropologie, Psychologie, Psychoanalyse, Behaviorismus, Religion etc. zu befassen. In diesen Wissenschaften liegt ein tiefer Schatz menschlicher Erfahrung.

Bleiben Sie kritisch gegenüber denen, die alles mit Neurobiologie erklären wollen, aber auch gegenüber denen, die sich den Erkenntnissen aus dieser Disziplin verschließen. Wenn wir mit einem Denkmodell nicht weiterkommen, dann ist es immer sinnvoll, ein anderes auszuprobieren, zumindest birgt es eine neue Chance in sich, das Verständnis und die Möglichkeiten zur sinnvollen Intervention zu erweitern.

Wie kann die Neurobiologie helfen, die Soziale Arbeit zu verbessern?

Wir als professionelle Helfer haben gelernt, freundlich zu sein, hilfsbereit und unterstützend. Manche Therapierichtungen bringen uns bei, mal konfrontativ und mal paradox zu intervenieren, andere betonen die Empathie, die Wertschätzung und Akzeptanz. Wir wollen helfen, aber nicht zu viel, damit wir den Klientinnen und Klienten und uns selbst keinen Schaden zufügen.

Die Neurobiologie lehrt uns, ein Verständnis für die vielfältigen Faktoren zu entwickeln, die bei der Entstehung eines Individuums mit all seinen Facetten, Schwächen und Stärken auf organischer Ebene eine Rolle spielen. Dass wir als Individuen eine hochgradige Einzigartigkeit besitzen und dass wir damit natürlich nicht alle die gleichen Bedürfnisse in uns tragen, wird deutlich, wenn man sich die Mechanismen der Gehirnentwicklung vergegenwärtigt. Es wird somit leichter verständlich, dass manche Menschen zum Beispiel auf provokative Therapien mit einer massiven Verschlechterung reagieren, während andere davon profitieren. Wir bekommen zusätzliche Anhaltspunkte, wo konkrete Hilfe unverzichtbar ist und wo sie ggf. Menschen eher in eine unnötige Abhängigkeit bringt. Wir können uns dadurch differenzierter und begründeter für einen speziellen therapeutischen Ansatz entscheiden und uns aus den manchmal auch noch heute bestehenden Absolutheitsansprüchen einzelner Schulen lösen.

Wir verstehen mit der Neurobiologie besser, dass vieles machbar ist, erkennen aber auch etwas klarer die Grenzen, auch unsere eigenen. So können wir beispielsweise besser verstehen, dass die Fähigkeit, sich zu verändern, nicht nur vom Alter, sondern daneben von vielen anderen Faktoren abhängig ist, und dass in dieser Hinsicht nicht jeder das gleiche Potenzial hat – und zwar ganz ohne Bewertung. Wir bekommen eine Idee davon, dass etwa Freundlichkeit nicht nur Ausdruck einer guten Erziehung oder von »Gutmenschentum« ist, sondern eine professionelle Haltung sein kann (sollte!), die ähnlich wie ein Medikament am Gehirn des Klienten einen Effekt erzeugt.

Wenn wir uns vorstellen, dass menschliche Erfahrungen zur Neubildung von Synapsen führen, so hilft die Neurobiologie auch bei der Vorstellung, dass wir bei den Menschen, denen wir begegnen, eine bleibende Spur hinterlassen, deren Ausprägung in etwa der Intensität unserer Begegnung entsprechen wird. Wir sind also gefordert, die Gestaltung unserer Beziehungen auch unter diesem Aspekt vorzunehmen.

Es bleiben dennoch einstweilen viele Fragen offen. Denken Sie an das Beispiel des Aufmerksamkeitsdefizit-Hyperaktivitätssyndroms: Manche Menschen scheinen für die Lösung eines Problems andere Netzwerke zu aktivieren als andere Personen. Viele Wege führen also zum Ziel, auch wenn manche etwas umständlicher sein mögen.

Wir leben in einer Welt, in der uns durch Werbung suggeriert wird, dass viele Probleme mit Tabletten zu lösen sind. Wir diagnostizieren Entwicklungsstörungen des Gehirns und die daraus resultierenden Erkrankungen. Als Hilfe verordnen wir oft Tabletten. Ein riesiger Wirtschaftszweig ist bemüht, deren Wirkung zu verbessern, was gut ist, denn dort, wo Menschen mit ihren persönlichen Möglichkeiten erst einmal nicht mehr weiterkommen, sind sie unverzichtbar.

Die Neurobiologie zeigt uns, dass es nicht die Tabletten sind, die in erster Linie die Entwicklung und die Funktion unserer Gehirne bestimmen, sondern die Erfahrungen – und diese sind meistens mit anderen Menschen verbunden. Es sollte mehr betont werden, dass wir Menschen (und unsere Gehirne) für unsere Entwicklung und für ein erfülltes Leben andere Menschen brauchen, sowohl im gesunden als auch im erkrankten Zustand. Auch wenn

Menschen im professionellen Zusammenhang manchmal »teurer« sind als Tabletten und nicht so viel Profit bringen. Das Gehirn ist eben ein soziales Organ.

Stichworte zur sozialtherapeutischen Intervention

ADHS Den betroffenen Menschen verständnisvoll zu begegnen, ihnen durch stabile Beziehungs- und Hilfeangebote zu mehr Ruhe zu verhelfen und sie in der Lebensbewältigung zu unterstützen, das ist sicher genauso wichtig, wie sie über die Möglichkeiten von Behandlungen zu informieren und behilflich zu sein, geeignete Maßnahmen in Angriff zu nehmen.

Demenz Wegen des oft erheblichen Ausmaßes der Störung benötigen die Betroffenen und ihre Angehörigen insbesondere menschliche Unterstützung. Nichts kann den Defiziten eines erkrankten Gehirns so effizient begegnen wie ein Mensch mit einem gesunden Gehirn, der um die Ursachen und Auswirkungen dieser Krankheit weiß.

Depression Die Szenarien, in denen Menschen depressiv werden, sind aufgrund unterschiedlicher Voraussetzungen hochindividuell, wobei lang andauernde Überforderungssituationen grundsätzlich mit einem erhöhten Erkrankungsrisiko verbunden sind.

Gehirn und Außenwelt Die Veränderung einer sozialen Umgebung ist oft schwierig, aber manchmal unumgänglich, wenn eine gestörte Kommunikation des Gehirns mit der Außenwelt erst einmal entstanden ist.

Interventionen Seien Sie vertraut mit den Möglichkeiten psychosozialer Interventionen (das sind keine Placebos!), sodass Sie selbstbewusst und überzeugt an die Macht der Wirkung ihrer Instrumente glauben und dies hoffnungsspendend Ihren Klienten vermitteln können. Sie verändern damit deren Gehirne.

Neurotransmitter Machen Sie sich klar, wie Sie durch Hilfestellungen zur Tagesstrukturierung und Hinweise bezüglich Überlastungen bei Ihren Klienten zu einer Harmonisierung des serotonergen Neurotransmittersystems beitragen.

Persönlichkeitsstörungen Interessieren Sie sich für die Entwicklungsgeschichte eines Menschen und seine frühen Beziehungserfahrungen, Sie werden dann eher ein Verständnis für seine Handlungsspielräume und seine Persönlichkeit entwickeln.

Schizophrenie Nur wenn Beeinträchtigungen und Befähigungen des Gehirns von den Helfern gesehen werden können, besteht die Möglichkeit, effiziente Hilfemaßnahmen zu installieren, die nicht zum Versiegen vorhandener Fähigkeiten führen, sondern trotz Krankheitsgeschehen mit Entwicklung und sozialer Integration vereinbar sind.

Spiegelung Klienten brauchen Menschen, an deren Emotionen sie ihre eigene Emotionalität weiterentwickeln können. Damit wird auch eine Voraussetzung geschaffen, dass sie die Emotionen anderer lesen können (Empathie). Das gilt besonders für Kinder.

Sucht Es gibt nicht wirklich wirksame Medikamente in der Behandlung der Sucht. Die wichtigsten Faktoren in diesem Feld sind Menschen, Laien wie professionelle Helfer.

Literatur

Ackerknecht, E. H. (1985): Kurze Geschichte der Psychiatrie. Stuttgart: Thieme.

Adan, R. A. H., Van der Beek, E. M., Buitelaar, J. K., Cryan, J. F., Hebebrand, J., Higgs, S., Schellekens, H., Dickson, S. L. (2019): Nutritional psychiatry Towards improving mental health by what you eat. In: European Neuropsychopharmacology, 29 (12), S. 1321–1332.

Aftanas, L. I., Glocheikine, S. A. (2001): Human anterior and frontal midline theta and lower alpha reflect emotionally positive state and internalized attention: High resolution EEG investigation of meditation. In: Neurosience Letters, 310, S. 57–60.

Aftanas, L. I., Glocheikine, S. A. (2002): Non-linear dynamic complexity of the human EEG during meditation. In: Neuroscience Letters, 330 (2), S. 143–146.

Amft, H. (2006): ADHS. Hirnstoffwechselstörung und/oder Symptom einer kranken Gesellschaft? Psychopharmaka als Mittel einer gelingenden Naturbeherrschung am Menschen. In: Leutzinger-Bohleber, M. (Hrsg.): ADHS – Frühprävention statt Medikalisierung. Göttingen: V & R, S. 70–91.

Amminger, G. P., Schäfer, M. R., Schlögelhofer, M., Klier, C. M., McGorry, P. D. (2015): Long-term outcome in the prevention of psychotic disorders by the Vienna omega-3 study. In: Nature Communications, 6, S. 7934.

Barberger-Gateau, P., Raffaitin, C., Letenneur, L., Berr, C., Tzourio, C., Dartigues, J. F., Alpérovitch, A. (2007): Dietary patterns and risk of dementia. In: Neurology, 69, S. 1921–1930.

Barcelona, J., Fahlman, M., Churakova, Y., Canjels, R., Mallare, J., Van den Heuvel, M. I. (2020): Frontal alpha asymmetry during prayerful and resting states: An EEG study in Catholic sisters. In: International Journal of Psychophysiology, 155, S. 9–15.

Bauer, J. (2007): Unser flexibles Erbe. In: Gehirn und Geist, 9, S. 58–65.

Baumel, A., Muench, F., Edan, S., Kane, J. M. (2019): Objective User Engagement With Mental health Apps: systematic Search and Panel-Based Usage Analysis. In: Journal of Medical Internet Research, 21 (9), S. e14567.

Belcher, B. R., Zink, J., Azad, A., Campbell, C. E., Chakravartti, S. P., Herting, M. M. (2020): The role of physical activity, exercice, and fitness in promoting resilience during adolescence: effects on mental well-being and brain development. In: Biological Psychiatry: Cognitive Neuroscience and Neuroimaging, 6 (2), S. 225–237.

Benedetti, F., Mayberg, H. S., Wagner, T. D., Stohler, C. S., Zubieta, J.-K. (2005): Neurobiological Mechanisms of the Placebo Effect. In: The Journal of Neuroscience, 25 (45), S. 10390–10402.

Berger, P., Haring, C., Hofmann, P., Horodecki, I., Kasper, S., Lehofer, M., Lierzer, M., Musalek, M., Poppe, H., Prunnlechner-Neumann, R., Quantschnig, B. (2005): Spielsucht – eine nicht stoffgebundene Abhängigkeit. In: Clinicum, Sonderausgabe Dezember 2005.

Biedermann, J. F., Faraone, S. V. (2002): Current concepts on the neurobiology of attention-deficit/hyperactivity disorder. In: Journal of Attention Disorders, 6 (1), S. 7 – 16.

Binder, E. B. (2019): Umwelt und Epigenetik. In: Der Nervenarzt, 90, S. 107–113.

Bischoff, S. C. (2019): Verdauungsoptimierung – Wie sich Ernährung und Mikrobiom gegenseitig beeinflussen. In: Deutsche Medizinische Wochenschrift, 144, S. 943–948.

Blech, J. (2008): Die Sprache des Gehirns. In: Spiegel, 14, S. 132–146.

Bogerts, B. (2006): Gehirn und Verbrechen: Neurobiologie von Gewalttaten. In: Schneider, F. (Hrsg.): Entwicklungen der Psychiatrie. Berlin, Heidelberg: Springer.

Böndel, J. C. (2017): Vergleichende morphometrische Untersuchungen am Gehirn. Dissertation, LMU München.

Booth, A., Shelley, G., Mazur, A., Tharp, G., Kittok, R. (1989): Testosterone, and winning and losing in human competition. In: Hormones and Behavior, 23 (4), S. 556–571.

Brandt, T., Cohen, R., Helmchen, H., Schmidt, L., Heinz, A., Batra, A. (2003): Neurobiologie der Alkohol- und Nikotinabhängigkeit. Stuttgart: Kohlhammer.

Braus, D. F. (2004): EinBlick ins Gehirn. Stuttgart: Thieme.

Bretschneider, J., Kuhnert, R., Hapke, U. (2017): Depressive Symptomatik bei Erwachsenen in Deutschland. In: Journal of Health Monitoring, 2 (3), S. 81–88.

Brilliant, D. T. (2019): Does Video Gaming Have Impact on the Brain: Evidence from a Systematic Review. In: Brain Science, 9, S. 251.

Buchheim, A., Henningsen, P., Koops, E., Pokorny, D., Heinrichs, M., Gündel, H. (2007): Einfluss von Oxytocin auf die erhöhte Wahrnehmung von Bindungssicherheit. Vortrag bei der DGPPN-Jahrestagung. Berlin.

Bundesamt für Migration und Flüchtlinge [BAMF] (2021): Aktuelle Zahlen. Ausgabe: Mai 2021. Tabellen, Diagramme, Erläuterungen. www.bamf.de/SharedDocs/Anlagen/DE/Statistik/AsylinZahlen/aktuelle-zahlen-mai-2021.pdf?__blob=publicationFile&v=3 [11.06.2021].

Bzdok, D., Dunbar, R. I. M. (2020): The Neurobiology of Social Distance. In: Trends in Cognitive Science, Feature Review, 24 (9), S. 717–733.

Callaghan, B. L., Tottenhamm, N. (2016): The Neuro-Enviromental Loop of Plasticity: A Cross-Species Analysis of Parental Effects on Emotion Circuitry Development following Typical and Adverse caregiving. In: Neuropsychopharmacology, 41, S. 163–176.

Canli, T. (2007): Der Charakter-Code. In: Gehirn und Geist, 9, S. 52–57.

Caspi, A., McClay, J., Moffitt, T. E., Mill, J., Martin, J., Craig, I. W., Taylor, A., Poulton, R. (2002): Role of genotype in the cycle of violence in maltreated children. In: Science, 297, S. 851–854.

Caspi, A., McClay, J., Moffitt, T. E., Mill, J., Martin, J., Craig, I. W., Taylor, A., Poulton, R. (2003): Influence of life stress on depression: moderation by a polymorphism in the 5-HTT gene. In: Science, 301, S. 386–389.

Champagne, F. A., Weaver, I. C., Diorio, J., Dymov, S., Szyf, M., Meaney, M. J. (2006): Maternal care associated with methylation of the estrogen receptor-alpha1b promoter and estrogen receptor-alpha expression in the medial preoptic area of female offspring. In: Endocrinology, 147, S. 2909–2915.

Chong, H. X., Yusoff, N. A. A., Hor, Y.-Y., Lew, L.-C., Jaafar, M. H., Choi, S.-B., Yusoff, M. S. B., Wahid, N., Abdullah, M. F. I. L., Zakaria, N., Ong, K.-L., Park, Y.-H., Liong, M.-T. (2019): Lactobacillus plantarum DR7 alleviates stress and anxiety in adults. In: Beneficial Microbes, 10 (4), S. 355–373.

Clemenson, G. D., Stark, C. E. (2015): Virtual Environmental Enrichment through Video Games Improves Hippocampal-Associated Memory. In: The Journal of Neuroscience, 35 (49), S. 16116–16125.

Craig, F., Bialystok, E., Freedman, M. (2010): Delaying the onset of alzheimer disease: bilingualism as a form of cognitive reserve. In: Neurology, 75 (19), S. 1726–1729.

Dahmen, B., Puetz, V., Scharke, W., von Polier, G. G., Herpertz-Dahlmann, B., Konrad, K. (2018): Effects of early Life adversity on hippocampal structures and associated HPA axis function. In: Developmental Neuroscience, 40 (1), S. 13–22.

Damasio, A. R. (2005 a): Brain trust. In: Nature, 435, S. 571–572.

Damasio, A. R. (2005 b): Descartes' Irrtum. Berlin: List.

Davidson, R. J., Kabat-Zinn, J., Schumacher, J., Rosenkranz, M., Muller, D., Santorelli, S. Urbanowski, F., Harrington, A., Bonus, K., Sheridan, J. (2003): Alterations in Brain and Immune Function Produced by Mindfulness Meditation. In: Psychosomatic Medicine, 65, S. 564–570.

Davidson, R. J., Pizzagalli, D., Nitschke, J. B., Putnam, K. (2002): Depression: Perspectives from Affective Neuroscience. In: Annual Review of Psychology, 53, S. 545–574.

De Hert, M., Detraux, J., Vancampfort, D. (2018): The intriguing relationship between coronary heart disease and mental disorders. In: Dialogues in Clinical Neuroscience, 20 (1), S. 31.

De Palma, G., Blennerhassett, P., Lu, J., Deng, Y., Park, A. J., Green, W., Denou, M. A. S., Santacruz, A., Sanz, Y., Surette, M. G., Verdu, E. F., Collings, S. M., Bercik, P. (2015): Microbiota and host determinants of behavioural phenotype in maternally seperated mice. In: Nature Communications, 6, S. 7735.

Deoni, S. C. L., Douglas, C. D., Piryatinsky, R., O'Muircheartaigh, J., Waskiewicz, N., Lehman, K., Han, M., Dirks, H. (2013): Breastfeedig and early white matter development: A cross-sectionalstudy. In: Neuroimage, 82, S. 77–86.

Der Spiegel (2007): Was vom Menschen bleibt. Der Glaube an die Unsterblichkeit der Seele.

Detollenaere, J., Baert, S., Willems, S. (2018): Association between cultural distance and migrant self-rated health. In: European Journal of Health Economics, 19 (2), S. 257–266.

Deutsche Hauptstelle gegen die Suchtgefahren (2002): Jahrbuch Sucht 2003. Gesthacht: Neuland.

DHS Jahrbuch Sucht (2020): Lengerich: Pabst Science Publishers.

Dias, B. G., Ressler, K. J. (2014): Parental olfactory experience influences behavior and neural structure in subsequent generations. In: Nature Neuroscience, 17 (1), S. 89–96.

Domes, G., Heinrichs, M., Michel, A., Berger, C., Herpertz, S. C. (2007): Oxytocin improves »Mind Reading«. In: Humans Biological Psychiatry, 61, S. 731–733.

Drangansik, B., Gaser, C., Busch, V., Schuierer, G., Bogdahn, U., May, A. (2004): Neuroplasticity: Changes in grey matter induced by training. In: Nature, 427, S. 311–312.

Dworschak, M. (2007): Hirn aus der Fabrik. In: Der Spiegel, 7.

Eisenberger, N. I., Lieberman, M. D., Williams, K. D. (2003): Does rejection hurt? An fMRI study of social rejection. In: Science, 302, S. 290–292.

Elbert, T., Pantev, C., Wienbruch, C., Rockstroh, B., Taub, E. (1995): Increased cortical representation of the finger of the left hand in string players. In: Science, 270, S. 305–307.

Engelhardt, K. (2007): Akupunktur bei chronischen Schmerzen: Patientenzentrierte Medizin. In: Deutsches Ärzteblatt, 104 (22), A-1595/B-1410/C-1350.

Entringer, S., Buss, C., Heim, C. (2016): Frühe Stresserfahrungen und Krankheitsvulnerabilität. In: Bundesgesundheitsblatt, 59. Berlin, Heidelberg: Springer, S. 1255–1261.

Esch, T. (2014): Die neuronale Basis von Mediation und Achtsamkeit. In: Sucht, 60 (1), S. 21–28.

Esteva, A., Kuprel, B., Novoa, R. A., Ko, J., Swetter, S. M., Blau, H. M., Thrun, S. (2017): Dermatologist-level classification of skin cancer with deep neural networks. In: Nature, 542 (7639), S. 115–118.

Falkai, P., Rossner, M. J., Schulze, T. G., Hasan, A., Brzózka, M. M., Malchow, B., Schmitt, A. (2015): Kraepelin revisited: Schizophrenia from degeneration to failed regeneration. In: Molecular Psychiatry, 20, S. 671–676.

Förstl, H. (Hrsg.) (2005): Frontalhirn Funktionen und Erkrankungen. Berlin, Heidelberg: Springer.

Freud, S. (1915): Das Unbewusste. Gesammelte Werke, 10. Köln: Anaconda.

Fries, A. B., Ziegler, T. E., Jurian, J. R., Jacoris, S., Pollak, S. D. (2005): Early experience in humans is associated with changes in neuro peptides critical for regulation social behavior. In: Proceedings of the national Academy of Science, 102 (47), S. 17237–17240.

Ghaneirad, E., Groba, S., Bleich, S., Szycik, G. R. (2021): Nutzung der ambulanten Psychotherapie über die Videosprechstunde. In: Psychotherapeut, S. 1–6.

Gindrat, A. D., Chytiris, M., Balerna, M., Rouiller, E. M., Ghosh, A. (2015): Use-dependent cortical processing from fingertip in touchscreen phone users. In: Current Biology, 25, S. 109–116.

Gothe, N. P., Khan, I., Hayes, J., Erlenbach, E., Damoiseaux, J. S. (2019): Yoga Effects on Brain Health: A Systematic Review of the Current Literature. In: Brain Plasticity, 5, S. 105–122.

Grawe, K. (2004): Neuropsychotherapie. Göttingen: Hogrefe.

Grolle, Johann (2017): Alchemie des ewigen Lebens. In: Der Spiegel, 16. www.spiegel.de/politik/alchemie-des-ewigen-lebens-a-3fb791e1-0002-0001-0000-000150556801?context=issue [18.06.2021].

Gruebner, O., Rapp, M. A., Adli, M., Kluge, U., Galea, S., Heinz, A. (2017): Risiko für psychische Erkrankungen in Städten. In: Deutsches Ärzteblatt, 114, S. 121–127.

Gutzmann, H. (1996): Organische psychische Störungen. In: Freyberger, H. J., Stieglitz, R. D. (Hrsg.): Kompendium der Psychiatrie und Psychotherapie. Göttingen: Hogrefe, S. 58–85.

Häfner, H., an der Heiden, W. (2003): Course and outcome of schizophrenia. In: Hirsch, R., Weinberger, D. (Hrsg.): Schizophrenia. 2. Auflage. Malden: Blackwell, S. 101–139.

Hamann, S., Mao, H. (2002): Positive and negative emotional verbal stimuli elicit activity in the left amygdala. In: Neuroreport, 13, S. 15–19.

Hariri, A. R., Mattay, V. S., Tessitore, A., Kolachana, B., Fera, F., Goldman, D., Egan, M. F., Weinberger, D. R. (2002): Serotonin transporter genetic variation and the response of the human amygdala. In: Science, 297, S. 400–403.

Hasler, G. (2019): Die Darm-Hirn-Connection. Stuttgart: Schattauer.

Hebb, D. O. (1949): The Organisation of Behavior: a neuropsychological approach. New York: Taylor & Francis.

Heffer, T., Good, M., Daly, O., MacDonell, E., Willoughby, T. (2019): The longitudinal association between social-media use and depressive symptoms among adolescents and young adults: An empirical reply to Twenge et al. (2018). In: Clinical Psychological Science, 7 (3), S. 462–470.

Heim, C., Binder, E. B. (2012): Current research trends in early life stress and depression. Review at human studies on sensitive periods, gene-environment interactions and epigenetics. In: Experimental Neurology Journal, 233 (1), S. 102–111.

Henssler, J., Brandt, L., Müller, M., Liu, S., Montag, C., Sterzer, P., Heinz, A. (2019): Migration and schizophrenia: Meta-analysis and explanatory framework. In: European Archives of Psychiatry and Clinical Neuroscience, 270 (6), S. 325–335.

Hoehe, M. R., Thibaut, F. (2020): How technology use may influence human brains and behavior Dialogues. In: Clinical Neuroscience, 22 (2), S. 93–97.

Holden, B. A., Fricke, T. R., Wilson, D. A., Jong, M., Naidoo, K. S., Sankaridurg, P., Resnikoff, S. (2016): Global Prevalence of Myopia and High Myopia and Temporal Trends from 2000 through 2050. In: Opthalmology, 123 (5), S. 1036–1042.

Holt-Lunstad, J., Smith, T. B., Baker, M., Harris, T., Stephenson, D. (2015): Loneliness and social isolation as risk factors for mortality. In: Perspectives Psychological Science, 10 (2), S. 227–237.

Holt-Lunstad, J., Smith, T. B., Lyton, J. B. (2010): Social Relationship and Mortality Risk: A Meta-Analytic Review. In: PLOS Medicine, 7 (7), S. e1000316.

Holz, N. E., Tost, H., Meyer-Lindberg, A. (2019): Resilience and the brain: A key role for regulatory circuits linked to social stress and support. In: Molecular Psychiatry, 25, S 379–396.

Horx, M. (2005): Wie wir leben werden. Unsere Zukunft beginnt jetzt. Frankfurt am Main: Campus.

Hüther, G. (2006): Die nutzungsabhängige Herausbildung hirnorganischer Veränderungen bei Hyperaktivität und Aufmerksamkeitsstörungen. Einfluss präventiver Maßnahmen und

therapeutischer Interventionen. In: Leutzinger-Bohleber, M., Brandl, Y., Hüther, G. (Hrsg.): ADHS – Frühprävention statt Medikalisierung. Göttingen: V & R, S. 222–237.
Jacobi, F., Höfler, M., Strehle, J., Mack, S., Gerschler, A., Scholl, L., Wittchen, H. U. (2014): Psychische Störungen in der Allgemeinbevölkerung. In: Der Nervenarzt, 85, S. 77–87.
JIM Studie (2020): Jugend, Information, Medien. www. mpfs. de/fileadmin/files/Studien/JIM/2017/JIM_2017.pdf [20.2.2021].
Jones, M. J., Moore, S. R., Kobor, M. S. (2018): Principles and Challenges of Applying Epigenetic Epidemiology to Psychology. In: Annual Review of Psychology, 69, S. 459–485.
Kalus, P., Knobel, A., Heinz, A. (2007): Neuroimaging in der Psychiatrie. In: Journal für Neurologie, Neurochirurgie und Psychiatrie, 8 (1), S. 21–34.
Kampe, K., Frith, C., Dolan, R. J., Frith, U. (2001): Reward value of attractiveness and gaze. In: Nature, 413, S. 598.
Kaplan-Solms, K., Solms, M. (2005): Neuro-Psychoanalyse. Stuttgart: Klett-Cotta.
Kendler, K. S., Kuhn, J. W., Vittum, J., Prexcott, C. A., Riley, B. (2005): The interaction of stressful life events and a serotonin-transporter polymorphism in the prediction of episodes of major depression: a replication. In: Archives of General Psychiatry, 62 (5), S. 529–535.
Kippling, W. E., Martin, C. K., Staiano, A. E. (2019): Fundamental motor skills, screen-time, and physical activity in preschoolers. In: Journal of Sport and Heath Science, 8 (2), S. 114–121.
Kirsch, P., Esslinger, C., Chen, Q., Mier, D., Lis, S., Siddhanti, S., Gruppe, H., Mattay, V. S., Gallhofer, B., Meyer-Lindenberg, A. (2005): Oxytocin modulates neural circuitry for social cognition and fear in humans. In: Journals of Neuroscience, 25 (49), S. 11489–11493.
Klix, F. (1998): Zur Evolution der menschlichen Intelligenz. In: Roth, E. (Hrsg.): Intelligenz. Grundlagen und neuere Forschung. Stuttgart: Kohlhammer, S. 101–143.
Köhler, T. (2005): Biologische Grundlagen psychischer Störungen. Göttingen: Hogrefe.
Konrad, K., Herpertz-Dahlmann, B. (2004): Neuropsychologie der Aufmerksamkeitsdefizit-Hyperaktivitätsstörung. In: Lautenbacher, S., Gauggel, S. (Hrsg.): Neuropsychologie psychischer Störungen. Berlin, Heidelberg: Springer, S. 389.
Korte, M. (2020): The impact of the digital revolution on human brain and behavior: Where do we stand? In: Dialogues Clinical Neuroscience, S. 101–111.
Kosfeld, M., Heinrichs, M., Zak, P. J., Fischbacher, U., Fehr, E. (2005): Oxytocin increases trust in humans. In: Nature, 435, S. 673–676.
Koutsouleris, N., Dwyer, D. B., Degenhardt, F., Maj, C., Urquijo-Castro, M. F., Sanfelici, R. (2021): Learning Workflows for Prediction of Psychosis in Patients With Clinical High-Risk Syndromes and Recent-Onset Depression. In: Jama Psychiatry, 78 (2), S. 195–209.
Kramer, A. F., Colcombe, S. (2018): Fitness Effects on the cognitive Function of older adults: A Meta-Analytic Study – Revisited. In: Perspectives on Psychological Science, 13 (2), S. 213–217.
Kraus, C., Castrén, E., Kasper, S., Lanzenberger, R. (2017): Serotonin and neuroplasticity – Links between molecular, functional and structural pathophysiology in depression. In: Neuroscience and Biobehavioral Reviews, 77, S. 317–326.
Kruska, D. (1987): How fast can total brain size change in mammals? In: Journal Hirnforschung, 28, S. 59–70.
Kühn, S., Gleich, T., Lorenz, R. C., Lindenberger, U., Gallinat, J. (2014): Playing Super Mario induces structural brain plasticity: gray matter changes resulting from training with a commercial video game. In: Molecular Psychiatry, 19 (2), S. 265 –271.
Laske, C., Eschweiler, G. W. (2006): Brain derived neurotrophic factor. In: Der Nervenarzt, 77 (5), S. 523–537.
Lautenbacher, S., Gauggel, S. (2003): Neuropsychologie psychischer Störungen. Berlin, Heidelberg: Springer.

Lenhart, A., Smith, A., Anderson, M., Duggan, M., Perrin, A. (2015): Teens, technology and friendships: Video games, social media and mobiles phones play an integral role in how teens meet and interact with friends. In: Pew Research Center.

Leuzinger-Bohleber, M., Brandl, Y., Hüther, G. (2006): ADHS – Frühprävention statt Medikalisierung. Göttingen: V & R, S. 222–237.

Levine, J. D., Gordon, N. C., Fields, H. L. (1978): The mechanisms of placebo analgesia. In: Lancet, 2, S. 654–657.

Linardon, J., Cuijpers, P., Carlbring, P., Messer, M., Fuller-Tyszkiewsicz, M. (2019): The efficacy of app-supported smartphone interventions for mental health problems: A meta-analysis of randomized controlled trials. In: World Psychiatry, 18, S. 325–336.

Maguiere, E. A., Gadian, D. G., Johnsrude, I. S., Good, C. D., Ashburner, J., Frackowiak, R. S., Frith, C. D. (2000): Navigation-related structural changes in the hippocampi of taxis drivers. In: Procidings of the National Academy of Science, 97 (8), S. 4398–4403.

Maguire, E. A., Spiers, H. J., Good, C. D., Hartley, T., Frackowiak, R. S. J., Burgess, N. (2003): Navigation expertise and the human hippocampus: a structural brain imaging analysis. In: Hippocampus, 13 (2), S. 208–217.

Mangen, A., Olivier, G., Velay, L. (2019): Comparing comprehension of a long text read in print book and on Kindle: Where in the text and when in the story? In: Frontiers in Psychology, 10, S. 38.

Mangen, A., Walgermo, B. R., Bronnick, K. (2013): Reading linear texts on paper versus computer screens: effects on reading comprehension. In: International Journal of Educational Research, 58, S. 61–68.

Markowitsch, H. J., Siefer, W. (2007): Tatort Gehirn. Frankfurt am Main: Campus.

Markram, H. (2006): The Blue Brain Project. In: Nature Reviews Neuroscience, 7 (2), S. 153–160.

Masten, A. S. (2016): Resilienz: Modelle, Fakten und Neurobiologie. Paderborn: Junfermann.

McGowan, P. O., Sasaki, A., D'Alessio, A. C., Dymov, S., Labonté, B., Szyf, M., Meaney, M. J. (2009): Epigenetic regulation of the glucocorticoid receptor in human brain associated with childhood abuse. In: Nature Neuroscience, 12 (3), S. 342–348.

McGowan, P. O., Sasaki, A., Huang, T. C., Unterberger, A., Suderman, M., Ernst, C., Meaney, M. J., Turecki, G., Szyf, M. (2008): Promoter-Wide Hypermethylation of the Ribosomal RNA Gene Promoter in the Suicide Brain. In: PLoS ONE, 3 (5), S. e2085. doi:10.1371/journal.pone.0002085.

McGrath, J. J. (2017): Vitamin D and mental health – the scrutiny of science delivers a sober message. In: Acta Psychiatrica Scandinavia, 135 (3), S. 183–184.

Merz, E. C., Desai, P. M., Maskus, E. A., Melvin, S. A., Rehman, R., Torres, S. D., Noble, K. G. (2019): Socioeconomic disparities in chronic physiologic stress are associated with brain structure in children. In: Biological Psychiatry, 86 (12), S. 921–929.

Miller, E., Cohen, J. D. (2001): An integrative theory of prefrontal cortex function. In: Annual Review of Neuroscience, 24, S. 167–202.

Morgan, D., Grant, K. A., Gage, H. D., Mach, R. H., Kaplan, J. R., Prioleau, O., Nader, S. H., Buchheimer, N., Ehrenkaufer, R. L., Nader, M. A. (2002): Social dominance in monkeys:dopamin D2 receptors and cocaine self-administration. In: Nature Neuroscience, 5, S. 169–174.

Moser, U., Pezawas, L., Kasper, S. (2007): Die Neurobiologie der Depression – Im Focus: Imaging Genetics. In: Journal für Neurologie Neurochirurgie und Psychiatrie, 8 (1), S. 35–44.

Moshe, I., Terhorst, Y., Asare, K. O., Sander, L. B., Ferreira, D., Baumeister, H., Pulkki-Raback, L. (2021): Predicting Symptoms of Depression and Anxiety Using Smartphone and Wearable data. In: Frontiers in Psychiatry, 12.

Myers, D. G. (2005): Psychologie. Berlin, Heidelberg: Springer, S. 80–81.
Navarro, V., Gastó, C., Lomena, F., Mateos, J. J., Marcos, T., Portella, M. J. (2002): Normalization of frontal cerebral perfusion in remitted elderly major depression: A 12-month follow-up SPECT study. In: Neuroimage, 16 (3), S. 781–787.
Nelson, B., Amminger, G. P., Yuen, H. P., Markulev, C., Lavoie, S., Schäfer, M. R., McGorry, P. D. (2018): Neurapro: A multi-centre RCT of omega-3 polyunsaturated fatty acids versus placebo in young people at ultra-high risk of psychotic disorders – medium-term follow-up and clinical course. In: Nature Partner Journals, 4, S. 11.
Noble, K. G., Giebler, M. A. (2020): The Neuroscience of socioeconomic Inequality. In: Current opinion in Behavioral Science, 36, S. 23–28.
O'Doherty, J., Kringelbach, M. L., Rolls, E. T., Hornak, J., Andrews, C. (2001): Abstract reward and punishment representation in the human orbitofrontal cortex. In: National Neuroscience, 4, S. 95–102.
Odgers, C. L., Jensen, M. R. (2020): Adolescent development and growing divides in the digital age. In: Dialogues Clinical Neuroscience, 22 (2), S. 143–149.
Ofcom (2020): Communications Market Report 2020. www.ofcom.org.uk/research-and-data/multi-sector-research/cmr/cmr-2020 [25.05.2021].
Olds, J. (1958): Mapping the mind onto the brain. In: Worden, F. G., Olds, J. (Hrsg.): Self-stimulation of the brain. In: Science, 127, S. 315–324.
Olds, J., Milner, P. (1954): Positive reinforcement produced by electrical stimulation of the septal area and other regions of rat brain. In: Journal of Comparative and Physiological Psychology, 47, S. 419–427.
Ord, A. S., Stranahan, K. R., Hurley, R. A., Taber, K. H. (2020): Stress-Related Growth: Building a more resilient brain. In: Journal of Neuropsychiatry and Clinical Neurosciences, 32 (3), S. A4–212.
Peirce, J. M., Alvina, K. (2019): The role of inflammation and the gut microbiome in depression and anxiety. In: Journal of Neuroscience Research, 97 (10), S. 1223–1241.
Petermann, F. (Hrsg.) (2020): Entspannungsverfahren. 6. Auflage. Weinheim, Basel: Beltz.
Peto, R., Lopez, A. D., Boreham, J., Thun, M., Heath, C., Doll, R. (1996): Mortality from smoking worldwide. In: British Medical Bulletin, 52 (1), S. 12–21.
Pezawas, L., Meyer-Lindeberg, A., Drabant, E. M., Verchinski, B. A., Munoz, K. E., Kolachana, B. S., Egan, M. F., Mattay, V. S., Hariri, A. R., Weinberger, D. R. (2005): 5HTTLPR polymorphism impacts human cingulate-amygdala interactions: a genetic susceptibility mechanism for depression. In: Nature Neurosience, 8, S. 828–834.
Philipsen, A., Heßlinger, B., Tebartz van Elst, L. (2008): Aufmerksamkeitsdefizit-Hyperaktivitätsströrung im Erwachsenenalter. In: Deutsches Ärzteblatt, 105 (17), S. 311–317.
Phillips, H. (2002): Spookiness is in the brain of the beholder. In: New Scientist, S. 17.
Pontzer, H. (2019): Zum Laufen geboren. www.spektrum.de/artikel/1686874 [09.06.2021].
Pressman, S. D. (2005): Loneliness, social network size, and immune response to influenza vaccination in college freshmen. In: Health Psychology, 24 (3), S. 297–306.
Pritzel, M., Brand, M., Markowitsch, H. J. (2003): Gehirn und Verhalten. Ein Grundkurs der Physiologischen Psychologie. Berlin: Akademischer Verlag.
Probst, E. (2005): Rekorde der Urzeit. Mainz: cbj.
Przybylski, A. K., Weinstein, N. (2015): A large-scale test of the goldilocks hypothesis: Quantifying the relations between digital-screen use and the mental well being of adolescents. In: Psychological Science, 27 (2), S. 204–215.
Purser, R. E. (2019): McMindfulness. How mindfulness became the new capitalist spirituality. London: Repeater.
Reivich, K., Shatté, A. (2003): The Resilience Factor. New York: Broadway Books.

Roder, V., Brenner, H. D., Kienzle, N. (1992): Integriertes psychologisches Trainingsprogramm für schizophrene Patienten. Weinheim, Basel: Beltz.
Rosenblat, J. D., McIntryre, R. S. (2017): Efficacy and tolerability of minocyclines for depression: A systematic review and metaanalysis of clinical trials. In: Journal of Affective Disorders, 227, S. 219–225.
Ross, C. A., Margolis, R. L., Reading, S. A. J., Pletnikov, M., Coyle, J. T. (2006): Neurobiology of Schizophrenia. In: Neuron, 52, S. 139–153.
Roth, G., Heinz, A., Walter, H. (Hrsg.) (2020): Psychoneurowissenschaften. Berlin: Springer.
Rouw, E., Von Gartzen, A., Weißenborn, A. (2018): Bedeutung des Stillens für das Kind. In: Bundesgesundheitsblatt – Gesundheitsforschung – Gesundheitsschutz, 61, S. 945–951.
Saver, J. L., Damasio, A. R. (1991): Preserved access and processing of social knowledge in a patient with acquired sociopathy due to ventromedial frontal damage. In: Neuropsychologia, 29, S. 1241–1249.
Schneider, F., Erhart, M., Hewer, W., Loeffler, L. A., Jacobi, F. (2019): Mortalität und somatische Komorbidität bei Menschen mit schweren psychischen Erkrankungen. In: Deutsches Ärzteblatt, 116, S. 405–411.
Schröder, H., Zok, K., Faulbaum, F. (2018): Gesundheit von Geflüchteten in Deutschland – Ergebnisse einer Befragung von Schutzsuchenden aus Syrien, Irak und Afghanistan. In: WidO Monitor, 15, S. 1–20.
Schüle, C., Baghai, T. C., Rupprecht, R. (2007): Neue Erkenntnisse zur Pathogenese und Pathophysiologie der Depression. In: Nervenarzt, 3, S. 531–550.
Shapiro, A., Shapiro, E. (1997): The Powerful Placebo. From Ancient Priest to Modern Physician. London: John Hopkins University Press.
Siegel, D. (2017): Das achtsame Gehirn. 5. Auflage. Freiburg im Breisgau: Arbor.
Small, D. M. (2001): Changes in brain activity related to eating chocolate. In: Brain, 124 (9), S. 1720–1733.
Sobanski, E., Alm, B. (2004): Aufmerksamkeitsdefizit-Hyperaktivitätsstörung bei Erwachsenen. In: Nervenarzt, 75, S. 293–305.
Spitzer, M. (2002): Musik im Kopf. Stuttgart: Schattauer.
Spitzer, M. (2007 a): Zeige mir Deine Hand und ich sage Dir … In: Nervenheilkunde, 26, S. 645–650.
Spitzer, M. (2007 b): Lernen. Heidelberg: Akademischer Verlag.
Spitzer, M. (2012): Digitale Demenz. München: Droemer.
Spitzer, M. (2017): Risiken und Nebenwirkungen digitaler Medien. In: Reiter, H. (Hrsg.): Handbuch Hirnforschung und Weiterbildung. Weinheim, Basel: Beltz, S. 332–353.
Spitzer, M. (2019): Gehirn und Geist am Computer trainieren? In: Nervenheilkunde, 38, S. 314–323.
Springer, S. P., Deutsch, G. (1993): Linkes/Rechtes Gehirn. Heidelberg: Akademischer Verlag, S. 21.
Statistisches Bundesamt (2018): Pressemitteilung Nr. 330 vom 5. September 2018.
Stiftung Warentest (2019): Test Depression. In: Stiftung Warentest, 7, VU Verlagsunion, S. 90–94.
Stoppe, G., Hentschel, F., Munz, D. L. (Hrsg.) (2000): Bildgebende Verfahren in der Psychiatrie. Stuttgart: Thieme.
Strauß, B., Buchheim, A., Kächele, H. (Hrsg.) (2002): Klinische Bindungsforschung. Stuttgart: Schattauer, S. 122–127.
Swazey, J. P., Adelman, G. (Hrsg.) (1975): The neuroscience: Path of discovery. Cambridge: MIT Press.

Torous, J. (2017): Needed innovation in digital health and smartphone application for mental health: Transparency and trust. In: Jama Psychiatry, 74, S. 437–438.

Vaidyam, A. N., Wisniewski, H., Halamka, J. D., Kashavan, M. S., Torous, J. B. (2019): Chatbots and Conversational Agents in Mental Health: A Review of the Psychiatric Landscape. In: The Canadian Journal of Psychiatry, 64 (7), S. 456–464.

Valenstein, E. S. (1980): The psychosurgery debate. San Francisco: W. H. Freeman.

Vetencourt, J. F. M., Sale, A., Viegi, A., Baroncelli, L., De Pasquale, R., O'Leary, O. F., Castrén, E., Maffei, L. (2008): The Antidepressant Fluoxetine Restores Plasticity in the Adult Visual Cortex. In: Science, 320 (4), S. 385–388.

Wagner, T., Scott, D. J., Zubieta, J. K. (2007): Placebo effects on human gamma-opioid activity during pain. In: PNAS, 104 (26), S. 11056–11061.

Weaver, I. C., Cervoni, N., Champagne, F. A., D'Alessio, A. C., Sharma, S., Seckl, J. R., Dymov, S., Szyf, M., Meaney, M. J. (2004): Epigenetic programming by maternal behavior. In: Nature Neuroscience, 7, S. 847–854.

West, G. L., Zendel, B. R., Konishi, K., Benady-Chorney, J., Bohbot, V. D., Peretz, I., Belleville, S. (2017): Playing Super Mario 64 increases hippocampal grey matter in older adults. In: PLoS one, 12 (12), S. e0187779.

Whiteford, H. A., Degenhardt, L., Rehm, J., Baxter, A. J., Ferrari, A. J., Erskine, H., Charlson, F. J., Norman, R. E., Flaxman, A. D., Johns, N., Burstein, R., Murray, C. J. L., Vos, T. (2013): Global burden of disease attributable to mental and substance use disorders: Findings from the Global Burden of Disease Study 2010. In: Lancet, 382, S. 1575–1586

WHO [World Health Organization] (1999): Mental and Behavioural Disorder Team. Figures and facts about suicide. www.apps.who.int/iris/handle/10665/66097 [09.06.2021].

Wilson, R. S., Krueger, K. R., Arnold, S. E., Schneider, J. A., Kelly, J. F., Barnes, L. L., Tang, Y., Bennett, D. A. (2007): Loneliness and Risk of Alzheimer Disease. In: Archives of General Psychiatry, 64, S. 234–240.

Xu, M., Wang, C., Krolick, K. N., Shi, H., Zhu, J. (2020): Differences in post-stress recovery of the gut microbiome and its altered metabolism after chronic adolescent stress in rats. In: Scientific Reports, 10 (1), S. 3950.

Yunis, H. (2011): Plato. Phaedrus. Cambridge, NY: Cambridge University Press.

Zheng, P., Zeng, B., Zhou, C., Liu, M., Fang, Z., Xu, X., Xie, P. (2016): Gut microbiome remodelin induces depressive-like behaviors through a pathway mediated by the host's metabolism. In: Molecular Psychiatry, 21 (6), S. 786–796.

Ziegler, C., Richter, J., Mahr, M., Gajewska, A., Schiele, M. A., Gehrmann, A., Domschke, K. (2016): MAOA gene hypomethylation in panic disorder – reversibility of an epigenetic risk pattern by psychotherapy. In: Translational Psychiatry, 6 (4). S. e773.

Zimmermann, C. (2021): DIGA auf Rezept – Was ist das? In: NeuroTransmitter, 32 (4), S. 28–30.

Register

Der Autor

Thomas Schmitt, Jahrgang 1963, studierte von 1984 bis 1991 in Bonn, München und Köln Medizin. Tätigkeit an den Rheinischen Kliniken in Bonn und in einer Tagesklinik in Köln. Seit 2001 arbeitet er in eigener Praxis als Facharzt für Psychiatrie und Psychotherapie. Über viele Jahre Dozententätigkeit, u. a. an der Lehranstalt für Logopädie in Köln auf dem Gebiet Neuropsychologie/Psychiatrie und als Vertretungsprofessor für Sozialmedizin an der Fachhochschule Darmstadt. Zusatzqualifikationen in Psychodrama, tiefenpsychologisch fundierter Psychotherapie, Verhaltenstherapie sowie systemischer Familientherapie.